西方现代临床按摩系列

Pharmacology for Massage Therapy

按 摩 药 理 学

编 著 [美] Jean M. Wible

翻 译 刘立新 王效军
孙 倩 康 莉

Lippincott Williams & Wilkins Inc. 授权
天 津 科 技 翻 译 出 版 公 司 出 版

著作权合同登记号：图字：02-2006-52

图书在版编目（CIP）数据

按摩药理学 /（美）韦伯（Wible,J.M.）编著；刘立新等译.—天津：天津科技翻译出版公司，2008.1

（西方现代临床按摩系列）

书名原文：Pharmacology for Massage Therapy

ISBN 978-7-5433-2217-2

Ⅰ.按... Ⅱ.①韦...②刘... Ⅲ.药物-按摩疗法（中医）药物分析 Ⅳ.R244.1

中国版本图书馆CIP数据核字（2007）第154242号

ISBN 0-7817-4798-8

授权单位：Lippincott Williams & Wilkins Inc.
出　　版：天津科技翻译出版公司
出 版 人：蔡 颢
地　　址：天津市南开区白堤路244号
邮政编码：300192
电　　话：022-87894896
传　　真：022-87895650
网　　址：www. tsttpc. com
印　　刷：山东新华印刷厂临沂厂
发　　行：全国新华书店
版本记录：880×1230　16开本　16印张　210千字
2008年1月第1版　2008年1月第1次印刷
定价：150.00元

（如发现印装问题，可与出版社调换）

中译文序

按摩是一门既古老又年轻的治疗保健技能。说它古老，是因为按摩在我国和西方均有悠久的历史。在我国中医发展的漫长过程中，整骨、推拿和按摩的技术，已经成为中医门类中的独立科目，在保健和治疗中起到重要的作用。说它年轻，是因为按摩技术和现代医学中的病理生理和药物治疗相结合，使按摩这种技术所发挥的作用和药物治疗的作用融为一体，相互促进又相互制约，对于不同疾病和不同治疗阶段，有不同的配合方式，这是近代医学发展以后的结果。

按摩是用不同的手法作用于身体的不同部位，产生不同的效果。这对于不在服药的人只是按摩的影响，但是对于正在服用药物的人，则必须考虑按摩的效果和药物对人体的作用，这两者应当是相辅相成的。根据客人当时的具体情况，正在服用药物的作用，和按摩技术结合起来考虑，以企达到最佳效果，这是国内按摩书籍尚未涉及到的。正如本书著作者所称：此书是第一本帮助按摩师根据客人所服药物进行评估并相应调整按摩技法的书籍。

本书是按摩培训系列丛书之一。全书分成16章。前两章主要讲药物和按摩的基础概念。后十四章是介绍作用各个系统药物的作用机制和不良反应。每介绍一类药物，便有一个栏目“按摩的影响及其评估”，这个栏目的内容是从全身和局部来分析按摩和应用药物的内在关系。对于全身来讲，从当前客人的要求和药物发挥的效果应当是一致的，那么按摩技法就应当符合当时的情况。难得可贵的是，作者把药物在体内的作用时间和最大效果，也向读者做了介绍，这对于发挥按摩的效果和避免按摩引起的不良反应，是极有帮助的。对于局部来讲，因为药物的给药途径不同，或是注射，或是涂抹，那么在按摩操作时应当对这些部位做适当的保护。从这两个方面看，本书确实是按摩操作的实用参考资料。如果每位按摩师能够按照这些原则进行，一定会收到良好的效果。

总之，本书是一本以药物为基础的实用按摩教材；每一个章节内既有常用药物的名称，又有药物动力学、药效学和药物治疗学的概论，也有它们的副作用和不良反应。最后是以“按摩的影响及其评估”作为结束。每章之后，都给读者提出几个思考的题目，帮助理解本章的内容，在附录中给以答案，以检测掌握的程度。因此本书确实是提高按摩技能的参考书，更是为有按摩需要人士的必读书。

我们本着介绍、推广按摩技能、提高自身健康的良好意愿，译成本书，奉献给读者。由于我们的水平所限，错误和不当之处，在所难免。尚请读者斧正。

译 者

谨以此书献给

我的父亲和母亲，是他们开启了我通往巴尔迪摩康复社区之路。那里的人们教会了我如何得心应手地进行按摩。同时我也找到了自身内在的才能和力量。

序言

总述

在从事按摩治疗教学和从业的这些年间，我同这个领域的其他专家一样，总是强调对客人的身体状况及其变化进行全面评估的重要性。这样做是为了保证客人的安全以及有针对性地设计治疗方案。每次评估时，都要详细了解客人所服用药物的全部信息。除了指出一些禁服药物外，我通常不会针对药物给出更多的建议，如：药物对人体的反应或对按摩的反应。然而我发现，学员不可避免地希望了解更多的信息。他们向我询问，"我应该如何使用客人评估表上的药品服用信息？"或"我查阅了这些药物的信息。但是服用这些药物对按摩有什么影响？"本书将帮助回答这些问题。

本书结构

本书组织结构的设计原则是方便读者阅读。分为人体系统及(或)症状。本书所研究的是如何评估药物治疗对身体的效用及相关的按摩并发症。本书介绍的某些药物对按摩没有任何影响。对此类情况，我们仅给出了基本药理知识。而本书列出的其他药物对人则有一定的生理影响，因此在按摩时需要对手法进行调整，严重者则禁忌按摩。对于此类药物，我们特别安排了一个主题给予具体的相关指导，即"按摩的影响及其评估"。因此，本书是有史以来第一本帮助按摩师根据客人所服药物进行评估并相应调整按摩技法的书籍。

第一章简要地介绍了按摩对人体的生理影响并介绍了推理判断的程序。这是本书的核心。第二章介绍药理学的关键概念。这些概念贯穿本书的始终，以帮助读者了解每一类药物对人体的影响。本章介绍了药物动力学(药物如何被人体吸收、分布和排泄)、药效学（药物如何在人体内产生效用)、药物疗法（如何使用各种药物治疗疾病和症状)。

接下来的各章节介绍了各类药物，包括影响神经系统、呼吸系统、胃肠系统、外分泌系统、心血管系统和血液的药物。此外，还包括了介绍止痛、治疗感染、发炎、过敏反应、体液和电解质平衡、精神和癌症的药物。最后一章讨论了最常见的，当今许多按摩师使用的非处方补充药物。

主要特征

每章的结构都相同。此结果便于读者找到各类药物的关键信息。章节特点包括：

* 在介绍每一类别药物前，先列出常用药物的名称，包括药品名称和品牌名称。

* "按摩的影响及其评估"写在蓝色底色的方框中，以示重点介绍。这个内容讨论了药物的效用、按摩时需要的技法调整、禁忌证及客人在使用此类药物时会出现的副作用。

* 其次，一侧附带方框中的"不良反应"概括了所介绍的药物或与药物类别有关的常见的副作用和不良反应。

* 每一章结尾的"快速问答"给出了面向应用的提问,以帮助学生学以致用。
* 附录A中的案例也给了学生将书本知识运用于真正的治疗中去的机会。

按摩治疗过程中药物影响的评估

第一章中介绍的按摩治疗过程中药物影响的评估是一种演绎推理的模式。这个模式的使用贯穿全书。这是一个逐步的过程以帮助按摩师评估每位客人正在服用的药物,确定应注意的事项、禁忌证、对按摩的影响及应该为每位客人使用何种按摩技法。正是这个模式可以使读者将他们在本书中学到的知识用于按摩实践。因为,实际上,每位客人都服用多种药物。按摩师所选择的技法应反映每位客人的具体状况。因此,这个模式使本书介绍的评估方法是动态的而且是实用的,并不仅仅是罗列药理学知识。

思路总括

我希望阅读和使用本书的读者会发现他们所需要的知识,本书都有清楚的介绍,同时他们可以方便地应用于按摩业务中去。尽管按摩师不需要开处方,也不要期望成为药理学方面的专家,但是药品知识及药物对人的影响及按摩对客人所服用药物的影响是至关重要的。此外,由于按摩越来越多地成为医疗体系的一部分,以及来我们这里就医的病人越来越多,我希望本书可以在我们为客人提供服务时,给予我们整体上的和个性化的辅助,使我们将工作的重心放在客人身上,而不是疾病本身。

致谢辞

特别感谢Peter Darcy、David Payne、Eric Branger，及LWW的全体工作人员。他们在此书出版的过程中给予了我耐心的指导。

审校者

Laura Allen, LMBT
Instructor, The Whole You School of Massage
Rutherfordton, North Carolina

Kate Anagnostis, LATC, LMT
Instructor, Downeast School of Massage
Waldoboro, Maine

Glen E. Farr, PharmD
Professor of Pharmacy and Associate Dean
University of Tennessee College of Pharmacy
Knoxville, Tennessee

Kay S. Peterson
Wisconsin Certified Massage Therapist
Altoona, Wisconsin

目录

第一章　药理学和按摩

药理学和按摩，初看起来似乎是两个毫无共性的话题。药理学是传统的对抗疗法医学的支柱。而按摩则完全是自然技法（通常与有选择的和补充性的药物一同使用），不需要开具处方，也不需要使用药物。而事实是，许多来接受按摩治疗的客人也会使用某些药物进行治疗，及（或）定期使用非处方药及补充性药物。无论按摩是在医疗场所、美容院或水疗中心，或私人诊所、或健身中心，情况都是如此。我们一旦意识到，服用任何药物都会给身体带来生理和化学反应，而按摩对我们的身体也有同样的反应时，那么，我们将这两种反应放在一起进行研究就再合理不过了。我们知道药物治疗会加强（提高）或破坏（降低）按摩的效果，这必然使我们认识到要调整按摩技法对不同客人的应用方式。本章中，就探索了按摩治疗所带来的生理和化学的影响。

按摩对生理的影响

和任何学科门类相同，按摩也是利用基本的技法来达到其效果。按摩技法包括：轻抚法、揉捏法、振动法、摩擦法、轻敲法、牵引法和运动及拉伸法。应用所有这些技法时做出的调整（诸如快慢、深度范围和强度）也肯定能够改变按摩所带来的生理效应。

一般性效果

从传统意义上来讲，按摩的一般性效果就是放松。肌肉温热、放松，按摩到的部位血液循环增加，心率和呼吸频率降低，随着神经传感器和内分泌物质释放到血液中，副交感神经系统被激活。然而，按摩技法的其他的目的有所不同。当按摩目的不同时（如运动按摩和深度组织按摩），按摩技能的使用方法也不同。追求生理效果的按摩，其技法更具刺激性，同时，会有不同的化学物质释放，以刺激交感神经系统。在确定药物治疗是否影响期望获得的按摩效果时，应考虑不同的按摩目的和技法应用。

人体系统效果

按摩的效果是由作用于局部的机械因素和神经系统反射反应相结合所产生的。按摩的手工操作技法可直接影响局部软组织和体液的流动。神经系统的局部反射反应可影响局部组织，并系统地刺激神经和化学物质的变化，这些变化带来体内广泛的改变。了解在每个人体系统这些改变有怎样的影响，就可以帮助我们认识药物是如何改变这些反应的。

神经系统

神经系统由中枢神经系统（CNS）（大脑和脊髓）和周围神经系统（颅神经、脊神经和周围神经)组成。周围神经分为躯干、感觉和自主神经部分。自主神经部分又可分为交感神经系统(这个系统可以激活、刺激和消耗能量)和副交感神经系统(这个系统可以恢复、休整、修复、储存和增进能量储备)(图1-1)。

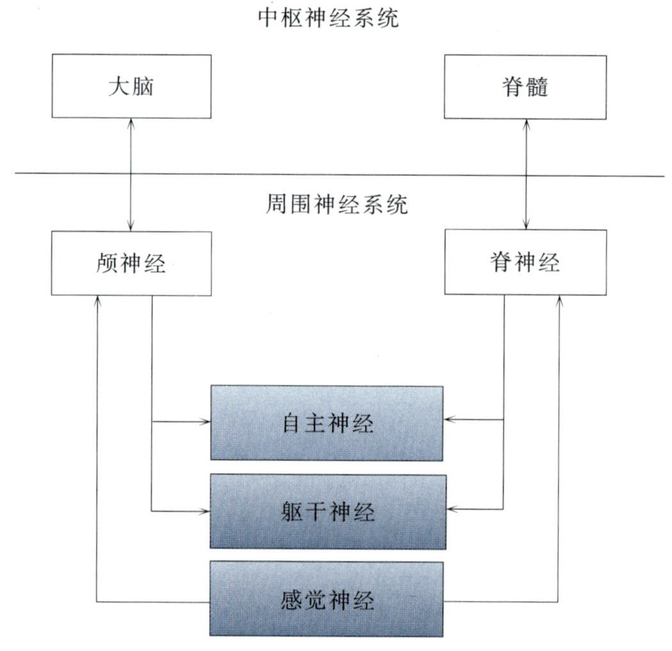

图 1-1 神经系统的组成

伴随着按摩的开始,感觉神经受到刺激,给中枢神经系统发送信息。中枢神经系统得到按摩施用的技法和速度的影响,依次发送神经递质至周围神经系统的自主神经部位。然后,由于这种按摩通过体内神经内分泌系统改变全身反应,体内的所有系统都会产生新的节奏(见下面的“神经内分泌系统”)。

进行任何方式的按摩时,都会带来初始的交感神经系统刺激。然后,由于所应用按摩技法的不同,人体或者保持交感神经激活状态或其副交感神经系统的节奏放慢。两种情况均可使客人感到放松。只是后一种会让客人进入更深度的休息状态,而前一种让客人处于清醒状态。此时,紧张性激素被完全消耗或消失,使身体处于动态平衡状态。

通过躯干神经系统而产生的反应是依据神经反射弧的路径发生的(身体内部和外部环境的变化发生了相应快速的、可预期的反应)。纺锤形的肌肉、肌腱器官和关节感受器受到刺激。躯干神经系统做出保持平衡和保护肌肉、肌腱、滑膜不受损伤的反应。有些会带来肌肉收缩的反应,另外还有肌肉松弛的反应。双侧身体同时发生反应以保持平衡和调节。

当主动肌收缩时,神经反射弧的路径也会使拮抗肌放松。反之亦然(例如,腘肌、拮抗肌,当股四头肌松弛时主动肌就收缩)。

神经内分泌系统

按摩对内分泌系统的影响和神经系统紧密相连。神经递质和激素水平都会由于按摩而发生变化(见页边提示1-1中文字)。

心血管和呼吸系统

按摩对心血管系统有直接的机械影响。多数按摩技法牵动局部组织，增加该部位的血液和体液的循环。某些按摩技法极大地直接提高全身血液的流动，引起心率和呼吸轻微加快。然而，多数心血管系统和呼吸系统的反应是通过神经系统间接引起的。交感神经系统会使心跳加快、血压升高、呼吸急促，且在收缩其他肌肉的同时扩张骨骼肌血管。副交感神经系统会使心跳变慢、血压降低、呼吸变缓，并增加通过内脏器官的血流。

身体的其他系统

按摩对皮肤的直接作用是这样发生的：通过机械的方式清除死亡的皮肤细胞，增加血液流动，并使皮肤表面温热。结缔组织也由于按摩的机械运动直接受到影响。通过标准的按摩技法和特殊的结缔组织和肌筋膜组织，将热度和体液被集中到身体的局限部位，使基底组织发生松弛和软化的效果导致组织和肌肉的放松，并容易活动。

对淋巴系统的作用来自于手工技法对淋巴活动的作用过程。淋巴液的活动增强了免疫系统的功能。此外，交感神经系统和副交感神经系统的平衡可加强免疫系统的恢复效果和对感染的抵御能力。

对消化系统的影响是间接的，但也是通过神经系统完成。交感神经系统使消化系统的活动放慢，而副交感神经系统使活动加快。

通过细胞代谢的增加，将废物释放到体液和血流中，肾脏间接受影响。按摩时全身循环会加强。

精神和情绪对按摩的反应因人而异。一般来讲，按摩可以促进精神的集中和专心，以及创造力和逻辑思维能力。多数人按摩后感到放松和滋养，带来良好的状态。然而，客人的既往经历和当时的情绪状态会对按摩效果产生非常强烈的影响，甚至会完全抵消前面所讨论过的所有效果。

按摩技法和效用

和其他的学科一样，按摩也有许多种专用技法。如果追述数量惊人的技法和按摩的应用方法，你会发现其相关的按摩手法也不过是有限的几种。这些按摩手法是触摸/按压法、震颤/摇动法、叩抚法、摩擦法、揉捏法、轻抚法、拉伸法和牵引法。当今应用这些手法时不同的深度、方向、速度、时间长度和注意力会极大地改变按摩的效果。以上所有的手法对皮肤、结缔组织和心血管系统都有局部的效果。可以产生最佳局部机械效果的按摩手法是揉捏法、摩擦法和轻抚法。按摩功效与神经系统的局部(躯体的)反射机制密切相关的按摩手法是摩擦法、震颤/摇动法、拉伸法和牵引法。具有强烈全身反射效果的按摩手法是轻抚法、摩擦法、滚动法和叩抚法。对于个体身体系统的一个部分或几个部分有强烈机械性全身效果的按摩手法是轻抚法(心血管系统)和叩抚法(神经系统)(表 1–1)。而且，这些按摩手法在应用时的变化可以调整或增加这些效果。了解每种手法所产生效果的原理对接受药物治疗的客人所接受的每一疗程按摩是很关键的(表 1–2)。

提示 1–1

按摩对神经递质和激素的影响

在化学物质活跃的体内所产生的这些变化在任何时候都能使人感到放松和平衡。

神经递质

多巴胺：多巴胺影响微小的运动神经元活动和协调，提高浓度，改善情绪。按摩可增加多巴胺。

5-羟色胺(血清)：5-羟色胺的作用是调节情绪和能力恰当地起作用。抑制应激性。还可以起到调节饥饿、渴望、睡眠/觉醒周期的作用。按摩可增加5-羟色胺。

激素

肾上腺素及去甲肾上腺素：激活交感神经系统的觉醒、警觉和“对抗或逃避”警报的功能。根据在按摩时人体所需要达到平衡和内环境稳定，按摩可以增加或减少肾上腺素。

内啡肽和脑啡肽：内啡肽和脑啡肽促进情绪和调节疼痛感觉。按摩可增加内啡肽和脑啡肽。

催产素：有助于结合、附着和感知自身和其他部分的连接。按摩可增加催产素。

皮质(甾)醇：维持副交感神经系统的觉醒，抑制免疫功能，增加P物质（P物质提高人体对疼痛的感知能力）。按摩会降低皮质(甾)醇水平。

生长激素：促进细胞分化、复制、修复和再生。按摩可增加生长激素。

表1–1 按摩手法总结

按摩作用/效果	此效果的最有利手法	按摩对生理的影响
机械效果	轻抚法 揉捏法 摩擦法	温热局部区域 软化组织 将血液及淋巴循环带到某部位
局部(躯体的)反射	触摸/按压法 摩擦法 震颤/摇动法 拉伸/牵引法	刺激皮肤、肌腱和韧带的局部感受器。中枢神经系统对上述的反射反应导致肌肉张力(收缩和松弛)的变化
全身反射	轻抚法 摩擦法 滚动法 叩抚法	刺激自主神经系统，改变神经内分泌物质的水平。这些化学物质影响全身
机械性全身影响	轻抚法(心血管) 叩抚法(神经)	物理地增强全身血液和淋巴流动 物理地刺激周围和中枢神经系统

药物治疗对按摩的一般性影响

根据药物对身体的作用,每一类药物对按摩均产生不同效果。许多目前在使用的药物通过神经系统产生影响(即使客人所使用的药物是用于治疗其他身体系统)。当药物达到改变神经系统的反射反应或减缓中枢神经系统活动的效果时，药物也会改变按摩对客人的身体反应。其他药物可能会作用于细胞,改变组织,增加体内毒素,或作用于身体的某个特殊系统。有些时候,药物对按摩效果的影响很小或根本没有影响。而在不同情况下,药物会对身体有极大的影响。多种药物对按摩效果的影响介于两者之间,即:效果小,但是已足够使按摩师在按摩手法中应用较少的变化更好地取得所希望的效果。

药物和按摩治疗的注意事项和禁忌

尽管在为不同客人设计按摩疗程时需考虑药物的作用、不同按摩手法的效果和按摩的目的,但是有些一般性的注意事项也需引起注意。

多数药物为口服。而按摩对药物的吸收比率影响不大。对于皮下注射和肌肉注射的药物,及局部用药,按摩会改变其吸收率。根据药物的吸收速度,不可在注射的部位、或在注射后几小时到24小时内进行按摩。对于时间的注意事项,根据各个药物开始起作用的时间、作用高峰期及药物持续作用的时间来确定适宜按摩的准确时间。

另一种与药物相关的禁忌是任何与凝血有关的药物。这是一个重要的警示,在开始按摩前需进行进一步的了解。如华法林(香豆定)类的药物可以说明有血凝块存在,此种情况禁忌按摩。在这种情况下,给客人的医生打电话了解情况是最好的保证。只有客人的医生能告诉你是否有血凝块出现,或者出现血凝块的危险性是否高。按摩前需要获得医生的许可。有时客人长期服用这些药物,或者为了预防而服用。在这种情况下,应该

表1-2 每种按摩手法的生理作用

按摩手法	作用的方法	直接作用的系统	效果	总结
触摸/按压法	机械的和躯体的反射	皮肤、结缔组织和肌肉	温热。 流向局部的血流增加 肌肉松弛	多数是局部的作用，仅间接地影响身体其他系统
轻抚法(滑动的)	机械性的全身反射和某些躯体反射 心血管系统的直接机械性效应	皮肤、结缔组织、肌肉、心血管和淋巴	使体液和血液在体内流动，使局部组织和肌肉温热，先使心跳速度加快、血压升高。然后心跳速度变缓、血压降低（除不迅速下降之外） 使神经内分泌的化学物质发生变化	极强烈的、作用于心血管系统的全身反应 强烈的局部效果和全身效果 间接地提高然后减缓呼吸频率 增加胃肠道和泌尿生殖系统的活动 增强免疫系统的功能
揉捏法	机械的和躯体的反射	皮肤、组织和肌肉	温热并使血液循环到局部区域 肌肉松弛 结缔组织变软	通常是局部的 对身体其他系统是间接的，并影响很小
摩擦法	机械的和躯体的反射及某种程度全身反射	皮肤、组织和肌肉	温热并使血液循环到局部的区域 结缔组织及肌腱，韧带和肌肉变软	主要是局部的影响 神经内分泌化学物质发生某些变化 增加按摩的时间深度激活神经系统，并通过神经系统影响其他系统
震颤/摇动法/滚动法	躯体和全身反射	自主神经系统肌肉和精神/情绪	放松肌肉 激活副交感神经系统，感觉身体健康	震颤法有局部作用 摇动法和滚动法通过神经内分泌化学物质的变化产生全身的影响
叩抚法(叩击)	全身反射	中枢和周围神经系统、肌肉、皮肤、和组织	温热并使血液循环到局部肌肉和组织刺激中枢神经系统并通过中枢神经系统影响交感神经系统	对神经系统有强烈的全身影响，并通过交感神经的激活间接地作用于身体其他系统
推动法/拉伸法/牵引法	躯体反射	肌肉、肌腱、韧带和结缔组织	软化组织，特别是结缔组织、肌腱和韧带，并使肌肉放松	多数是局部效果

将按摩手法进行适当的调整。只能由医生来决定。

按摩师在给客人按摩前应该了解他们使用的药物，处方药和非处方药都要了解。这样做可以使按摩师确定客人服用药物的种类，服用这些药物对客人接受按摩是否产生危害。给医生打电话确定安全性及实施按摩的最佳方式是恰当的。因为，服用多种药物或严重的疾病会使安全性发生变化。不要害怕和医生讨论按摩的细节和你将为客人使用的技法的效果。许多医生不了解按摩对患者的广泛的效果，他们会很感激你提供的意见以确保他的病人的安全。

另一个需要注意的事项是了解哪些药物会降低神经系统对刺激的反应或会延缓中枢神经系统的反应时间。遇到这些情况时，要更加注意按摩的深度和意识到需要多长时间会出现反应。在这种情况下，人体的疼痛感受器不会使客人对按摩深度作出精确的反馈。因此，要使用稍小的压力。

副作用和不良反应

在考虑药物作用的同时，还要密切地关注药物的副作用。一般来讲，副作用和不良反应是用以描述使用药物所出现的与我们所期待的不同的效果。当然，多数情况下(就本书的内容而言)，副作用较轻并会经常发生。但是，不良反应却更严重且有危害，而不常发生。要将出现的不良反应尽快地让医生知道。并且当不良反应出现时，禁忌按摩。

客人所服用药物的评估步骤

在为客人做按摩预约之前，你会将客人提供的服药清单派何用场？许多按摩师被告知要向客人获取其所服用药物的清单，但不知道做什么。要回答几个问题并采取几个步骤来确定，你是否需要针对客人所服用的药物对按摩的方法进行调整。最佳的方法是使用推理判断的方式。这样，按摩技法不但可以应用于各种各样的客人，也可以根据不同客人的情况，做出个性化的方案。仅简单地根据每一种药物做出按摩方案并不能解决客人服用多种药物、不同的剂量及不同的按摩目的的问题。

第一个需要回答的问题是："客人所陈述的按摩目的是什么？"第二个问题是："对于健康的、不用药的客人，按摩师会使用何种类型的按摩和按摩手法来达到这些目标？"这样便可以开始推论的程序。

按摩师必须首先确定是否有立即可知的危险信号，显示按摩对客人有害。如果是的话，要向客人的医生咨询。下一步是确定按摩是否会影响药物的吸收。如果是的话，要确定有哪些局部禁忌存在，禁忌的时间范围(例如：在左侧股部进行皮下注射胰岛素，则禁忌在那个部位按摩。时间间隔与胰岛素的吸收率有关，要查看药品书籍上介绍的药物开始起作用的时间和达到最佳作用的时间)。每一种药物都需要根据按摩的技法和目标来进行评估。这种药物在体内是如何达到它的作用的？有何反应？这种药物有什么副作用？要确定那些有疑问的药物是否会影响客人对每种按摩手法的反应。然后，再来看按摩技法所要达到什么效果，所出现的反应或副作用是否会增加或降低所期望出现的效果。要问下述问题：身体对按摩的反应是否发生了改变？药物的作用或副作用会增加还是降低？如果回答是否定的，可以继续按计划进行按摩。如果回答是肯定的，那么要对你使用的每一种按摩手法加以注意，并确定是否应该进行调整，

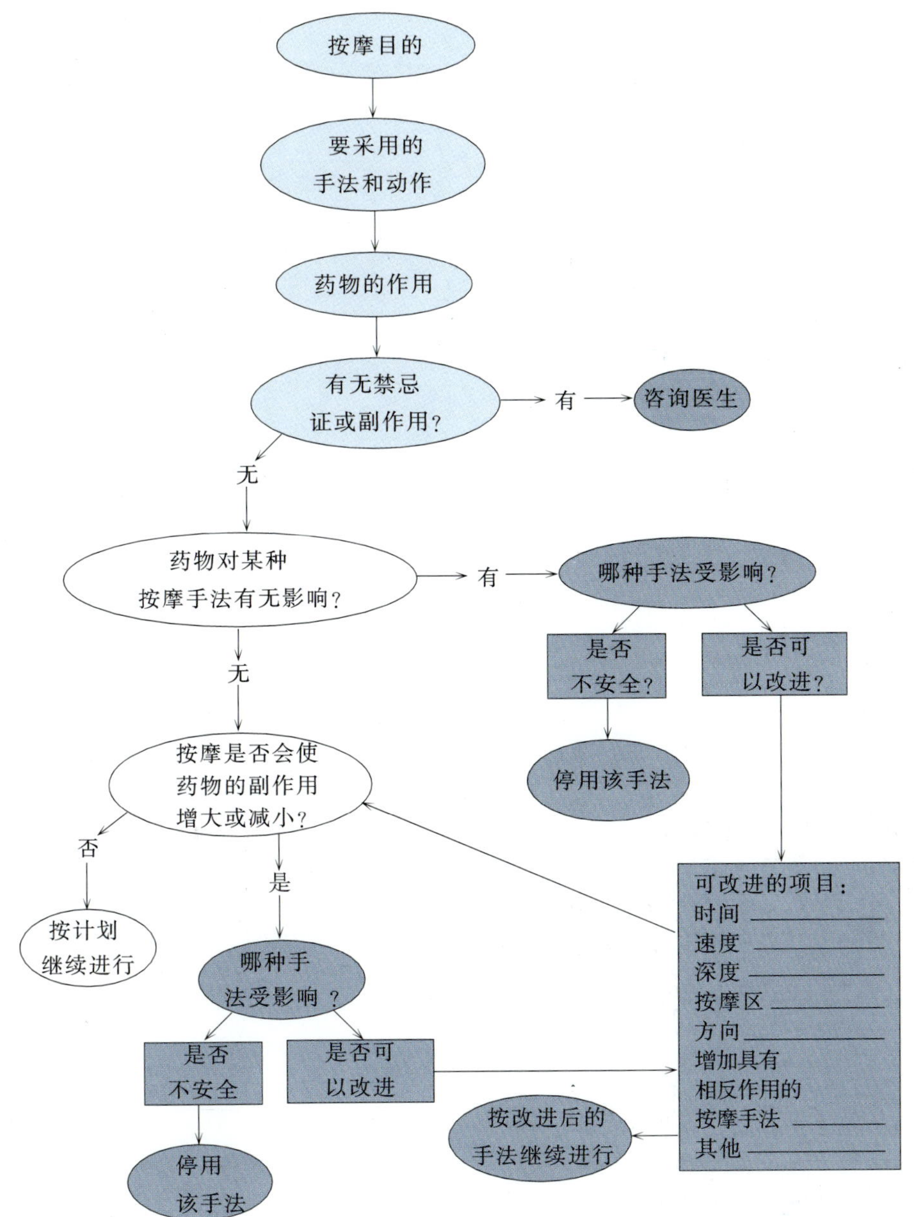

图 1-2 按摩疗法的用药方案评价程序

以达到期望的效果，或者确定有哪些手法是根本不应该使用的。而换成其他不会引起副作用的方法来避免药物的影响，或者还可以同时改用另一种手法来调整药物出现的副作用。

做完上述的对每种手法和每种药物的评估过程后，便可以确定按摩的方案，使用影响最小、也最符合按摩目的的按摩技法。这个过程并不像看起来那么复杂，而是与我们所具备的知识和领悟有关。多数情况下，这些问题的答案是否定的，按摩可以继续进行。当出现问题时，花些时间研究在这样的情况下应如何进行按摩，这样就会为客人提供能满足他的目的的更有效的按摩。推理步骤的纲要参阅表1-2。

在完成这个部分的内容，并检视每一类药物时，我们提供了信息帮助使这个评估步骤更清楚。在给出通用的药物名时，我们也着重地谈到了按摩的意义。此外，本书中还提供了案例，作为评估步骤使用方法及其应用的举例。

快速问答题：

1.有位客人来到你的按摩诊所，陈述说：她使用中性胰岛素悬液，2小时前，她刚刚在左侧股部进行了皮下注射。这种情况你打算怎样进行按摩？

2. 一位新的客人打来电话进行按摩预约。她的工作压力很大，主要想通过按摩放松。她列出的服用药物为：左甲状腺素钠、避孕药和复合维生素。这种情况你打算怎样进行按摩？

第二章　临床药理学基础知识

本章重点讨论药理学的基本原理。讨论一些基本的内容,如药物是如何命名的、如何发明的、药品管理的不同途径。本章还讨论了药物进入人体后,身体发生什么变化。内容包括三个部分:

1. 药物动力学(药物的吸收、在体内的分布、代谢和排泄)
2. 药效学(药物的生物化学和生理作用及药物作用的机制)
3. 药物疗法(如何使用药物预防和治疗疾病)

本章还提供了一些药物不良反应的知识。

药理学基础

药品的命名方法

药品有一种特别的命名方法。即:每种药物可以有三个不同的名字:

1. 药品的化学名称是其科学的名称。这个科学的名称精确地描述药品的原子和分子结构。

2. 通用的非专有名称。这是药品化学名称缩写和常用的名字。

3. 商标名称(也称为品牌名称或专有名称)。这个名称是由销售药品的制药公司选定的。商标名称受专利法保护。在商标名后加注®,或将药品的名称字母大写来表明这个品名已被注册,仅限于制药商使用。在本书中,将商标名称通过字母大写来表示(如化学名称:乙酰水杨酸;通用名称:阿司匹林;商标名称:拜尔Bayer)。

1962年,联邦政府规定使用法定名称,这样,仅有一个法定的名称可以代表一种药。药品法定的名称发表于美国药典和国家处方总汇一书。

药品分类

具有相似特性的药物归为一类,作为其药理类别(或药理族)。β肾上腺素能阻滞剂就是药理分类的例子。第二种分类是治疗分类,这种分类的方法是按治疗用途将药物归为一类。治疗高血压的药物是治疗分类的一个例子。

药品的来源

传统的药品取自于自然的资源,如植物、动物和矿物质。而现在实验室的研究人员利用传统的知识,配合化学技术来研发合成性药物原料。化学制药进展的优点之一是可以去除天然物质中的杂质。此外,科研人员和药品研发人员可以巧妙地处理原料的分子结构,如抗生素。这样一来,其化学结构中的微小变化可以根据不同的机制使药物有效地针对不同的微生物,第一、二、三、四代头孢菌素就是一个例子。最早调制药物采用许多东西:叶子、根、球、茎、种子、花蕾和花蕊。因此,有害的物质通常可以找到进入药品混合物中去的途径。但由于使用植物作为制药原料的技术越来越先进,研究人员则会探索和强化那些有效成分,同时避免有害的成分。

植物原料

植物中有效成分包括几种类型,其特性和效用也不同。

1. 植物碱基,这种植物中的最有效的成分与酸起反应而形成盐,这种物质在体液中可以更好地溶解。植物碱基的多个名字和它们含有的盐通常使它们的名字后面带"–ine"。这样的例子包括阿托品,咖啡因和烟碱。

2. 配糖体(糖苷)是在植物中发现的其他种类的有效成分。配糖体的名字通常以"–in"结尾,如地高辛(digoxin)。

3. 树胶由另一些化学基因的有效成分组成。树胶的作用是使药品有吸收和保持水分的能力。如包括海藻萃取物和带淀粉的种子。

4. 树脂主要来源于松树树液,通常起到局部刺激剂,或松弛剂和腐蚀剂的作用。

5. 油是浓稠的液体,且有时油脂过多。油分为易挥发的和不易挥发的两类。易挥发油的例子,有薄荷油、绿薄荷油和杜松子油;不易挥发的油不容易蒸发,包括蓖麻籽油和橄榄油。

动物原料

动物的体液或动物的腺体也可以作为制药原料。使用动物原料制成的药品有激素类药物,如胰岛素;油和脂肪(脂肪通常是稳定的)。原料有鳕鱼肝油。酶是由活细胞产生的,起到催化剂的作用,如:胰酶和胃蛋白酶。疫苗是灭活的、经过处理或减毒的微生物的混悬液。

矿物质

金属和非金属的矿物质提供了植物和动物所不具备的各种无机矿物质。矿物质以其本来的状态或与其他配料一起使用。药品中所含矿物质原料的例子有铁、碘和硫酸镁。

现代药品

当今,多数的药品在实验室中研发,其原料可以是天然的(来自于动物、植物或矿物质)、合成的或天然和合成的复合。实验室药品的例子有甲状腺激素(天然原料)、甲腈咪胍(合成原料)和阿尼普酶(天然和合成原料的复合)。

重组脱氧核糖核酸(rDNA)的研究促使了另一种有机合成物的化学来源。例如,为实现基因信息重新排序的目的,科学家研究利用细菌来生产胰岛素用于人类。未来,人类DNA会成为研制新药的来源。

新药的研发

过去,药品的发明要经过不断的试验,现在主要使用系统的科学研究来完成。美国食品药品管理局(FDA)严格地监控新药的研发过程,而新药的研发可能需要许多年来完成。FDA要经过广泛的动物试验和数据来保证提请研发的新药(IND)的安全性和疗效后,才批准新药的应用申请(见页边提示2-1中的文字)。

规定中的例外情况

尽管多数IND都会完成FDA规定的4个研发阶段,但是也有为数不多的公司得到例外的许可。例如,由于艾滋病对人类的威胁,FDA和制药公司同意缩短IND的批准程序,以快速研发治疗这种疾病的药物。这样医生可以将到目前为止仍未被FDA批准上市的"用于治疗的IND药物"治疗被确诊为艾滋病的患者。处于研发的第二和第三阶段临床试验的赞助商可以向FDA申请IND进入治疗程序。当IND被批准后,可将研发中的药提供给医生,医生须将药物应用于符合一定标准的患者。

给药的方法

给药的途径(药物进入身体)有许多而且各有不同。即使是同一方法,还进一步分为不同的药品剂型(药物被送入身体时的包装形态)。下面的部分会涉及此主题。

途径

给药的主要途径是:经肠、非经肠道的(注射)、经皮、吸入和局部给药。

经肠

经肠的途径是最常使用的。利用胃肠道来吸收药物。让患者口服并吞入胃是经肠的一种方法。这种方法需要将药粉碎以利于吸收,并在进入血液之前,经由肝脏来解毒。这种吸收的方法比较慢。其他经肠的途径主要是绕过肝脏,但仍然利用胃肠道。这些方法是:在舌下(在舌头下面溶解),在口腔(在口腔的侧面,颊部吸收),以及在直肠、阴道和尿道(在直肠、阴道和尿道的开口处被溶解)。当利用这些途径时,药物是通过经由这些部位的黏膜吸收,从组织进入血液。用这个方法给药,比口腔服药的吸收速度更快。

非经肠道的

非经肠道的方法可以使药物直接进入血液。包括静脉注射(在静脉内注射,直接进入静脉),肌肉注射(IM;进入肌肉的深处吸收入毛细血管),皮下注射(SC;进入组织和脂肪层吸收入毛细血管),皮下(仅在表皮或第一层皮肤吸收进入毛细血管),鞘内注射(直接进入脊髓液,脊髓浴)。经由这些途径吸收的更快,并不会经过肝脏。静脉注射是吸收最快的。

经皮、吸入和局部给药

经皮的途径是将药物施用于皮肤。药物经过皮肤进入组织的更深层次,通过组织中的体液吸收。只有某些药物适合这种方法。吸入的途径可以使药物直接送入呼吸系统。这些药物基本上都是全身吸收。但是有少数的药物仅对呼吸组织有局部作用。局部途径是应用于皮肤外层的药物。药物仅会被皮肤吸收,而不会进入组织的深处。这个途径用于皮肤疾病的治疗。

> **提示 2-1**
>
> **新药研发步骤**
>
> 当FDA批准新药的研发申请后,新药要经过人体的临床试验评估。临床评估分为4个阶段。
>
> 第一阶段:在健康的志愿者身上进行测试。
>
> 第二阶段:第二阶段时,要在患有研发的新药计划医治的疾病的患者身上进行试用。
>
> 第三阶段:医疗研究中心中大量的患者服用。这个大规模的试用可让研发人员了解有哪些不常见的或罕见的不良反应。如果第三阶段的试验结果令人满意,FDA会批准新药的申请。
>
> 第四阶段:第四阶段是在第三阶段完成后通过志愿者和包括进行新药治疗效果的市场监测。医生和其他健康中心的专家会提供给制药公司新药治疗效果和副作用的报告。某些药品被发现有毒性,因此在投放市场不久后会退出市场。

制剂

将药物组成各种类型用于给药称为制剂。制剂包括药片、胶囊、溶液、混悬液、膏药、软膏、乳膏、气雾剂和栓剂等。

药片是用药物粉末制成的圆形小片，易于溶解和粉碎，可用于口服、口腔服用和舌下含服。胶囊是液态或粉末状的药物分装在软的或硬的胶制的囊套中，胶囊用于口服。溶液是不可分隔的药物液态制剂，可以口服或非经肠道使用。混悬液是形态不稳定的液体制剂，如果被放置在一旁会分成不同的成分，使用时需要摇匀或混匀，可用于口服或非经肠道给药。膏药是有药物的绷带，常用于皮肤给药。软膏和乳膏都是局部用药的制剂。气雾剂是吸入药剂。栓剂是软性的药物制剂，用于直肠、阴道和尿道途径。

药物动力学

动力学意为动向。药物动力学所研究的是药物在人体内运行所产生的作用。因此，讨论的是药的吸收方式（被人体接收）、分布方式（进入不同的组织）、代谢方式（变为可排出体外的形式）和排泄方式（被排出体外）。药理学的这一分支集中在研究药物开始起作用的时间、药物浓度的高峰和药效持续时间。

吸收

药物的吸收包括从用药起，到药经过身体的各部分组织，然后被身体利用的过程。在细胞层面，药物有几种吸收方法，主要是经过主动或被动的转输。

细胞转输

被动的转输不需要细胞能量，因为药物从药物浓度较高的部位移动到浓度较低的部位。这种移动发生在小的分子渗透穿过细胞膜的时候。当细胞膜两侧的药物浓度相同时，渗透（从浓度较高的部位向浓度较低的部位移动）停止。

主动性转输需要细胞能量将药物从浓度较低的部位向浓度较高的部位移动。主动性转输的作用是吸收电解质（如钠和钾）和一些药物（如左旋多巴）。

吞饮作用是当细胞吞没药物微粒时发生的独特的主动性转输形式。吞饮作用通常用于转输脂溶性维生素（维生素A、D、E和K）。

吸收速度

只要有几个细胞能从全身循环中析出速效药物，药物便会很快被人体吸收，而且会在体内快速达到治疗水平。一般来讲，通过舌下、静脉注射或吸入途径给药时，药物会在数分钟或数秒钟内被吸收。

当通过口服、肌肉注射或皮下给药时，吸收的速度会稍慢。因为，胃肠道黏膜层、肌肉和皮肤的复杂的膜系统延缓了药物的通透速度。最慢的时候，药物的吸收数小时或数日才能达到高峰时的浓度水平。通常在通过直肠给药时或使用缓释药物时，药物吸收速度慢。

其他的因素也可以影响药物吸收的快慢。例如，口服药物多数是在小肠吸收。如果患者小肠的大部分被手术切除，吸收的速度将减慢。因为小肠的表面积减小，在小肠内停留的时间变短。

影响吸收的其他因素

由小肠吸收的药物在循环到身体其他部位之前先转输到肝脏,在药物进入循环之前,肝脏代谢了大部分药物,这种药物机制被称为第一转化效果。肝脏的代谢会灭活药物,如果是这种情况,第一转化效果会降低释放到全身循环系统的有效药物的总量。因此,在这种情况下,就要服用更大的剂量来获得理想的效果。

流向吸收部位的血量的增加会促进药物的吸收, 而血量减少会降低药物的吸收。更快的吸收速度会使药效更快地出现。例如,肌肉注射时所选择的肌肉部位也会影响药物的吸收速率。血液在三角肌部位(臂的上部)的流动速度比在臀肌(臀部)部位的流动速度要快。当然,臀肌要比三角肌能容纳更多的药物。

疼痛和压力也会减少药物的吸收量。这可能是由于血液流动的变化所致,胃肠道的运动减慢或者是由于自主神经系统对疼痛的反应而触发的胃潴留所造成的。

高脂肪食物和固体食物会减慢食物离开胃部进入小肠的速度,将延迟药物在小肠的吸收。此外,药物的剂型(如片剂、胶囊、液体、缓释型配方、无活性配料成分和药物的外衣)影响药物的吸收速度和达到血液高峰浓度所需的时间。最后,两种药物的混合或药物与食物的混合会产生交互作用。根据物质所包含的成分,这种交互作用会提高或降低药物的吸收水平。

药物的分布

药物的分布是药物被转运到组织和体液中的过程。被吸收了的药物在体内的分布与几种因素相关,包括血液流动、药物可溶性和结合的蛋白质。

当药物进入血液后,药物的分布便会与血流有关。药物会快速分布到供血量大的器官。这样的器官包括心脏、肝脏和肾脏。其他器官如皮肤、脂肪和肌肉的分布速度较慢。药物穿越细胞膜的能力与药物是否水溶或是否脂溶(脂肪)有关。脂溶性药物可以轻易地穿透细胞膜,而水溶性药物则不能。脂溶性药物也可以穿越血脑屏障,进入大脑。当药物在体内运行时,会与蛋白质相遇,如血浆白蛋白。药物可以保持游离状态也可以和蛋白质结合。药物与蛋白质结合的部分是不活跃的,不能发挥药效。只有游离的、没有结合的部分保持其活性。如果某种药物的80%以上与蛋白质黏合,这种药物则被称为高度蛋白质结合药。

代谢

药物的代谢或生物转化是指人体将药物从药的形式转化为可排泄的水溶性形式的能力。药物有几种代谢方式。最常见的方式是将药物转化成无活性的代谢物(代谢产品),然后代谢物被排出体外。其他的药物可被转化为活跃的代谢物。其意义是:药品可以发挥自身的药效。代谢物还会进一步代谢或未发生变化而排出体外。而有些药物在服用时是无活性的,称为药物前体。此类药物在代谢后才具有活性。

影响代谢的因素

某些疾病会降低患者的代谢速度。这类疾病包括肝硬化(肝脏疾病)和心力衰竭。这两种疾病会减少血液向肝脏的血流运行。基因的因素使某些人产生代谢变化的速度快，而另一些人引起代谢变化的速度较慢。环境也会改变药物代谢。例如，如果一个人处于吸烟的环境中，某些药物的代谢比例也会受到影响。充满压力的环境也会改变一个人对药物的代谢能力。最后，生长的变化也会影响药物的代谢。例如，由于婴儿的肝脏发育不全，婴儿代谢的速度也缓慢；老年患者的肝脏变小，血流变慢，酶的产生量变少，所有这些情况都使代谢缓慢。

排泄

药物排泄指药物从人体内排除。多数药物由肾脏排出，通过尿液排出体外。药物也可以通过肺、外分泌腺（汗、唾液或乳腺）、皮肤和肠道排出。

半衰期相等于一半的药量

药物的半衰期指有一半的药物被排出体外。影响药物半衰期的因素包括吸收率、代谢和排出率。了解药物存留在体内的时间可以帮助确定药的服用频率。

仅服用一次的药物在5个半衰期后被几乎全部排出体外。当然，定时服用的药物在大约5个半衰期后达到固定的浓度（或稳定状态）。当药的服用量相当于药的排出量时，药物达到稳定状态。

药效起始时间、浓度峰值和药效持续时间

除药物的吸收、分布、代谢和排出外，以下3个因素在药效学上起到重要的作用：药效起始时间、浓度峰值和药效持续时间。

药效起始时间

药效起始时间指从服药后到治疗作用开始呈现的时间。药效起始时间的大小根据给药途径及药物动力学性能的不同而异。

浓度峰值

随着身体吸收更多的药物，血液的浓度升高。当吸收量与排出量相等时，浓度达到高峰值。当然，浓度高峰并不总是代表药物反应的高峰。

药效持续时间

药效持续时间是指药物产生治疗效果的时间长度。

药效学

药效学是对药物在人体内产生生物化学或生理变化的药物机制的研究。在细胞层面上药物和细胞成分的相互作用，如组成细胞膜复杂的蛋白质、酶或靶受体，体现了药物的作用。由药物作用所产生的反应就是药效。

药物发生作用的方式

药物会调节细胞的功能或功能的速率。但是药物不会给细胞或靶组织以新的功能。因此，药的作用与细胞的功能有关。药物可以通过调节细胞的物理或化学环境，或通过与受体的交互作用（细胞膜或细胞内的特殊部位）改变靶细胞的功能。

许多药物通过刺激或抑制药物受体来发挥效用。被受体吸引的药物显示了那个受体的吸引力。当药物显示出受体对其的吸引并刺激受体时，药物起到增效剂的作用。药物与受体结合后开始产生反应的能力被称为药物的内在活性。

如果药物被受体吸引，但是没有显示出内在活性（换句话说，药物没有能够刺激到受体），那么就被称为拮抗剂。拮抗剂阻止反应的发生。有些拮抗剂是有竞争性的，而有些则没有。有竞争性的拮抗剂与增效剂争抢受体的位置。由于此类受体与受体位置的结合是可逆的，要给以增效剂更大的剂量才能克服拮抗剂的影响。非竞争性的拮抗剂连接到受体部位并抑制增效剂的影响。给增效剂以更大的剂量不能使它的作用颠倒过来。

受体

如果药物可以在多种受体上起作用，我们称其为非选择性的，并可以导致多种药效和其作用较广泛。此外，某些受体根据其特殊的作用被进一步分类。例如，β受体通常可以使心跳加快并使支气管松弛，同时还会产生其他的全身效果。β受体又分为β_1受体（主要对心脏起作用）和β_2受体（主要对肺和腺体细胞的平滑肌起作用）。

药效

药效指产生所期望的疗效所需要服用的药量。药效也用来比较两种药物。如果X药与Y药所能产生的效果相同，但服用量低，则X药的药效大于Y药。

我们使用剂量–反应曲线图来显示药的剂量和其产生的药效之间的关系（图2–1）。

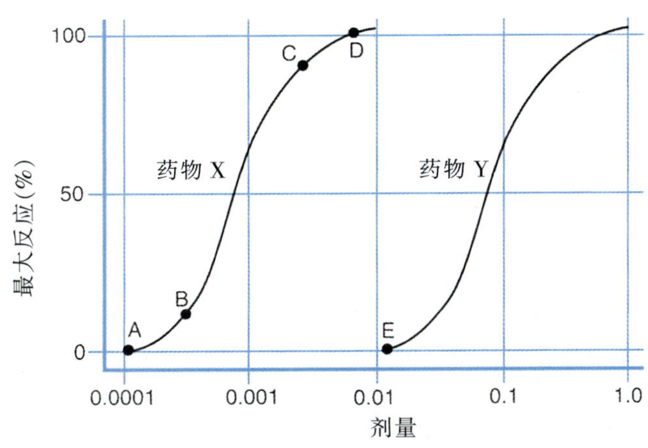

图2–1 剂量–反应曲线

这张图显示了两种不同药物的“药物–反应曲线”。每种药在其小剂量增加时，增加剂量仅小量地提高药效反应水平（例如，从A点到B点）。而剂量较高时，剂量的增加可以产生更大的反应（从B点到C点）。随着剂量不断增加，剂量的增加对药效水平的提高影响微乎其微（从C点到D点）。这个曲线图也显示X药比Y药的药效大。因为X药达到Y药的相同药效时，其剂量更低（比较A点与E点）。

最大效果

从剂量–反应曲线上看，小剂量通常与低水平反应相对应。当剂量低时，增加剂量只能使反应稍有提高。如果进一步加大剂量，药物的反应会极大地提高。而到达某个水平后，剂量的进一步增加只会稍稍提高反应水平或完全不再使反应水平提高。此时，我们说药效达到了最高点。

治疗指数

多数药物产生多种反应。药物的理想治疗效果和其有害作用之间的关系被称为治疗指数。这个关系也被视为药物的安全性极限。治疗指数也常用来衡量50%被治疗的患者的有效剂量和有害作用出现时的最小剂量之间的差。治疗指数低的药物，其安全范围也窄。这意味着药物的有效剂量和致死剂量之间的安全范围很窄。另一方面，高治疗指数的药物安全范围宽，产生毒性作用的几率更低。

药物治疗学

药物治疗学指使用药物来治疗疾病。当选择一种药物来治疗某种病症时，医务工作者不仅仅考虑药物的疗效，还考虑其他的因素，如患者所接受的治疗方法。

药物疗法的几种类型

患者接受的治疗方法与疾病的严重性、紧急性和患者预后状况相关。包括：

* 急性治疗：如果患者的病情很危急，需要急救治疗时。
* 经验性治疗：根据实践经验，而不是纯粹的按科学数据进行治疗。
* 维持性治疗：患者长期的症状未得到缓解。
* 补充性或替代性治疗：补充或添加人体内缺失的某些物质。
* 辅助性治疗：这种方法不能医治疾病的病因。在患者的症状得到消除之前，可使身体的其他器官免受威胁。
* 姑息治疗：用于疾病的晚期或生命的终结期，使患者尽量感到舒适。

反应

患者的整体健康状况及其他一些因素会改变这位患者对药物的反应。在选择药物治疗时，身体检查情况和患者的生活方式特性的一致性是必须考虑的因素（参看页边方框“影响患者对药物反应的因素”）。

此外很重要的一点是：要记住，有些药物会产生耐药性和药物依赖。当在某段时间里，患者对药物的反应水平下降，则出现耐药性。那么患者需要更大的剂量来获得同样的效果。

药物依赖

耐药性和药物依赖有区别。药物依赖是指患者显示对药物的生理和心理上的需

影响患者对药物反应水平的因素

因为没有任何两个人在生理和心理上是完全相同的，患者对药物的反应也会有极大的不同。相关因素如下：

* 年龄
* 心血管功能
* 饮食习惯
* 疾病
* 药物间的相互作用
* 性别
* 胃肠道功能
* 肝功能
* 感染
* 肾功能

要。当停药时生理依赖使得服药时消失的症状重新出现。而心理依赖则会导致找药吃的行为。

药物的相互作用

药物的相互作用可发生在各种药物之间或发生在药物和食物之间。药物的相互作用会干预实验室的测试结果或产生物理和化学的配伍禁忌。患者服用的药物越多,药物相互作用发生的机会越大。

潜在的药物相互作用包括附加效果、作用增强、拮抗作用、药物吸收减少或增加及代谢和排出的减少和增加。

相加效果

当两种效用相似的药物一起给予患者服用时,这两种药物会出现添加作用。其药效相当于这两种药物单独以较高剂量服用时的作用之和。

同时给服两种药,如两种止痛药,会有几种潜在的优点:每种药的服用剂量都较低、出现不良反应的可能性降低,且比单独服用某一种药的止痛效果更好(可能是由于不同的机制产生的作用)。

增强作用

协同作用也称为增强作用, 发生在两种相同药效的药物同时给药时, 其中一种药使另一种药的效果增强,出现药物的相互促进的效果。这样比单独服用一种药的效果更大。

拮抗作用

拮抗性药物的相互作用出现在两种药物联合应用时,其联合应用的效果比单独应用时的效果差。

吸收的问题

两种药物同时给药会改变其中一种的吸收效果, 或两种药的吸收效果都会被改变。例如,改变胃酸的药会影响另一种药在胃里的溶解。有些药品会在相互间产生作用并形成不溶性的复合物。这种复合物也不能被吸收。在药被吸收后,药物成了一个游离体,或结合在血浆蛋白质上,血液将其分布到全身。

当两种药物同时给予时,他们会竞争和蛋白质结合的位置,由于一种药从蛋白质上被取代并成为一种游离体的药物后导致这种药物的药效增加。

当一种药物的代谢和排出被另一种药抑制时,出现药物毒性。有些药物的相互作用仅影响排出。药物的相互作用也会改变实验室结果,并在患者的心电图上产生变化。

食物的相互作用

药物和食物的相互作用会改变药物的治疗效果。食物也会改变药物在胃肠道的吸收比例和吸收量,影响生物利用度(例如,到达全身循环可利用的药量)。药物也会破坏维生素和矿物质的吸收。

有些药物刺激酶的产生,提高代谢比例并需要维生素,维生素是酶的辅助因子(维生素必须和酶结合,酶才能起作用)。还会出现危险的相互作用,例如,当人吃了含有酪胺(如陈年的茄达乳酪)的食物,即摄入了单胺氧化酶抑制剂,就会发生高血压的危象。

药物的不良反应

药物的期望效果被称为预期的治疗反应。不利的药物作用(也称为副作用或不良反应)是有害的,出现不希望的反应。有些药物的不良反应比较轻,停药后即消失,而有些会使病情加重,成为慢性病。

与剂量相关的效果

药物的不良反应可分为与剂量相关或与患者的敏感性相关。多数药物的不良反应是由已知的药效导致的,这种情况通常与剂量有关。多数情况下,这样类型的反应是可预知的。

与剂量相关的反应包括次要的作用、过敏、过量用药和医源性影响。

次要药物作用

药物通常不单单产生主要的治疗效果,还同时产生额外的,次要的效果。次要的作用既可以是有利的,也可以是不利的。例如,用于止痛的吗啡可以带来两种不受欢迎的作用:便秘和呼吸抑制。用作抗组胺剂的盐酸苯海拉明所出现的副作用是镇静,有时也会用作帮助睡眠。

过敏

患者可能对某种药物的作用有过敏反应。甚至当给予普通治疗剂量时,过敏的患者也会遭受到过度的治疗反应或次要药物作用的反应。过敏通常是被改变的药物动力学导致的(吸收、代谢和排出)。药物动力学的改变导致血浓度比所预期的高。受体敏感度的增高也会增加患者对治疗的反应或副作用的反应。

过量服药

当服用剂量过大时,无论是有意识的还是意外地,药物会出现毒性反应。这个结果是对药物的过度反应。这个过度反应会导致短暂的身体变化或更加严重的反应,如呼吸抑制、心血管衰竭,甚至死亡。为了避免这些危险的反应,长期患病的人和老年人通常服用的剂量要小。

医源性反应

某些药物的副作用,被认为是医源性反应,酷似由疾病引起的紊乱。例如,抗肿瘤药、阿司匹林、皮质类固醇和吲哚美辛通常会导致胃肠道刺激和出血。其他的医源性反应引起的例子有:普萘洛尔可引起哮喘,可引起肾炎的甲氧苯青霉素,会引起耳聋的庆大霉素等。

过敏反应

与患者敏感相关的不良反应不像与剂量相关的反应那么常见。患者不常出现与过敏相关的反应和极度的对药物过敏。这些不良的反应更确切地讲是一个独特的组织反应,而不是过度的药物作用。患者极度敏感的出现是由于药物过敏或特异体质的反应。

药物过敏

当患者的免疫系统识别出某种药物,或将药物的代谢物,或药物的组成成分看做是外来的危险物质时,这种物质必须被中和或消灭。此时药物的过敏反应出现。既往接触过此类药物或与此有相似化学特性的药物的经历使得患者的免疫系统敏感。因此,以后对此类药物的接触便会导致过敏反应(过敏性)。

过敏反应不但直接损伤细胞和组织,还会通过启动细胞释放血管活性物质和炎性物质产生全身的损害。过敏反应的严重程度大到可以立即发作且威胁生命的循环衰竭以及喉头和支气管水肿;而轻度的过敏只是出现皮疹、瘙痒。

特异体质反应

有些与敏感相关的副作用并不是药物的药理特性,而是由于过敏导致的,或是与患者特异的个体相关。这种情况被称为特异体质反应。患者的特异体质反应有时是基因的原因。

快速问答题:

1. 当指导患者有关治疗糖尿病的药物时,你向患者介绍了胰岛素和口服治疗糖尿病药物的吸收、分布、代谢和排出的情况。你所描述的是药理学的哪个原理?

A. 药物动力学

B. 药效学

C. 药物治疗学

2. 对有慢性无法治愈的疾病的患者,应使用哪种类型的药物疗法?

A. 经验性治疗法

B. 姑息治疗

C. 维持治疗法

3. 药理学的哪个分支研究药物在活体作用的方式?

A. 副作用

B. 药物动力学

C. 药效学

第三章　自主神经系统药物

影响自主神经系统的药物能够兴奋或抑制该系统的交感神经和副交感神经作用。这些药物包括胆碱能药物、胆碱能阻滞剂、肾上腺素能药物和肾上腺素能阻滞剂。自主神经系统的交感神经和副交感神经分支的作用在图3–1中描述。

胆碱能类药物

胆碱能类药物促进神经递质乙酰胆碱的作用。这些药物也被称为拟副交感药物，因为这些药物可以产生类似副交感神经兴奋的作用。

胆碱能类药物可分为两个主要大类：胆碱能兴奋剂和抗胆碱酯酶药。胆碱能兴奋剂模仿神经递质乙酰胆碱的作用。抗胆碱酯酶药的作用是抑制乙酰胆碱在胆碱能受体部位的破坏(图3–2)。

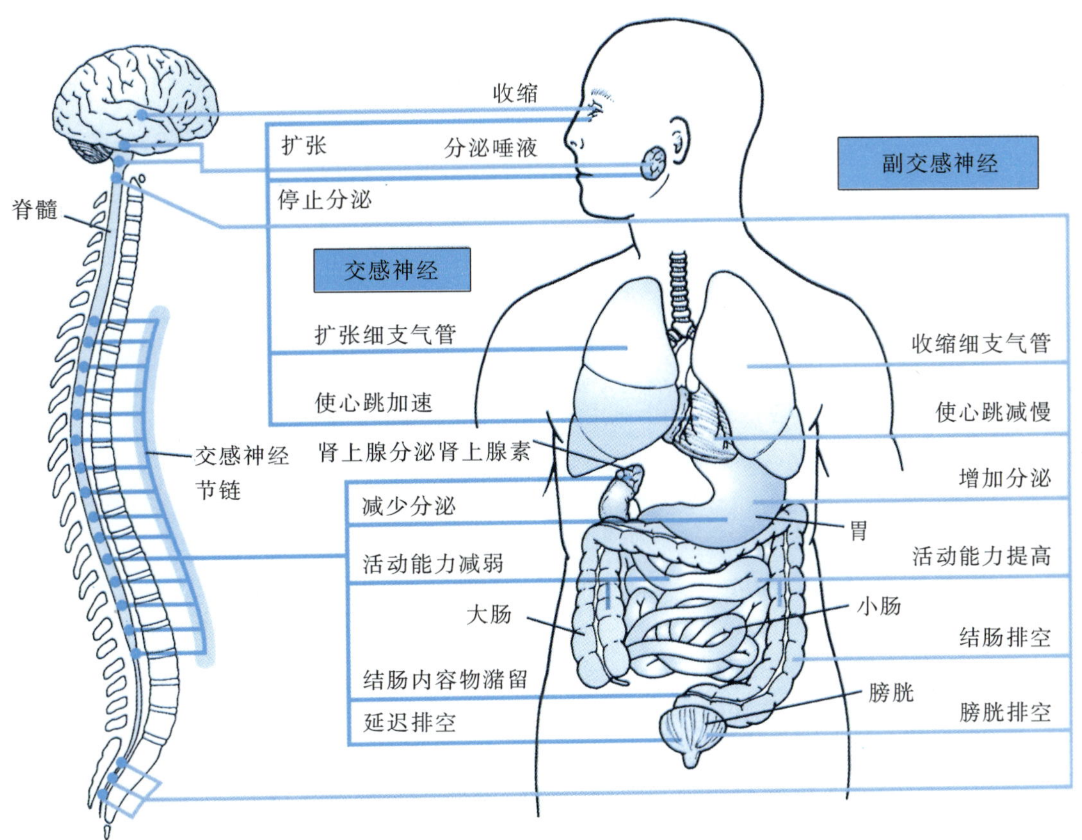

图3–1　自主神经系统：交感神经和副交感神经分支

交感神经的路径用深蓝色标注，副交感神经的路径用浅蓝色标注。

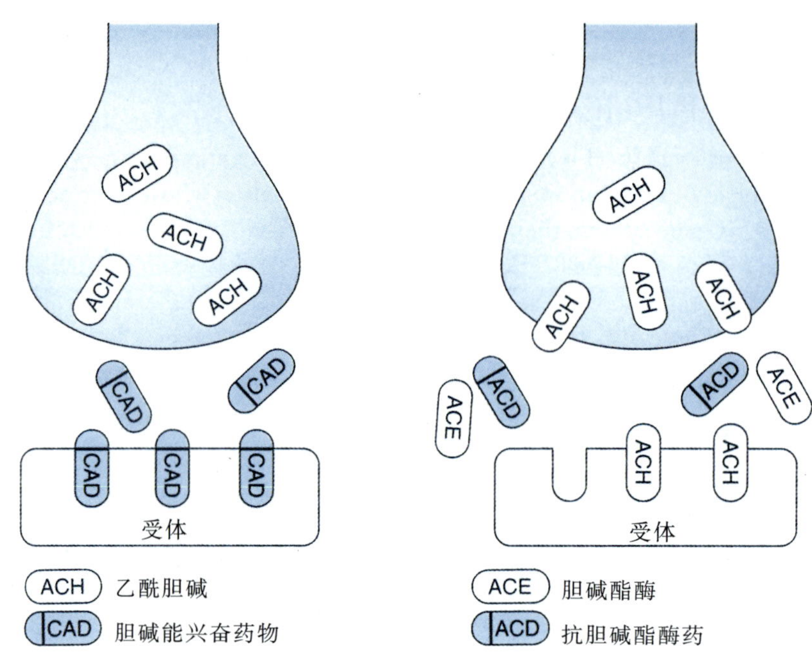

图3-2 胆碱能药物的作用

胆碱能药物分为两个大类:胆碱能兴奋剂和抗胆碱酯酶药,这些药物以下面的方式起作用。

胆碱能兴奋剂:当副交感神经系统的神经元被刺激时,释放神经递质乙酰胆碱,乙酰胆碱透过神经突触,与临近的神经元上的受体结合,胆碱能兴奋剂通过刺激胆碱能受体,模拟乙酰胆碱的作用来发挥其作用。

抗胆碱酯酶药:乙酰胆碱刺激胆碱能受体后,乙酰胆碱被胆碱酯酶破坏,抗胆碱酯酶药通过抑制乙酰胆碱酯酶起作用,乙酰胆碱不被分解,同时开始积聚,因此,乙酰胆碱的效果被延续。

胆碱能兴奋剂

常用药名

乙酰胆碱(***acetylcholine***):Miochol-E, Miochol(optic)

乌拉胆碱(***bethanechol***):Duvoid, PMS-Bethanechol Chloride Urecholine

卡巴胆碱(***carbachol***):Carbastat, Carboptic, Isopto, Carbachol(局部用药),Miostat(眼内用药)

毛果芸香碱 (***pilocarpine***):Diocarpine, Isopto, Carpine, Miocarpine, Ocusert Pilo, Piloca, Pilopine, Piloptic, Salagen

药物动力学

胆碱能兴奋剂的作用和代谢方式有多种。乙酰胆碱对中枢神经系统的穿透力很差,它的作用仅停留在末梢,作用广泛。药物在体内快速被分解。

胆碱能兴奋剂很少用于肌肉(IM)或静脉(IV)注射。因为这种药物几乎立即被组织间隙和血管内的胆碱酯酶分解。此外,这种药物会快速起作用,导致胆碱能危象(过量用药导致肌肉极度虚弱，甚至可能出现呼吸肌麻痹）。胆碱能兴奋剂通常为局部给药（滴眼）、口服或皮下注射(SC)。皮下注射起效的速度比口服更快。此外，皮下注射效果更好。

所有胆碱能兴奋剂都被胆碱酯酶代谢（胆碱酯酶是分解乙酰胆碱的酶）。此类所有药物都经肾排出。

药效学

胆碱能兴奋剂通过模拟乙酰胆碱的作用对体内某些称作靶器官的神经产生影响。胆碱能兴奋剂和靶器官细胞膜上的受体结合后，它们兴奋肌肉并引起唾液分泌、心动过缓（心跳慢）、血管扩张、肺部细支气管收缩、胃肠道活动增加、加强膀胱肌肉的张力并使膀胱肌肉收缩增强以及瞳孔收缩。

药物治疗学

胆碱能兴奋剂用于治疗膀胱弛缓及术后和产后尿潴留，还可以治疗胃肠道不适，如术后腹部膨胀和胃肠道张力缺乏（肌肉缺乏力度）；为青光眼患者和在眼科手术中降低眼压；还可以治疗由于放疗和斯耶格伦综合征导致的唾液腺机能减退。

按摩的影响及其评估

总体来讲，按摩本身就能刺激副交感神经系统，使人放松。如果客人正在服用刺激同一系统的药物，那么按摩会过度加强这个效果，会导致问题的出现。全身反射的按摩手法（如轻抚法和摩擦法）在增加内啡肽和脑啡肽的同时也会增加乙酰胆碱。这些都会“刺激”副交感神经系统。用于治疗青光眼的胆碱能滴眼药对全身没有什么影响，因此不必过多考虑。

任何口服或注射的胆碱能药物都会产生全身反应。在按摩时，要避免使用刺激全身反射的技法。同时，更多使用手工操作和躯体的反射技法（如揉捏法、震颤法、按压法）的按摩，可将药物的附加作用降到最小，还会产生肌肉放松效果。

副作用

这类药物有许多副作用，对副交感神经系统的影响可遍及全身。按摩师应该知道，主要的副作用是低血压和直立性低血压（客人变换姿势使血压降低）。这些情况都会导致眩晕和昏厥。上述各类按摩技法的变化可帮助防止副作用加重。此外，在按摩结束之前，使用刺激性手法，如快速轻抚法和叩抚法，能够防止可能出现的血压降低。在客人坐起来后，按摩师不要走开，以保证没有出现眩晕。让客人在按摩床的一侧坐几分钟。

在按摩过程中使用更快速的轻抚法会很有帮助。这种按摩手法给予的机械性影响（而不是全身的反射作用）更强。如果按摩的目的不是放松而是刺激，则需要更加尽力。在这种情况下，药物会不利于你。需克服药物的镇静和放松效果。需要更长时间地使用刺激的手法，来得到期望的按摩效果。如果因使用胆碱能类药物出现了更严重的副作用，应向医生报告。此时禁忌按摩（见页边栏“胆碱能兴奋剂的不良反应”）。

胆碱能兴奋剂的不良反应

副作用：

* 低血压
* 恶心
* 唾液和汗液增多
* 尿频

不良反应

* 恶心及呕吐
* 绞痛和腹泻
* 视力模糊
* 心跳减慢
* 严重低血压
* 气短

抗胆碱酯酶药

常用药名

安贝氯胺(*ambenonium*):Mytelase
多奈哌齐(*donepezil*):Aticept,Ezozo
二乙氧膦酰硫胆碱(*echothiophate*):Phspholine Iodide
氯化腾喜龙(*edrophonium*):Enlon, Reversol, Tensilon
加兰他敏(*galantamine*): Reminyl
新斯的明(*neostigmine*): Prostigmin
毒扁豆碱水杨酸盐(*physostigmine salicylate*): Antilirium
吡啶斯的明(*pyridostigmine*): Mestinon, Mestinon-SR, Regonol, Timespan
卡巴拉汀(*Rivastigmine*): Exelon
他克林(*Tacrine*): Cognex, Tetrahydroaminoacrine, THA

抗胆碱酯酶药在胆碱能受体处抑制乙酰胆碱酯酶(可分解乙酰胆碱)的活性,因此可防止神经递质乙酰胆碱的分解。随着乙酰胆碱水平的升高,乙酰胆碱继续刺激胆碱能受体。抗胆碱酯酶药分为两类:可逆的和不可逆的。可逆的抗胆碱酯酶药效时间短。

不可逆的抗胆碱酯酶药药效持续时间长,主要用作毒性杀虫剂和农药,或在化学战中作为神经毒气使用。只有二乙氧膦酰硫胆碱可用于治疗。

药物动力学

此部分仅简单地描述了抗胆碱酯酶药在身体内的转运方式。许多抗胆碱酯酶药很容易从胃肠道、皮肤和黏膜吸收。由于胃肠道对新斯的明的吸收效果很差,在口服此药时,需要提高剂量。然而,由于口服用药的药效持续时间较长,因此,患者不需要频繁的服用。当需要快速见效时,则需要通过肌肉或静脉注射。多数抗胆碱酯酶药被人体内血浆中的酶代谢,随尿液排出体外。多奈哌齐和他克林在肝脏内代谢。

药效学

和其他类型的胆碱能兴奋剂相同, 抗胆碱酯酶药促进乙酰胆碱在受体部位的作用。根据部位、用药的剂量和作用持续时间的不同,抗胆碱酯酶药可对胆碱能受体产生兴奋或抑制的作用。

药物治疗学

抗胆碱酯酶药有几种治疗用途。可以用于降低青光眼患者及眼科手术中患者的眼压,增强膀胱张力,对胃肠道功能降低或麻痹性肠梗阻(小肠麻痹)患者增强其肠胃的张力和蠕动(胃肠道运动),促进肌无力患者的肌肉收缩能力,诊断重症肌无力(新斯的明和氯化腾喜龙可用于此目的),可用于治疗轻度或中度的阿耳茨海默综合征(早老性痴呆)。也用作胆碱能阻滞剂(也称为抗胆碱能药物)、三环抗抑郁剂、颠茄生物碱类药物和麻醉剂的解毒剂。

按摩的影响及其评估

抗胆碱酯酶药通过防止神经递质乙酰胆碱的分解来激活副交感神经系统产生药效，而不是通过药物自身刺激受体(胆碱能药物属此类情况)。当然，作用还是具有很大的相似性，按摩增强副交感神经的活动，抗胆碱酯酶药也可以。按摩应该能够产生近似于服用抗胆碱能药物所带来的变化，因此，抗胆碱酯酶药也应该能够做到。应该使用更多手工操作和躯体反射技法，而要少用全身反射的技法。

副作用

与胆碱能药物相同，当口服或注射抗胆碱酯酶药时，抗胆碱酯酶药有许多全身的副作用。低血压、直立性低血压、眩晕都可能发生。另外全身性的刺激技法，如：叩抚法、深部按压法或快速轻抚法，应该在按摩结束之前使用。当客人从按摩床上起来时，不要马上离开客人，让客人在床的一侧坐几分钟，以保证客人的安全。由于客人用药，按摩的刺激效果可能持续时间较平时更长些。当严重的副作用出现时，要向医生报告，并禁忌按摩(见页边栏“抗胆碱脂酶药的不良反应”)。

胆碱能兴奋剂的不良反应

副作用：
* 低血压
* 肌肉痉挛和肌束震颤
* 唾液和汗液增多

不良反应
* 恶心和呕吐
* 腹泻
* 气短、呼吸困难或胸闷
* 癫痫发作

胆碱能阻滞剂

常用药名：生物碱类药物(Alkaloids)

阿托品(*atropine*): Atropisol, Isopto–Atropine, Sal–tropine
颠茄(*belladonna*)
Bomatropine: Isopto–Homatropine
天仙子胺硫酸盐 (*hyoscyamine sulfate*): Anaspaz, A - Spas, Cysospaz, Hyosine, Levbid, Levsinex, Spacol, Symax (与其他药物合成时，称为: antispas, Domapine)
溴氢酸东莨菪碱 (*scopolanmine hydrobromide*): Isopto Hyoscine, Scopace, Transderm Scop, Transderm-V

常用药名：合成类药物(Synthetics)

可立啶(*Clidinium*): Librax
葡萄糖吡咯(*glycopyrrolate*): Robinul
溴化普洛盘舍啉(*propantheline*): Propanthel

常用药名：三胺类药物(Tertiary Amines)

苯托品(*benztropine*): Apo–Benztropine, Cogentin
盐酸双环胺(*dicyclomine*): Bentylol, Bentyl, Dicyclocot, Formulex, Lomine

爱普杷嗪(*ethopropazine*): Parsitan
羟丁宁(*oxybutynin*): Ditropan, Gen-Oxybutynin, Novo-Oxybutynin
托特罗定(*Tolterodine*): Detrol, Detrol LA
苯海索(*Tribexyphenidyl*): Apo-Trihex, 安坦(Artane)

胆碱能阻滞剂阻断中枢神经系统和自主神经系统副交感神经的冲动。这些药物也被视为是抗胆碱能药物,因为胆碱能阻滞剂能够阻止乙酰胆碱刺激胆碱能受体。主要的胆碱能阻滞剂为颠茄生物碱。

由于苯托品、爱普杷嗪和苯海索几乎专用于治疗帕金森综合征的药物,我们会在第四章"神经和神经肌肉类药物"中进行全面讨论。

药物动力学

在此部分中,我们简要地描述胆碱能阻滞剂在体内的转运方式。颠茄生物碱在眼睛、胃肠道、黏膜和皮肤吸收,在肝脏代谢,并以药物原型和代谢物从肾脏排出体外。当通过静脉注射给药时,胆碱能阻滞剂(如阿托品),可立即起效。

合成类药物要稍复杂。合成的衍生药物主要通过胃肠道吸收,虽然吸收没有颠茄生物碱那么快。药物在胃肠道和肝脏内水解,并随粪便和尿液排出。

双环胺的代谢方式尚不了解,但是它同样随粪便和尿液排出。

药效学

胆碱能阻滞剂根据给药剂量和所治疗病症的不同,其药效是自相矛盾的。此类药物根据靶器官的不同会产生兴奋或抑制的作用。例如:当靶器官是心脏时,药物起到兴奋的作用。当靶器官是胃肠道时,药物起到抑制作用。而在大脑,胆碱能阻滞剂则会同时产生两个作用——剂量小时使大脑兴奋,剂量大时则抑制大脑。

药效也和患者的疾病状况有关。例如,帕金森综合征的特点是多巴胺水平低,从而强化乙酰胆碱的兴奋作用。但是,胆碱能阻滞剂会抑制这个效果。对于其他的病症,同样的药物会兴奋中枢神经系统。

药物治疗学

胆碱能阻滞剂经常会用于治疗胃肠道紊乱及其并发症。所有胆碱能阻滞剂都可用于治疗胃肠道和尿道痉挛或机能亢进的症状。因为,此类药物可以放松肌肉并减少胃肠道分泌。可选择四元铵化合物,如普洛盘舍啉,治疗此类疾病。因为,比起颠茄生物碱,这些药物所带来的不良反应很少。

在使用内窥镜或乙状结肠镜作为诊断程序之前, 胆碱能阻滞剂类药物通过注射给药,使胃肠道平滑肌松弛。在手术前给予胆碱能阻滞剂(如阿托品),可减少口腔和胃部分泌,减少呼吸系统内的分泌,并预防麻醉过程中由于刺激迷走神经引起的心率变缓。胆碱能阻滞剂用于治疗帕金森综合征和由药物引起的椎体外系统症状(帕金森综合征样病症)。胆碱能阻滞剂也可作为睫状肌麻痹剂使用。也就是说:胆碱能阻滞剂使眼部睫状肌(用于精细的聚焦和调节)麻痹,并改变眼晶状体的形状,此外在眼睛检查和眼部手术时, 胆碱能阻滞剂作为散瞳药使眼睛瞳孔散大使之较容易地调节折射的误差。

颠茄生物碱要和吗啡一同使用来治疗胆绞痛(由于胆结石引起的疼痛)。阿托品是用来治疗有症状的窦性心动过缓(当心动过缓时,导致低血压或眩晕)(图3-3)。颠茄生物碱，特别是阿托品和莨菪碱是有效的胆碱能药和抗胆碱酯酶药的解毒剂。阿托品用于治疗有机磷酸酯杀虫剂引起的中毒。阿托品和莨菪碱通过争夺同一个受体位置而对抗神经肌肉阻滞剂的作用。

当和止痛药吗啡或哌替啶一起使用时，东莨菪碱会使手术中的患者昏睡并健忘。东莨菪碱也用于治疗晕动病(晕车，晕船)。

按摩的影响及其评估

从理论上讲，胆碱能阻滞剂的作用是减低副交感神经的作用。当然，根据靶器官、剂量和使用频率及给药途径的不同，这些药物会有不同的效果。脑部的效果与剂量有关。大剂量的使用会刺激副交感神经的反应，小剂量却会降低这个反应。因为这些药物仅影响毒蕈碱受体，而不是影响副交感神经的所有受体。靶器官的反应可能会抑制副交感神经的刺激。但是，身体的其余部位会产生副交感神经刺激的副作用。这使得为使用这些药物的客人进行按摩时情况变得极为复杂。要和客人、医生或与药物相关的药剂师讨论有关诊断、剂量和给药的方式，以清楚地了解药物的作用。如果药物的一般性效果是抑制副交感神经系统，那么要使用反射性技法和手工操作技法，以达到肌肉放松和整体放松的目的。要意识到，由于药物的抑制作用，需要用比平时更长的时间按摩效果才能发挥出来。使用滚动技法也会有帮助。如果全身的反应是刺激副交感神经系统，那么，需要注意的是：不要使用更快的揉捏法、叩抚法、深度按压法和摇动法使客人过度放松。因为那样会抵消药物的作用。在按摩后不需客人达到过分镇静的效果，客人也会感到肌肉放松。

副作用

根据前面所讨论过的药物作用，由于药物作用的不同，副作用也不同。多数情况下，客人所出现的副作用是按摩师确定如何使按摩满足客人需求的最重要线索。最常见的副作用是低血压、直立性低血压、肌肉痉挛和肌束震颤。对于前面两个副作用，需要在按摩结束之前使用刺激性的技法，在客人从按摩床上坐起来时要特别注意。对于后面的两个副作用，需要采用手工操作的技法和使全身神经放松的技法，如轻抚法、揉捏法和滚动或轻微的摇动方法。出现严重的副作用时禁忌按摩并要向医生报告(见页边栏“胆碱能阻滞剂的不良反应”)。

胆碱能阻滞剂的不良反应

副作用：

* 口干
* 出汗减少
* 心跳加快
* 便秘
* 焦虑
* 烦躁不安

不良反应

* 视力模糊
* 心律不齐
* 定向力障碍
* 出现幻觉
* 尿潴留
* 青光眼
* 中暑

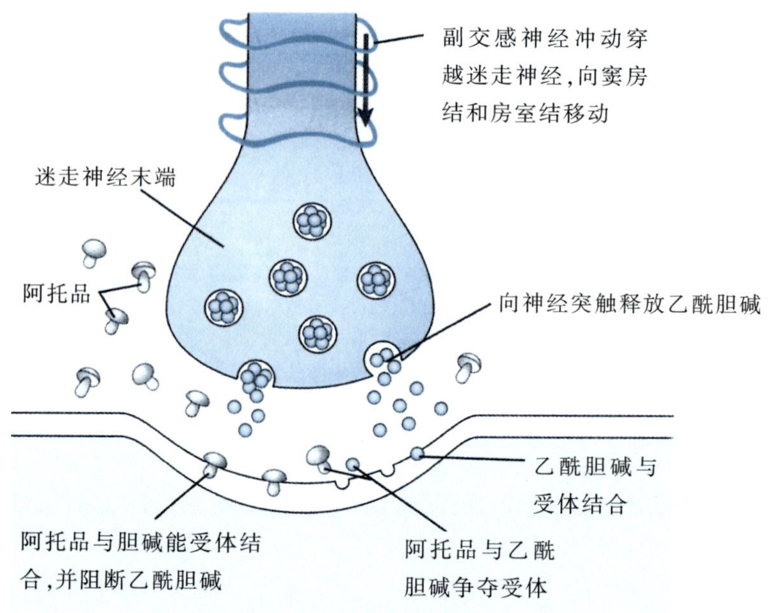

图3–3 阿托品引起的心跳加快

要了解阿托品是如何影响心脏的，首先要考虑到心脏电传导系统的功能。不服用药物时：当释放神经递质乙酰胆碱时，迷走神经刺激兴奋窦房结（窦房结是心脏起搏器）和房室结。窦房结和房室结的作用是控制心房和心室之间的传导。它抑制电的传导，使心跳减慢。用药时：患者服用胆碱能阻滞剂阿托品后，阿托品和乙酰胆碱竞争着与窦房结和房室结上的胆碱能受体结合。阿托品通过阻断乙酰胆碱使心跳加快。

肾上腺素能药物

肾上腺素能药物也称为拟交感神经药物。这类药物产生与交感神经系统相似的反应。肾上腺素能药物根据其化学结构可分为两类：儿茶酚胺类（有天然型和合成型两类）和非儿茶酚胺类。

肾上腺素能药物还根据他们起作用的方式来划分。直接作用，即药物直接作用于器官或是受交感神经系统支配（提供神经或神经冲动）的组织。间接作用，即药物触发神经递质的释放，通常是释放去甲肾上腺素。肾上腺素能药物还可以是双重的，即：既有直接作用也有间接作用（图3–4）。

肾上腺素能药物（儿茶酚胺和非儿茶酚胺）在治疗上的应用根据被刺激的受体位置和刺激程度而定。肾上腺素能药物可以影响α肾上腺素能受体、β肾上腺素能受体和多巴胺受体。多数肾上腺素能药物通过刺激α受体和β受体而起作用。这类药物模拟去甲肾上腺素和肾上腺素的作用。多巴胺能药物主要作用于受多巴胺刺激的交感神经系统的受体。

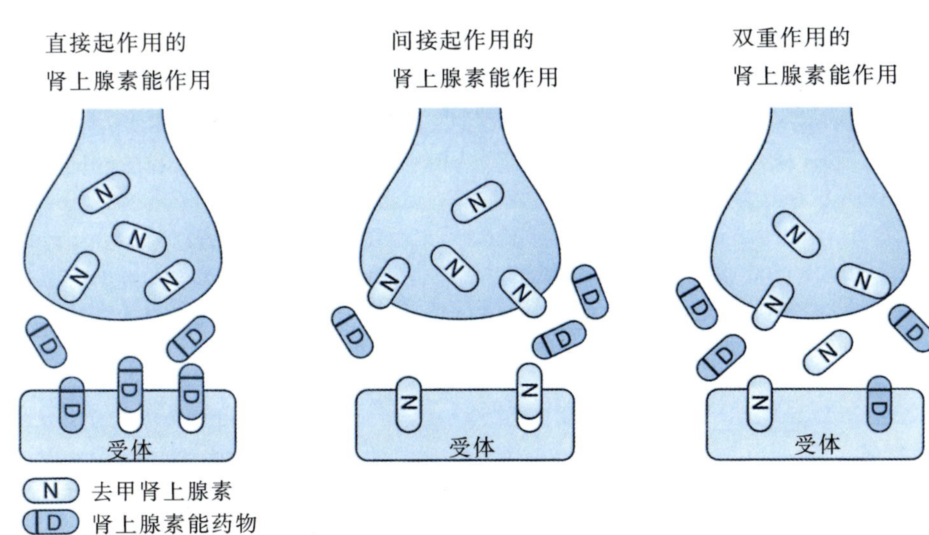

图3-4 了解肾上腺素能药物

肾上腺素能药物依据其发挥药效的方式而有所区别。其作用有直接的、间接的和双重的，如图所示。直接起作用的肾上腺素能药直接刺激肾上腺素能受体。间接起作用的肾上腺素能药刺激神经末梢释放去甲肾上腺素，进入神经突触。双重作用的肾上腺素能药既刺激肾上腺素能受体部位，又刺激神经末梢释放去甲肾上腺素。

儿茶酚胺

常用药名

多巴酚丁胺(*Doputamine*): Dobutrex

多巴胺(*dopamine*): Intropin

肾上腺素(*epinephrine*): Adrenalin, AsthmaHaler(在美国已停用), Bronkaid Mist, EpiPen, Medihaler(在美国已停用), Primatene Mist, Sus-Phrine(在美国已停用)

异丙(去甲)肾上腺素(*isoproterenol*):Isuprel, Mdihaler-Iso(在美国已停用)

去甲肾上腺素(*norepinephrine*)

由于其常见的基本化学结构，儿茶酚胺类药有某些相同的特性。它们都刺激神经系统，收缩末梢血管，使心跳加快并使支气管扩张。此类药物在体内可以生成或在实验室制造。

药物动力学

儿茶酚胺由于能被消化酶分解，因此不能口服。当此类药物在舌下含服时，会快速被黏膜吸收。任何在舌下没有得到完全吸收的药都会被吞咽的唾液代谢。皮下注射会使吸收变慢，因为这些药物会导致注射部位周围的血管收缩。肌肉注射吸收很快，因为局部血管鲜有收缩。

儿茶酚胺在体内广泛分布。主要在肝脏代谢并被灭活，但是，也在胃肠道、肺部、肾脏、血浆和其他组织被代谢。儿茶酚胺主要是随尿液排出体外。然而,有少量的异丙(去甲)肾上腺素随粪便排出。有些肾上腺素从乳汁中排出。

药效学

儿茶酚胺类药物以直接起效为主。当儿茶酚胺与α受体或β受体结合时,导致兴奋或抑制的效果。一般来讲,α受体的激活会产生兴奋的反应,除非肠管弛缓。β受体的激活多数是产生抑制的效果,除非是在心肌细胞内。去甲肾上腺素产生兴奋的作用。

儿茶酚胺的临床效果与给药的剂量和给药途径有关。儿茶酚胺对肌肉收缩力的影响力很大(如儿茶酚胺可以使心脏的收缩更有力)。也因此,随着每一次的心跳,心室会排空更加充分,增加心脏负荷,并需要更多的氧气来完成更费力的工作。

儿茶酚胺还会产生积极的周期变化的效果。也就是说,此类药物可使心脏更快地跳动。这是因为,心脏窦房结的起搏细胞去极化速度更快。由于儿茶酚胺导致血管收缩、血压升高,心跳会随着身体试图防止血压过度升高而变慢。

儿茶酚胺也会导致浦肯野氏纤维(一个复杂的、将电脉冲传递到心室的纤维网)自发的冲动,可能会出现心脏节律异常(如室性期前收缩和纤维性颤动)。肾上腺素比去甲肾上腺素更有可能引发这种自发的冲动。

药物治疗学

儿茶酚胺的治疗用途与被刺激的特定受体的活性有关。儿茶酚胺类药物的一种,去甲肾上腺素具有最接近于纯粹的α活性。多巴酚丁胺和异丙(去甲)肾上腺素仅有与β相关的治疗效果。肾上腺素刺激α受体和β受体。多巴胺主要是呈现多巴胺能的活性。

刺激α受体的儿茶酚胺用于治疗低血压。作为一个规律,儿茶酚胺用来治疗由于血管肌弛缓(也称作血管舒缩张力丧失)和失血(例如由于出血)造成的低血压效果最好。

刺激β_1受体的儿茶酚胺用于治疗心动徐缓、心脏阻滞(由于心房和心室间的电脉冲传导的延迟和干扰)、心脏输出量低、和阵发性房性心动过速或结性心动过速(突然发作的心跳加快)。产生β_2活性的儿茶酚胺用于治疗急性和慢性支气管哮喘、肺气肿、支气管炎和急性药物过敏反应。

由于这些药物被认为能够使心脏对除纤颤的反应更强烈(利用电流终止致命的心律不齐),β肾上腺素能的药物用于治疗心室纤维颤动 (颤动的心室导致没有脉搏)、心脏停博(心脏没有电活动)和心脏停止跳动。

多巴胺刺激多巴胺能受体,低剂量使用,用于促进血液向肾脏的流动。因为多巴胺可以使肾脏血管扩张。

身体内产生的儿茶酚胺的效果与人工制造的儿茶酚胺的效果有所区别。人工制造的儿茶酚胺药效短,因此也限制了此类药物治疗的实用价值。

按摩的影响及其评估

肾上腺素能药物有刺激交感神经系统的作用。舌下含服和肌肉注射对全身产生反应。吸入的给药方式对肺部尤其有作用。但是,也有全身的吸收发生。因此,定期地吸入式给药也会引起全身的影响。按摩的效果会因为用药而被抑制。使客人进入副交感神经状态的全身性技法需要更长的时间起效。在肌肉-

肌腱连接处以慢节奏的轻抚法、滚动法和摩擦法进行按摩是使客人全身放松的最佳选择,也会使客人的身体重新找到平衡。这一点对吸入式服药的客人更为重要。如果按摩的主要目的是肌肉放松,那么最好使用产生强烈的手工操作效果的按摩技法。揉捏法、按压法和更快速的轻抚法,都属于均匀肌筋膜的按摩,可以避免全身性阻滞,并对局部组织产生影响。如果客人正在注射给药,记住,在数小时内要避免按摩注射的部位,以防止吸收速度加快。

副作用

肾上腺素能药物的副作用与被激活的交感神经系统有关。也就是说,身体呈现紧张状态(应激反应)。最常见的副作用是烦躁不安、焦虑、眩晕、头痛和失眠。客人还会表现出虚弱、震颤和心悸的症状。

按摩的目的通常是帮助减轻所出现的这些症状。慢节奏的轻抚和滚动以保持身体处于缓慢的节奏是对客人最有帮助的。由于药物的反应对靶器官是非常具体的,因此,通过按摩减轻全身的身体反应不但不会影响药物治疗,还会帮助客人更好地耐受药物的作用。在使用肾上腺素(或是用于紧急情况的肾上腺素注射,如:蜂螯或其他严重的过敏反应)的情况下,禁忌按摩。如果出现更严重的反应,特别是出现心脏反应时,必须要向医生报告,并禁忌按摩(见页边栏“肾上腺素能儿茶酚胺的副作用”)。

肾上腺素能儿茶酚胺的副作用

副作用:

* 烦躁不安
* 焦虑
* 眩晕
* 低血压

不良反应

* 头痛
* 心悸
* 心律不齐
* 高血压和高血压危象
* 中风
* 绞痛
* 血糖升高
* 组织坏死和脱落(如果静脉注射的儿茶酚胺渗入周围的组织)

非儿茶酚胺类药物

常用药名

美酚丁安:甲苯丁胺(mephentermine) 恢压敏(Wyamine Sulfate)
阿拉明(*metaraminol*):间羟胺(Araine)
甲氧胺:美速克新命(methoxamine)
苯肾上腺素(*phenylephrine*): AK-Nefrin Ophthalmic, Dionephrine, Mydfrin, Neo-Synephine, Prefrin, Rhinall Nasal, Vicks Sinex Nasal
舒喘灵(*albuterol*): Alti-Salbutamol, Apo-Salvent, Novo-Salol, Proventil, Ventolin, Volmax
麻黄素(*ephedrine*): Pretz-D, Kondon's Nasal
乙基异丙肾上腺素(*isoetharine*)
叔丁喘宁(*terbutaline*):间羟叔丁肾上腺素(Brethine), Bricanyl
羟苄羟麻黄碱氢氯化物(*ritodrine hydrochloride*): Yutopar(在美国已停用)
异丙喘宁(*metaproterenol*):间羟异丙肾上腺素(Alupent), Tana Orciprenaline
左沙丁胺醇(*Levalbuterol*): Xopenex
沙美特罗(*Salmeterol*): Serevent
福莫特罗(*Formoterol*): Foradil

非儿茶酚胺肾上腺素能药物有多种治疗用途,因为这类药物对身体有许多的作用,包括局部或全身的血管收缩、鼻和眼充血减轻和支气管平滑肌松弛而扩张。

药物动力学

尽管所有这些药物都随尿液排出，但是吸收的方式不同。非儿茶酚胺肾上腺素能药的吸收方式与给药的途径有关。吸入类的药，如舒喘灵，由肺部的细支气管逐渐吸收，因此身体的药物水平较低。口服药在胃肠道吸收效果好，并在体液和组织中广泛分布。有些非儿茶酚胺类药物（如肾上腺素）可以透过血-脑屏障，在大脑和脑脊液中浓度较高（脑脊液循环流动并保护大脑和脊髓管道）。

非儿茶酚胺是在肝脏代谢和灭活。但是，这种情况也会发生在肺部、胃肠道和其他组织。非儿茶酚胺类药物及其代谢物主要是由尿液排出。或有些药物，如吸入用的舒喘灵，在24小时内即排出体外。其他的药物，如口服舒喘灵，需要3天才被排出。酸性尿液会增加许多非儿茶酚胺的排出量。而碱性尿液会使药物排出减慢。

药效学

非儿茶酚胺类药物有直接作用型、间接作用型和双重作用型（与儿茶酚胺类药物有所不同。儿茶酚胺类药物主要是直接作用型的）。刺激α活性的直接作用型非儿茶酚胺类药物包括甲氧胺和苯肾上腺素。而有选择性地刺激β_2活性的非儿茶酚胺类药物包括舒喘灵、乙基异丙肾上腺素、异丙喘宁、羟苄羟麻黄碱和间羟叔丁肾上腺素。间接作用型的非儿茶酚胺类药物包括苯丙醇胺。双重作用型非儿茶酚胺类药物包括麻黄素、美酚丁胺和阿拉明。和儿茶酚胺类药物的作用一样，这些药物也是对交感神经系统产生刺激。根据服用的剂量、给药途径和靶器官的不同，也会产生抑制的效果。

药物治疗学

非儿茶酚胺类药物刺激交感神经系统并在体内产生各种作用。例如，阿拉明可引起血管收缩，用于治疗重度休克中的血压过低症状。在少数情况下，羟苄羟麻黄碱用于中止围产期孕妇的阵痛。这类药的用途和非儿茶酚胺相似，用于治疗低血压、休克、心动过缓、心脏传导阻滞、心律不齐、心搏停止、哮喘、肺气肿、支气管炎和过敏反应。

按摩的影响及其评估

非儿茶酚胺类肾上腺素能药物对按摩的影响与儿茶酚胺类肾上腺素能药物完全相同。如果需要，应和客人、医生和药剂师确定预期的药物作用，这样可以为按摩师更好地提供药物对人体作用的信息。主要来讲，要获得交感神经系统的刺激效果需要使用全身反射技法（如轻抚法和摩擦法）及手工操作的技法（如揉捏法）。这样对取得预期的全身放松休息和肌肉松弛的效果有帮助。要获得最佳效果，可能需要比平时按摩的时间长。

副作用

由交感神经系统刺激引起的副作用是按摩师需要关注的。包括神经过敏、焦虑、失眠、震颤、痉挛，有时也会出现低血压。上面讨论过的技法有助于克服全身的刺激，并使身体再次获得平衡。滚动法和有节奏的轻抚法也可以使身体进入非常放松的状态。严重的不良反应禁忌按摩（见页边栏“儿茶酚胺类药物的不良反应”）。

非儿茶酚胺类药物的不良反应

副作用

* 头痛
* 烦躁不安
* 焦虑
* 易怒
* 颤抖
* 昏睡或失眠
* 轻度暴躁

不良反应

* 欣快症
* 语无伦次
* 癫痫
* 高血压或低血压
* 心悸
* 心动过缓或心动过速
* 心律不齐
* 心搏停止
* 脑出血
* 臂或腿麻刺感或发冷
* 绞痛
* 孕妇和胎儿出现心率和血压的变化

肾上腺素能阻滞剂

肾上腺素能阻滞剂也称为抗交感神经药物，用于破坏交感神经系统的功能。这类药物起作用的方式是通过阻滞冲动向肾上腺素能神经元或肾上腺素能受体位置的传输（从而拦阻了交感神经系统的兴奋作用）。药物在这些位置的作用会通过阻断拟交感神经（肾上腺素能）药物的作用来发挥，减少去甲肾上腺素的效力，并阻止胆碱能类药物的作用。

肾上腺素能阻滞剂根据其起作用的部位分类。分为：α肾上腺素能阻滞剂或β肾上腺素能阻滞剂。

α肾上腺素能阻滞剂

常用药名

多沙唑嗪（*Doxazosin*）：Cardura

甲磺酸二氢麦角碱（*Ergoid mesylates*）： dihyroergotamine, 双氢麦角碱（dihydroergotoxine）, Hdergine, Migranal

麦角胺（*ergotamine*）： Cafregot, Ergostat（在美国已停用）, Ergomar（在美国已停用）, Wigraine

酚苄明（*phenoxybenzamine*）：Dibenzyline

酚妥拉明（*phentolamine*）： Rogitine

哌唑嗪（*prazosin*）： Alti–Prazosin, Apo–Prazosin, Minipress, Novo–Prazin, Nu–Prazo (Prazosin and polythiazide: Minizide)

盐酸坦索罗辛（*tamsulosin hydrochloride*）： Flomax

盐酸特拉唑嗪（*terazosin hydrochloride*）： Hytrin

α肾上腺素能阻滞剂通过阻断儿茶酚胺肾上腺素和去甲肾上腺素对α受体的作用来产生效果。可以使血管的平滑肌松弛，增加血管扩张，降低血压。

麦角胺是α增效剂和拮抗剂的混合物。服用剂量大时，可起到α阻滞剂的作用。

药物动力学

α阻滞剂对人体的作用尚不完全清楚。口服时，药物的多数成分被不规律地吸收；而当舌下含服时，吸收速度更快，也更完全。不同种类的α阻滞剂的起效时间、高峰浓度水平和药效时间长短也有极大的不同。

药效学

α阻滞剂起作用的方式为两种方式之中的一种。首先，药物可以干扰或阻断神经元对去甲肾上腺素的合成、存储、释放和再吸收。其次，也可以在α受体位置拮抗肾上腺素、去甲肾上腺素或肾上腺素能(拟交感神经)药物的作用。尽管α受体位置不是α_1受体就是α_2受体，α阻滞剂包括了阻断α_1受体刺激作用的药物。而此类药物也会阻断α_2受体的刺激作用。

α阻滞剂占据血管平滑肌的α受体位置（图3–5），这样会防止儿茶酚胺占据并刺激

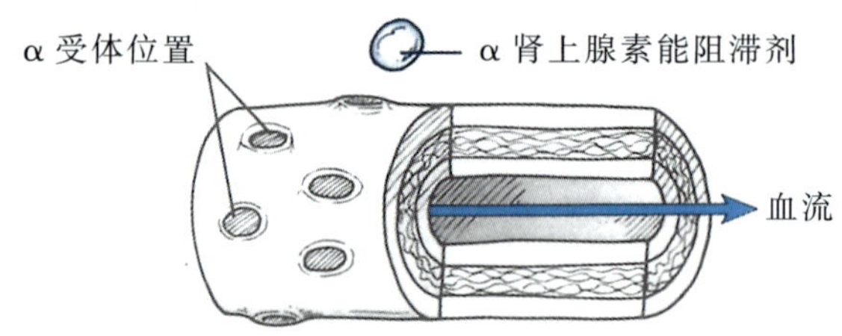

药物起作用前血管的状态

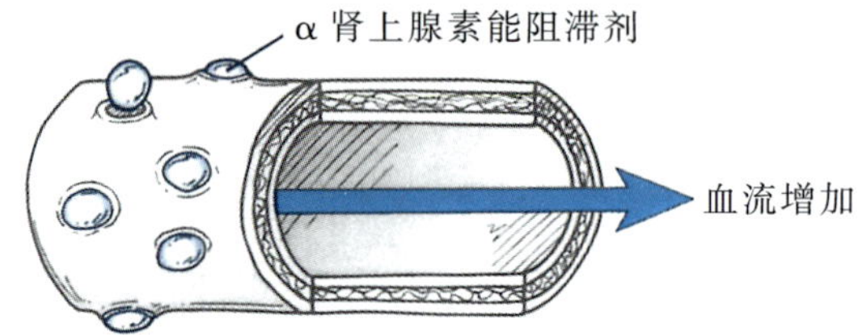

由于药物起作用，血管扩张

图3-5 α肾上腺素能阻滞剂对周围血管的作用

α肾上腺素能阻滞剂通过占据α受体的位置使血管壁松弛。这样可以使血管扩张，降低周围血管的阻力（血液在血管流动需要克服的压力）。这些作用会引起直立性低血压，即：当人从平卧位变换为坐位或站立位时，血压下降。血液重新进入腿部扩张的血管导致低血压。

受体位置。结果，血管扩张，流向皮肤或其他器官的局部血流增加，外周血管阻力（血流的阻力）的下降促使血压降低。

α阻滞剂的治疗效果与服药前体内交感神经的张力（血管不完全收缩的状态）有关。例如，如果患者平卧位给药，血压的变化很小。采取这种姿势时，交感神经只释放很少的去甲肾上腺素。相反，如果客人站立位给药，去甲肾上腺素释放使静脉收缩，并使血液回流至心脏。然而，如果客人服用了α阻滞剂，静脉不能收缩，血液郁积在腿部，导致回流至心脏的血液减少，血压下降，站立位用药而发生的血压下降称为直立性低血压。

药物治疗学

由于α阻滞剂导致血管平滑肌松弛，血管扩张，这样流向皮肤和其他器官的局部血流增加，同时血压降低。因此，使用此药物治疗高血压和外周血管机能失调（远端血管疾病），特别是血管痉挛引起的局部血流匮乏，例如，雷诺病（间歇性苍白、发绀或手指发红）及手足发绀（手和足对称地呈现青紫色）。也用于治疗冻伤、嗜铬细胞瘤（一种分泌儿茶酚胺的肿瘤引起严重的高血压）和良性的前列腺肥大。

按摩的影响及其评估

和通常的情况一样，按摩师需要了解药物对人体的作用。α肾上腺素能阻滞剂会阻断肾上腺素和去甲肾上腺素(体内制造的神经递质)的作用。这样也阻断了刺激交感神经系统的作用。副交感神经系统仍处于正常活动状态，但是实际上并没有受到药物的刺激。与其这样，不如说是交感神经系统的作用没有抵消身体对变化的反应。用药后，客人很快会感觉到副交感神经的松弛作用。因此按摩师对全身及肌肉不要做更多的放松性按摩。在按摩结束前，可能会需要使用刺激性的手法使客人清醒。如果药物的效果很强，可能自始至终都需要更刺激性的按摩技法。

副作用

α肾上腺素能阻滞剂的副作用是直立性低血压、轻度头发沉，有时颜面潮红。建议使用刺激性的技法，如快速的轻抚法和叩抚法。也需要使用摇动法。在许多情况下，这样会帮助防止眩晕和血压降低。当客人从按摩床上起来时也需要注意。按摩师需要留在客人身边，让客人坐在床侧，直到客人平稳再走开。严重的不良反应也会发生。当遇此情况时，按摩师应向医生报告并停止按摩(见页边栏“α肾上腺素能阻滞剂的不良反应”)。

α肾上腺素能阻滞剂的不良反应

副作用：

* 低血压
* 面色潮红
* 感觉异常
* 肌肉无力
* 疲劳
* 昏睡

不良反应

* 直立性低血压或严重的高血压
* 心动过缓或心动过速
* 水肿
* 呼吸困难
* 心律不齐
* 绞痛
* 心脏病发作
* 脑血管痉挛
* 休克状态
* 消化性溃疡
* 抑郁
* 精神错乱

β肾上腺素能阻滞剂

常用药名：非选择性药物

卡维地洛(*Carvedilol*): Coreg
柳胺苄心定(*labetalol*): ibidomide, Normodyne, Trandate, Presolol
左旋布诺洛尔(*Levobunolol*): l-bunolol, Betagan, Novo-Levobunolol
萘羟心安(*nadolol*): Alti-Nadolol, Apo-Nadolol, Corgard
环戊丁心安(*penbutolol*): Levatol
心得静(*pindolol*): Apo-Pindolol, Gen-Pindolol, Visken, Novo-Pindol, Syn-Pindolol
心得安(*propranolol*): Inderal, Apo-Propranolol, Detensol, Novopranol
心得怡(*sotalol*): Alti-Sotalol, Apo-Sotalol, Betapace, Sorne, Stacor
噻吗心安(*timolol*):Apo-Timol, Apo-Timop, Betimol, Blocadren, Timoptic, Ocudose

常用药名：选择性药物

醋丁酰心安(*acebutolol*):Apo-Acebutolol, Gen-Acebutolol, Moitan, Rhotral, Setral
氨酰心安(*atenolol*): Apo-Atenolol, Gen-Atenolol, Tenormin, Tenolin
倍他洛尔(*Betaxolol*):Betoptic, Kerlone
比索洛尔(*Bisoprolol*):Monocor, Zebeta

艾司洛尔(*Esmolol*): Brevibloc
美多心安 (*metoprolol*): Apr-Metoprolol, Betaloc, Gen-Metoprolol, Lopressor, Nu-Metop, Topro-XL

β肾上腺素能阻滞剂是最广泛使用的肾上腺素能阻滞剂。可通过抑制儿茶酚胺在β肾上腺素能受体上的作用来阻止交感神经系统的刺激反应。这些药物通常也称为“β阻滞剂”。

β肾上腺素能阻滞剂分为选择性和非选择性两类。非选择性的β肾上腺素能阻滞剂影响β_1受体位置(主要位于心脏)和β_2受体位置(位于支气管、血管和子宫)。

药物动力学

β肾上腺素能阻滞剂通常能被快速吸收,在胃肠道吸收较好。在某种程度上和蛋白质结合。食物不会阻碍药物的吸收,但是会增进某些药物的吸收。某些β肾上腺素能阻滞剂比其他的β肾上腺素能阻滞剂吸收更完全。

β肾上腺素能阻滞剂起效的时间主要与剂量和药品的品种有关。达到高峰浓度的时间与给药途径有关。静脉注射的β阻滞剂比口服时达到高峰浓度要更快。

β肾上腺素能阻滞剂广泛地分布于全身的组织,而心脏、肝脏、肺和唾液的浓度最高。除萘羟心安和氨酰心安外,β肾上腺素能阻滞剂都在肝脏代谢。β肾上腺素能阻滞剂的代谢物或以不发生变化的形态(原型)主要随尿液排出,但是也可以随粪便、胆汁及乳汁中排出。

药效学

β肾上腺素能阻滞剂在全身广泛分布。此类药物不但在肾上腺素能神经的末端起抑制作用,还在肾上腺髓质起作用。下面介绍的是此类药物的具体作用。

对心脏的作用包括增加外周血管的阻力、降低血压、降低心脏收缩力减少心脏的耗氧量、使心房和心室间的传导减慢,并降低心脏输出量(每分钟心脏泵血量,见图3-6)。

β肾上腺素能阻滞剂的某些作用与药物的选择性和非选择性有关。选择性的β肾上腺素能阻滞剂选择性地阻断β_1受体位置,会减少对心脏的刺激。这类药通常被称为心脏选择性β肾上腺素能阻滞剂。非选择性β肾上腺素能阻滞剂同时抑制β_1和β_2受体位置。此类药不但减少对心脏的刺激,还会导致肺部支气管收缩。例如,非选择性的β肾上腺素能阻滞剂可以使患慢性阻塞性肺部疾病患者的支气管痉挛。当给予低剂量心脏选择性药物时,这种不良反应不常出现。

药物治疗学

β肾上腺素能阻滞剂用于治疗许多种疾病,并正在研究对更多种疾病的治疗效果。如前所述,这类药物的临床使用方法主要(并非全部)对心脏的影响有关。可以在患者心脏病发作后为患者开β肾上腺素能阻滞剂,以预防心脏病的再次发作,或用于治疗绞痛(胸部疼痛)、高血压、肥厚心肌病(心肌疾病)和室上性心律不齐(原发于心房、窦房结或房室结的心律不齐)。

β肾上腺素能阻滞剂也用于治疗焦虑与甲状腺功能亢进症有关的心血管症状(甲状腺激素分泌过多)、特发性震颤、偏头痛、开角性青光眼和嗜铬细胞瘤。

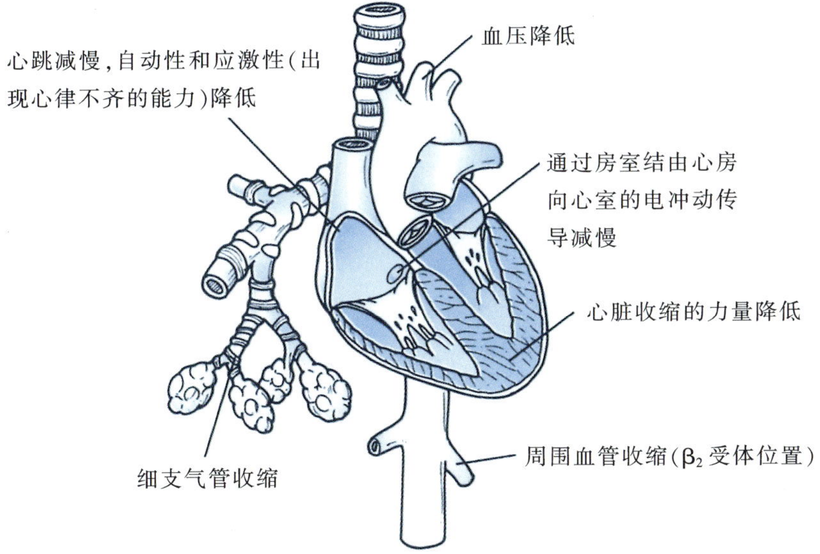

图3-6 β肾上腺素能阻滞剂的作用

通过占据β受体的位置,β肾上腺素能阻滞剂阻止儿茶酚胺(去甲肾上腺素和肾上腺素)占据这些位置发挥它们的刺激的作用。图中所示为β肾上腺素能阻滞剂是如何作用于心脏、肺和血管的。

按摩的影响及其评估

β肾上腺素能阻滞剂是较为常用的药物。此类药物的作用是阻止体内交感神经系统的反应,特别是心血管系统和肺部的交感神经系统。越是选择性的药物对全身的影响越小。对于使用此药的客人,利用使客人身体和肌肉放松的按摩技法见效会更快。在按摩过程中过度的镇静,可能会使客人不容易清醒。在按摩的全过程或在按摩结束前使用刺激全身的反射性和手工操作的手法有助于防止这种情况的出现,并获得预期的肌肉放松和松弛。轻抚法、揉捏法、摩擦法、叩抚法、深部组织按摩和摇动法都可以用于此目的。如果按摩的目的是刺激和预热肌肉,则手工操作和局部的轻抚法和揉捏法效果也很好。通过快速的轻抚法和叩抚法所起到的全身刺激效果需要较长的时间才能实现。

副作用

β肾上腺素能阻滞剂和α肾上腺素能阻滞剂的副作用很相似。虽然使用对心脏更有选择性的药物,副作用没有那么强烈。低血压和直立性低血压是主要使人担心的。在按摩结束之前使用刺激性的手法(如前面介绍的手法),可以帮助克服副作用的出现。仍然强调的是,当客人慢慢坐起来时,按摩师要守在客人身边。在保证客人不再感觉眩晕,且站起来是安全的之前,按摩师不要离开客人。有些客人会出现雷诺综合征。手指或脚趾呈现出蓝色或白色是因为这些部位供血不足。根源是在神经系统。如果出现这种情况(这种情况会时隐时现),在局部出现问题的部位不要按摩。仅可以使用保暖以保证不损伤缺氧的部位。当症状停止时,对出现问题的部位要轻轻地按摩。如出现其他不良的反应,应报告给医生。在症状缓解前,应停止按摩(见页边栏“β肾上腺素能阻滞剂的不良反应”)。

β肾上腺素能阻滞剂的不良反应

副作用:

* 低血压
* 肠胃胀气
* 雷诺综合征

不良反应

* 心动过缓
* 外周血管供血不足
* 房室传导阻滞
* 心力衰竭
* 支气管痉挛
* 腹泻或便秘
* 恶心及呕吐
* 腹部不适
* 厌食
* 皮疹
* 发热并咽痛
* 喉痉挛
* 呼吸窘迫(过敏反应)

快速问答题：

1. 客人每天使用毛果云香碱眼药水四次，用于治疗青光眼。那么按摩有何影响？

2. 客人每天服用多奈哌齐，用于治疗早期的阿耳茨海默综合征。对这样的客人，你的按摩方法应做哪些调整？

3. 你在一艘游轮上提供按摩服务。来了一位客人，他的皮肤上贴有经皮的药贴。他告诉是用于治疗晕船的，这种情况对你的按摩方案有影响吗？

4. 你的客人有哮喘的毛病。她告诉你，一小时前她刚服用过肾上腺素合剂，她现在感觉很好，在为她进行按摩时，需要考虑什么？

5. 你的客人每天服用美多心安，用于治疗高血压。这种情况对你的按摩方法有影响吗？

第四章　神经和神经肌肉药物

骨骼肌松弛剂

骨骼肌松弛剂可缓解骨骼肌的疼痛或痉挛及严重的骨骼肌的痉挛状态（僵硬、行动笨拙）。这类药物用于治疗急性和有痛感的骨骼肌症状以及与多发性硬化相关的肌肉强直痉挛(或多发性硬化症,这种疾病是大脑和脊髓白质进行性脱髓鞘,可导致广泛的神经机能失调)、脑瘫(由于神经损伤导致的运动原功能紊乱)、中风(大脑的供氧减少,从而导致神经缺损)以及脊髓损伤(脊髓受伤可以导致瘫痪或死亡)。

我们在此部分讨论了骨骼肌松弛剂的两个主要类别:中枢作用型和周围作用起效型。此外还介绍了氯苯氨丁酸和安定。这两种药物用于治疗骨骼肌机能紊乱。

由于出现重感冒、肌肉供血不足或过度用力都会从末梢感觉神经纤维向脊髓和更高层次的中枢神经系统发送感觉冲动。这些感觉冲动都会引起反射性的(非自主性的)肌肉收缩或由于外伤引起的痉挛、癫痫症、低钙血症(钙水平低)或肌肉功能紊乱。肌肉收缩会进一步刺激感觉感受器,引起更强烈的收缩,形成一个循环。我们认为中央作用型的肌肉松弛剂通过作用于中枢神经的镇静剂而中止这种循环。

中枢作用型骨骼肌松弛剂

常用药名

异丙基甲丁双脲(*carisoprodol*):carisoprodate、isobamate、Soma
氯唑沙宗 (*chlorzoxazone*): Paraflex （在美国已停用）、Parafon Forte、Remular-S、Strifon Forte
环苯扎林(*cyclobenzaprine*): Apo- Cyclobenzaprine、Flexeril、Flexitec、Novo-Cycloprine
美他沙酮(*metaxalone*):Skelaxin
美索巴莫(*methocarbamol*): Carbacot、Robaxin、Skelex(含阿司匹林时称为Robaxisal)
邻甲苯海拉明 (*orphenadrine*): Banflex、Flexoject、Flexon、Myolin、Norflex、Orphenate、Rhoxal-orphendrine

中枢作用型骨骼肌松弛剂作用于中枢神经系统,用于治疗由焦虑、炎症、疼痛和外伤等状况引起的急性痉挛。这些药物在治疗由慢性神经疾病导致的痉挛(如脑瘫)方面不是很有效。

药物动力学

对于中枢作用型骨骼肌松弛剂是如何在体内循环的,我们仍知之甚少。总的来讲,这些药物由胃肠道吸收,在体内广泛分布,由肝脏代谢,从肾脏排出。这些药物口服时,在30~60分钟内起效。大多数药物药效持续的时间为4~6小时不等。环苯扎林的药效持续时间最长,为12~25小时。

药效学

中枢作用型骨骼肌松弛剂不是直接地放松骨骼肌,或直接抑制神经元的传导、神经肌肉的传递或肌肉应激性。尽管中枢作用型骨骼肌松弛剂确切的药效机制尚未探明,但是,我们知道这类药物是中枢神经系统镇静药。骨骼肌松弛的作用与其镇静作用有关。

药物治疗学

患者服用中央作用型骨骼肌松弛剂来治疗急性的、疼痛性的骨骼肌症状。通常在服用此药时,还要辅以休息和物理疗法。

中枢作用型骨骼肌松弛剂的不良反应

长期使用此药会产生生理和心理依赖。突然停药会出现严重的戒断症状。其他的不良反应也会出现。

副作用

* 眩晕
* 困倦
* 便秘

不良反应

* 腹部不适
* 腹泻
* 胃灼热
* 恶心及呕吐

按摩的影响及其评估

这些药物的主要作用是抑制中枢神经系统。按摩对药物的吸收不会有影响,因为此类药物仅供口服。按摩效果会受到影响的技法为局部的或全身的放松性技法。由于中枢神经系统对刺激的反应会降低,因此按压法起效很慢。全身反射性技法,如轻抚法会使按摩效果加强并使效果更快出现。副交感神经系统的反应所导致的放松状态是由于使用中枢神经系统镇静剂而出现的镇静状态的附加作用。在这种情况下,最有效的按摩技法是局部手工操作的技法(揉捏法、摩擦法和局部轻抚法)或滚动法。按摩肌筋膜可以使局部结缔组织放松,因此也是有效的。无论在按摩过程中还是按摩结束时,都要注意使用更快速的轻抚法或叩抚法来刺激客人。这样有助于客人恢复清醒。

副作用

中枢作用型骨骼肌松弛剂的副作用是由于对中枢神经的抑制而引起的,包括困倦、眩晕、直立性低血压和便秘。在按摩过程中和按摩结束时,使用我们前面介绍的更具刺激性的技法可以帮助防止客人过度放松并站立不稳,也可以帮助防止在体位变化时出现的低血压。我们建议按摩师要帮助客人坐起来。如果客人有便秘的问题,在腹部使用轻抚法及沿大肠的路径使用滚动法可以帮助减轻症状。也建议多喝水 (见页边栏“中枢作用型骨骼肌松弛剂的不良反应”)。

周围作用型骨骼肌松弛剂

常用药名

硝苯呋海因(*dantrolene*):Dantrium

硝苯呋海因是最常见的周围作用型骨骼肌松弛剂。尽管硝苯呋海因的疗效和中央作用型骨骼肌松弛剂相似,但是其作用的机制不同。由于此药的作用主要在肌肉,其对中枢神经系统副作用的发生率较低。然而,大剂量服药对肝脏有害。硝苯呋海因似乎对治疗大脑引起的痉挛最有效。由于硝苯呋海因会使肌肉虚弱无力,因此如果患者可疑乏力时,则是否应该服用此药值得考虑。

药物动力学

硝苯呋海因的高峰浓度出现在服用后约5小时。患者服药后一周或一周以上可能没有见到治疗效果。硝苯呋海因在胃肠道的吸收效果差。由肝脏代谢,随尿液排出。

药效学

硝苯呋海因在化学和药物学上与其他的骨骼肌松弛剂没有关系。此药通过肌肉本身而起作用。此药干扰自肌浆网释放的钙离子,并削弱肌肉收缩的力量。当药物达到治疗浓度时,硝苯呋海因对心脏或肠部平滑肌几乎无影响。

药物治疗学

硝苯呋海因对各种类型的强直性痉挛都有效。但是对治疗脑瘫、多发性硬化症、脊髓损伤和中风效果最佳。硝苯呋海因也用于治疗和预防恶性高热。这种少见的但有潜在致命危险的麻醉并发症是由于骨骼肌强直和高热引起的(见页边栏“硝苯呋海因和肌肉强直复原”)。

硝苯呋海因和肌肉强直复原

硝苯呋海因似乎会减少肌浆网释放的钙离子数量(肌浆网是肌细胞中与肌肉收缩有关的一种组织结构并且通过释放和储存钙使肌肉收缩和松弛)。肌浆和肌质中的钙水平越低,钙促使肌肉运动和肌球蛋白收缩之间相互作用时所产生的能量就越低(肌球蛋白负责肌肉收缩)。缺少能量就意味着肌肉收缩无力。硝苯呋海因通过促使肌肉松弛来防止或缓解肌肉强直。肌肉强直是引起威胁生命的恶性高热的因素。

按摩的影响及其评估

硝苯呋海因通过降低肌肉对中枢神经系统冲动的反应而直接作用于肌肉。因此,依赖于肌肉产生反射机制(局部反射)的按摩技法效果欠佳。这些技法包括按压法、摩擦法和深度组织按摩法。对于服用硝苯呋海因的客人,最好是用机械技法和较能影响周身的技法,如揉捏法和轻抚法。因为使用这些药物的人经常会受到慢性肌肉痉挛的困扰。使用富有节奏的轻抚法和滚刀法会有助于使客人的全身进入更放松的状态。

副作用

此种药物的副作用与中枢放松剂的副作用相似。能产生的镇静效果不是很强烈。但是,如有必要,应注意在按摩结束时使用兴奋的技法,让客人全面清醒。如果客人有便秘的情况,采用腹部轻抚法会有帮助(见页边栏“周围作用型骨骼肌松弛剂的不良反应”)。

周围作用型骨骼肌松弛剂的不良反应

副作用:

* 困倦
* 眩晕
* 低血压
* 便秘

不良反应

* 肌肉无力
* 精神错乱
* 出现幻觉
* 心动过速
* 吞咽困难
* 腹泻
* 尿失禁

其他的骨骼肌松弛剂

常用药名

氯苯胺丁酸(*baclofen*):Clofen
地西泮(*diazepam*):安定(Valium)
巴氯芬(*tizanidine*):Lioresal

安定是一种主要的抗焦虑药。安定抑制中枢神经,现在很少用于肌肉松弛。本节只讨论氯苯胺丁酸和巴氯芬。

药物动力学

这两种药都是快速由胃肠道吸收。在体内广泛分布,仅极少量药物由肝脏代谢,并主要以原形由尿液排出。患者可能需要数小时到数周的时间才能意识到氯苯胺丁酸的效果。突然停药会出现幻觉、癫痫发作使肌肉强直更加恶化。

药效学

氯苯胺丁酸和替扎尼定确切的药物作用机制尚不清楚。他们的化学结构和神经递质γ-氨基丁酸相似,可能会作用于脊髓。此类药物降低神经元的活动,减少肌肉抽搐的次数和严重性并减轻与此相关的疼痛。由于氯苯胺丁酸和替扎尼定产生的镇静作用比安定少,导致的肌无力症状也比硝苯呋海因弱,因此可选择此药治疗肌肉强直。

药物治疗学

此药在临床上主要应用于治疗由于多发性硬化症或外伤引起并伴有脊髓损伤的截瘫或四肢麻痹。对于此类患者,此药可大大地减轻疼痛性屈肌痉挛的次数和严重性。但是,除了这些效果外,此药不能改善患者的僵硬步态、手的灵活性或其他部位肌肉的功能。

其他骨骼肌松弛剂的不良反应

副作用

* 困倦
* 眩晕

不良反应

* 恶心
* 肌张力减退
* 肌无力
* 抑郁
* 头痛

按摩的影响及其评估

按摩师为服用安定或地西泮的客人按摩时应作出的考虑与我们前面讨论过的服用中央作用型骨骼肌松弛剂的情况相同。因为氯苯氨丁酸似乎对脊髓是产生作用的,可以影响局部肌肉的反射。对于这种情况,按摩深层组织、按压法和摩擦法效用不大。要使用手工操作技法(按摩肌筋膜、轻抚法、揉捏法)和全身反射的技法使身体放松和平衡,这样的操作是最有效的。

副作用

氯苯氨丁酸的副作用比其他的骨骼肌松弛剂药物要小的多。会出现些困倦的症状。在按摩结束的时候保证客人完全清醒是很重要的(见页边栏“其他骨骼肌松弛剂的不良反应”)。

神经肌肉阻滞剂

神经肌肉阻滞剂通过破坏运动神经终板部位(运动神经原轴突分支的末端)神经冲动的传输来松弛骨骼肌(图4-1)。神经肌肉阻滞剂有三个主要临床适应证:在手术中放松骨骼肌,在药物或电刺激引起的癫痫发作时减轻肌肉痉挛的强度,对使用呼吸器的患者协助呼吸。

作为神经肌肉松弛剂使用的天然和合成药物分为两大类:非去极化和去极化。非去极化阻滞剂在骨骼肌细胞膜的胆碱能受体部位与乙酰胆碱竞争。这样便阻断了乙酰胆碱的神经递质作用,防止肌肉收缩。这个反应会被抗胆碱酯酶药物抵消。抗胆碱酯酶药物如新斯的明或吡啶斯的明。这些药物抑制胆碱酯酶的作用,胆碱酯酶是可以破坏乙酰胆碱的酶。

由这些药物引起的最初时的肌无力会快速变成迟缓性麻痹(失去肌肉张力),并导致影响肌肉特殊的连锁反应。首先呈现迟缓性麻痹的部位是眼睛、面部和颈部,接下来是四肢、腹部和躯干,最后,肋间肌(肋骨之间)和膈肌(呼吸肌)也会麻痹。麻痹恢复时将以相反的顺序进行。

非去极化阻滞剂用来作为调解或延长肌肉放松,使气管内插管的通道顺畅。折断的骨头易重新连接并使错位的关节复位的手术中,减少手术中麻醉药的用量。对于需使用呼吸机辅助通气但拒绝气管内插管和换气的患者使其肌肉松弛,以及在进行电休克治疗(让电流通过患者的大脑来治疗抑郁症)时通过降低肌肉痉挛的强度防止患者肌肉损伤。

在去极化阻滞剂中,琥珀酰胆碱是唯一用于治疗的药物。尽管在疗效上与非去极

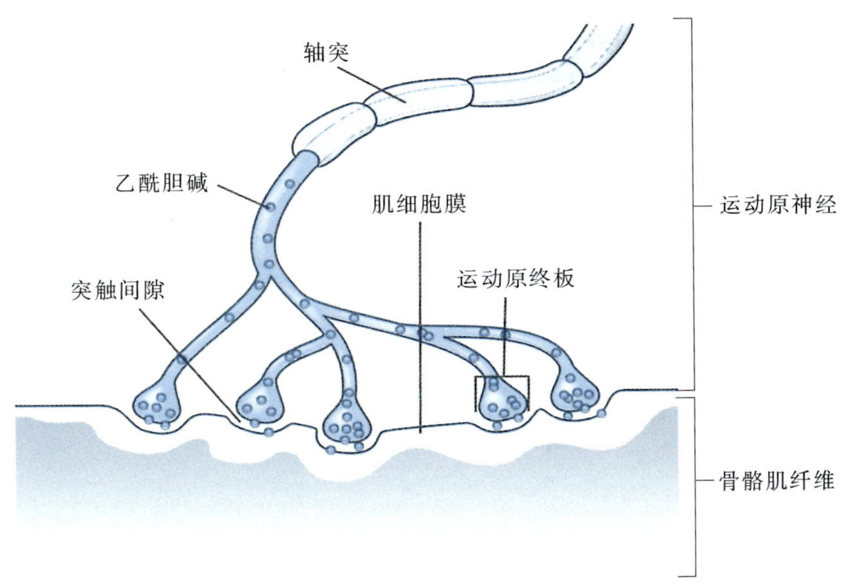

图4-1 运动原终板

运动原神经轴突分支所形成的分支末端,称为运动原终板。这些络板包入肌纤维,但是被突触间隙与肌纤维分开。对神经的刺激导致乙酰胆碱释放并进入突触间隙。在突触间隙,乙酰胆碱占据肌细胞膜上的受体部位,细胞膜去极化并引起肌肉收缩。神经肌肉阻滞剂通过与乙酰胆碱竞争受体部位或阻止去极化而作用于运动原终板。

化阻滞剂相似，但它的作用机制有所不同。琥珀酰胆碱与乙酰胆碱起效的方式相同，但是不会被胆碱酯酶灭活。这种药可作为短期肌肉松弛剂选用。琥珀酰胆碱也是在插管法和电休克治疗中进行短期肌肉放松的选用药物。

按摩的影响及其评估

由于这些药物会使患者麻痹，在多数情况下完全禁忌按摩。只是在按摩对少数不适宜的极特殊的情况下才会使用此类药物。在极少数情况下，对长期使用呼吸机辅助，并努力减少呼吸机作用的患者，可给小剂量服用一种此类药物。在这种情况下，按摩时力度要非常轻，多数时候使用轻抚法，并在得到医生的允许后，方可进行。

抗帕金森病药物

治疗帕金森病，药物治疗是非常重要的手段。帕金森病是进行性神经机能紊乱，有四个主要的特征：肌肉强直（僵硬）、运动不能（失去肌肉的活动能力）、静止时震颤及姿势和平衡失调。帕金森病影响椎体外系统，这个系统影响运动。椎体外系统包括纹状体、苍白球和大脑的黑质。

患帕金森病时，基底神经节连接黑质与苍白球的多巴胺释放路径出现多巴胺不足。由于苍白球多巴胺的减少扰乱了两个神经递质，乙酰胆碱和多巴胺之间的正常平衡，结果是胆碱能活动增加。胆碱能活动导致的过度兴奋引起帕金森病的运动机能紊乱。药物、脑炎、神经毒素、外伤、动脉硬化，或其他的神经紊乱和环境因素也会引发帕金森病。

药物干预的目的有两个：促进多巴胺的分泌（使用多巴胺能药物）和抑制胆碱能作用（使用抗胆碱能药物）。

抗胆碱能的抗帕金森病药物

常用药名：合成三胺类

苯托品*(benztropine):* Apo-Benztropine、Cogentin
盐酸双环哌丙醇*(biperiden hydrochloride):*Akineton、biperiden lactate
普环啶*(procycldine):*Kemadrin、Procyclid
苯海索(*tribexyphenidyl*)*:* Apo-Trihex、安坦(Artane)、Trihexane、Trihexy-2、Trihexy-5

常用药名：抗组胺类

苯海拉明*(diphenhydramine):*Aler-Dryl、Banophen、Benadryl、Benylin
邻甲苯海拉明*(orphenadrine):*Banflex、Flexoject、Flexon、Myolin、Norflex、Orphenate

抗副交感神经作用药物有时也称为副交感神经阻滞药。因为，它们抑制乙酰胆碱在副交感神经系统的特殊受体部位的作用。用于治疗帕金森病的抗副交感神经作用药物根据其化学结构分为两个类别。第一类是合成的三胺类药物，如苯托品、盐酸双环哌丙醇、乳酸盐双环哌丙醇、普环啶和苯海索。第二类是抗组胺类药物，如苯海拉明、邻甲苯海拉明。

药物动力学

抗副交感神经作用药物是典型的在胃肠道吸收效果好的药物并能透过及到达脑部的作用部位。多数是由肝脏代谢，至少部分由肝脏代谢，并以代谢产物和原形从肾脏排泄，这些药物在体内确切的分布情况尚不了解。

苯托品属于长效药物，对某些患者药效可长达24小时。多数的抗副交感神经作用药物的半衰期未能确定，除口服外，抗副交感神经作用药物也可以进行肌肉注射或静脉注射。

药效学

体内的高乙酰胆碱水平会对中枢神经产生兴奋作用，这样会导致帕金森病的震颤。帕金森病患者服用抗副交感神经作用药物来抑制乙酰胆碱在中枢神经系统和自主神经系统受体的作用，因此减轻震颤。

药物治疗学

抗副交感神经作用药物用于治疗各种类型的帕金森病。通常在患病早期服用，这个阶段症状较轻，对患者的生活方式没有较大的影响。这些药物可以有效控制流涎（唾液过度流出），在减轻运动不能和强直症状的发生率及严重上有效性约20%。抗副交感神经作用的药物可以单独使用，或在患帕金森病早期和金刚烷使用。在晚期和左旋多巴一起使用可以进一步缓解症状。

按摩的影响及其评估

抗副交感神经作用药物在第三章“胆碱能阻滞剂”中也做过讨论.它们的主要作用是抑制乙酰胆碱。对于患帕金森病的患者，这类药物可以减少中枢神经系统的刺激，缓解以强直和震颤为特征的机能紊乱。患此病时，肌肉细胞的正常收缩和放松能力被损伤，并因此肌肉张力亦被损伤。肌肉对局部的按摩不能正常作出反应，甚至有时对手工操作的按摩手段都不能作出反应。乙酰胆碱水平过高会导致肌肉丧失松弛的能力。对患者最有帮助，且与药物配合较好的按摩方式是全身反射性的技法，如轻抚法和滚动法。当配合以某些手工操作技法时，副交感神经系统被激活，可以帮助客人放松肌肉。

副作用

此类药物的主要副作用通常是烦躁不安、焦虑、便秘和失眠。上述按摩技法的使用可以帮助改善所有这些症状。在某些病历下会出现困倦，客人从按摩床上起来时要给予关照，按摩后要给予提醒（见页边栏“抗副交感神经作用的药物的不良反应”）。

抗副交感神经作用的药物的不良反应

30%~50%的患者会出现轻度的、与剂量相关的不良反应。口干是与剂量有关的苯海索的副作用。

副作用：

* 烦躁不安
* 激动、兴奋
* 困倦或失眠
* 便秘

不良反应

* 神经错乱
* 心动过速或心悸
* 恶心及呕吐
* 尿潴留
* 眼压增高，视觉模糊、瞳孔散大及畏光
* 荨麻疹
* 过敏性皮疹

多巴胺能药

常用药名

三环癸胺(*amantadine*):Antadine、Endantadine、Symmentrel、Symadine:
溴麦角环肽(*bromocriptine*):Apo- Bromocriptine、Parlodel
卡比多巴-左旋多巴(*carbidopa-levodopa*):Apo-Levocarb、Nu-Levocarb、Sinemet
恩他卡朋(*entacapone*):Comtan
左旋多巴(*Levodopa*):Dopar、Larodopa、Lidopa
丙麦角林(*pergolide*):Permax
普拉克索(*pramipexole*):Mirapex
罗匹尼罗(*ropinirole*):ReQuip
司来吉兰(*selegiline*):Carbex、Eldepryl
托卡朋(*tolcapone*):Tasmar

多巴胺能类药物包括以下无化学关联的药品:

* 三环癸胺:抗病毒药
* 溴麦角环肽:半合成麦角生物碱
* 卡比多巴-左旋多巴:由卡比多巴和左旋多巴联合组成的药
* 左旋多巴:多巴胺的代谢前体
* 丙麦角林和普拉克索:两种多巴胺兴奋剂
* 司来吉兰:B型单胺氧化酶抑制剂(MAOI)

药物动力学

与抗副交感神经作用的药物一样,多巴胺能药物由胃肠道吸收,进入血流,释放到在大脑中的作用部位。多巴胺能药物广泛地在体内各个部位代谢,从肝脏、肾脏或同时从两个部位排出。

药效学

多巴胺能药物作用于大脑,通过增加多巴胺的浓度或加强多巴胺的神经传递来促进运动神经原的功能。

药物治疗学

通常,多巴胺能药物用于治疗严重帕金森病患者或对单纯使用抗副交感神经作用的药物无反应的患者。左旋多巴是治疗帕金森病最有效的药物。但是使用3~5年,药效会消失。当卡比多巴和左旋多巴一同服用时,左旋多巴的剂量可以减少,以降低胃肠道和心血管出现不良反应的危险。

有些多巴胺能药物,如三环癸胺、普拉克索和溴麦角环肽的用药量要逐渐减少以避免引发帕金森病的危象(突然的、严重的临床恶化)及可能的威胁生命的并发症。

对于某些患者,左旋多巴会和食物产生严重的相互作用。饮食中的氨基酸会降低左旋多巴的药效,它会和氨基酸竞争从肠吸收,并减慢药物输送到大脑的速度。

按摩的影响及其评估

多巴胺能药物作用于神经递质多巴胺,降低肌肉的僵硬度。按摩在此的适用情况和前面介绍过的抗副交感神经作用的药物的情况相同。手工操作技法,辅以全身反射技法可以帮助患帕金森病的客人恢复身体平衡。

副作用

几乎所有多巴胺能药物的常见副作用都是直立性低血压。按摩师要意识到这个情况。在按摩结束后客人坐起来时,按摩师要留在客人身边,以帮助客人能安全地坐稳。对于情况更严重的帕金森病患者,可能需要帮助客人穿衣(见页边栏“多巴胺能药物的不良反应”)。

多巴胺能药物的不良反应

副作用

* 直立性低血压
* 便秘
* 眩晕

不良反应

左旋多巴

* 恶心和呕吐
* 厌食
* 精神抑制药恶性综合征
* 心律不齐
* 易怒
* 精神错乱

溴麦角环肽

* 持续性直立性低血压
* 室性心动过速
* 心动过缓
* 绞痛加重

丙麦角林

* 精神错乱
* 运动障碍
* 幻觉
* 恶心

普拉克索

* 精神错乱
* 失眠

抗惊厥药物

抗惊厥药物抑制神经肌肉的传输。医生开具这些药物用于长期控制顽固的癫痫(经常出现的癫痫发作)或短期使用治疗非癫痫引起的急性孤立出现的癫痫发作,例如,在脑外伤后,或大脑手术后。此外,某些抗惊厥药物也用于癫痫持续状态(持续性的癫痫发作状态)的急救。抗惊厥药物分为5个主要类别:乙内酰脲类药和钠通道阻滞剂、巴比妥类药和那些产生γ-氨酸(GABA)受体反应的药物,二胺芪类药物、苯(并)二氮䓬类和其他一些药物。

乙内酰脲类药和钠通道阻滞剂

常用药名

乙琥胺(*ethosuximide*):Zarontin
乙苯妥英(*ethotoin*):Peganone
磷苯妥英(*fosphenytoin*):Cerebyx
拉莫三嗪(*lamotrigine*):Lamictal
美芬妥英(*mephenytoin*)
二苯乙内酰脲(*phenytoin*): Dilantin、Phenytoin Sodium、Phenytek
托吡酯(*topiramate*):Topamax
唑尼沙胺(*zonisamide*):Zonegran

两种医生最常用的抗惊厥药(苯妥英和苯妥英钠)属于乙内酰脲类药物。不太常用的乙内酰脲类药物包括磷苯、甲基苯妥英和乙基苯妥英。

药物动力学

乙内酰脲类药物的药物动力学各不相同。苯妥英在口服和肌肉注射后吸收缓慢,它快速分布到身体的所有组织。苯妥英由肝脏代谢,灭活的代谢物由胆汁排泄,然后再由胃肠道吸收,但是最后从尿液中排出。

甲基苯妥英因在口服后快速吸收。据信,由肝脏代谢成为活跃的代谢物具有治疗作用并有毒性,随尿液排除。

乙基苯妥英由肝脏代谢,并随尿液排出。

磷苯妥英可用于短期肌肉注射或静脉注射。药物在全身分布。磷苯妥英由肝脏代谢,随尿液排出。

药效学

在多数情况下,这些抗惊厥剂稳定神经细胞以防止被阻断的钠传输所激活。它们似乎作用于大脑的运动原皮层,在这个部位药物可以阻止癫痫发作的扩散。磷苯妥英、甲基苯妥英、乙基苯妥英和其他抗惊厥药物的药效被认为是模拟苯妥英的药效。苯妥英也被用作抗心律不齐的药物来控制心律失常。其性能与奎尼丁和普鲁卡因胺相似。

药物治疗学

由于此类药物的有效性和其相对较低的毒性,苯妥英是医生最常为患者使用的抗惊厥药物。也是治疗部分复杂性癫痫发作(也称为精神运动性或颞叶癫痫)和强直阵挛性癫痫时选择使用的药物之一。

健康保健人士有时为患者将甲基苯妥英和乙基苯妥英一并与其他抗惊厥剂使用治疗局灶性和强直阵挛性癫痫。这类患者对其他的抗惊厥药产生抵抗和不耐受现象。

按摩的影响及其评估

由于乙内酰脲作用于中枢神经系统的运动原皮层并降低神经元细胞膜的敏感性和兴奋性,这类药物会改变局部反射技法和全身反射技法的作用。对这样的病例,可使用手工操作,如轻抚法、揉捏法、肌筋膜技法和某些摩擦的技法。按摩的效果通常和患者服用的控制癫痫发作的药物剂量有关。如果剂量小的话,按摩的效果也小。

副作用

乙内酰脲的副作用是困倦、易怒、烦躁不安和眩晕。按摩可以缓解这些症状。同样,在按摩结束时要注意让客人在离开之前完全清醒(见页边栏“乙内酰脲的不良反应”)。

乙内酰脲的不良反应

副作用

* 困倦
* 易怒
* 烦躁不安
* 眩晕
* 头痛

不良反应

* 共济失调
* 眼球震颤
* 构音障碍
* 恶心及呕吐
* 腹部疼痛
* 厌食
* 房室传导阻滞
* 心室纤维性颤动(处于中毒状态时)
* 心动过缓、低血压和心脏停博(静脉注射时出现)
* 过敏反应

巴比妥类药和GABA受体药物

常用药名

加巴喷丁(*gabapentin*): Neurontin

甲苯巴比妥(*mephobarbital*)
苯巴比妥(鲁米那)(*Phenobarbital*):Ancalixir、Barbita(在美国已停用)、Luminal、Solfoton、phenobarbitone
去氧苯巴比妥(扑痛酮)(*primidone*):Apo-Primidone、Mysoline、PMS Primidone、Sertan
噻加宾(*tiagabine*):Gabitril

过去,长效的巴比妥类药苯巴比妥是一种最广泛使用的抗惊厥剂。由于其镇静的作用,现在已较少使用。有时,苯巴比妥也用于长期治疗癫痫症。并且,医生用于长期治疗癫痫并选择性地用于紧急治疗癫痫持续状态。甲苯巴比妥也是长效的巴比妥类药物,有时作为抗惊厥剂使用。去氧苯巴比妥(扑痛酮)的化学结构与巴比妥类药密切相关,也用于长期治疗癫痫症。

药物动力学

每一种巴比妥类药的药物动力学特性都稍有差别。苯巴比妥吸收速度慢,但是在胃肠道吸收很好。苯巴比妥由肝脏代谢,随尿液排出。约一半的甲苯巴比妥剂量由胃肠道吸收并均匀地分布于身体的组织中。甲苯比妥经肝脏广泛地代谢,并随尿液排出。

去氧苯巴比妥由胃肠道吸收,并均匀地分布于身体的组织中。由肝脏代谢,随尿液排出。也随乳汁排出。

药效学

巴比妥类药用于抗惊厥作用时的剂量低于用于催眠作用的剂量。因此,当使用巴比妥类药治疗癫痫症时,不会产生药物依赖。此类药物的作用尚不清楚,但是可能会通过减少神经的活动或增加GABA(一种抑制性神经递质)的作用来起效。

药物治疗学

巴比妥类抗惊厥药在治疗部分性癫痫、强直阵挛性癫痫和热病的癫痫发作时有效。巴比妥类药可以单独使用或与其他的抗惊厥剂一起使用。通过静脉注射的苯巴比妥也用于治疗体质性癫痫持续状态。治疗持续状态癫痫使用苯巴比妥的主要缺点是:它的起效时间延迟,而你可能需要快速的药物反应。巴比妥类抗惊厥药在无癫痫发作时用于治疗无效。甲苯巴比妥的效果比起苯巴比妥没有优势,在患者对苯巴比妥的不良反应不能耐受时使用。去氧苯巴比妥主要与其他类型的抗惊厥剂一起使用。

按摩的影响及其评估

尽管巴比妥类药的作用尚不清楚,我们认为它可以起到中枢神经系统的抑制作用,特别是在减少到大脑运动皮层的冲动传导时有效。和乙内酰脲的作用一样,全身和局部反射技法的效果会变慢或减少。在这种病例,使用手工操作技法更有效。此外,反射性按摩可能会需要更长的时间见效。

副作用

巴比妥类药常见的副作用是困倦、眩晕、低血压和脱发。按摩师还是需要注意在按摩结束时客人的安全性。此外,如果客人脱发,禁忌头皮按摩(见页边栏“巴比妥类药的不良反应”)。

巴比妥类药的不良反应

副作用

* 困倦,嗜睡和眩晕
* 脱发

不良反应

* 眼球震颤、精神错乱和共济失调(当剂量大时)
* 喉部痉挛、呼吸抑制和低血压(当静脉注射给药时)
* 扑间酮会导致和苯巴比妥相同的中枢神经系统和胃肠道的不良反应。扑间酮还会导致急性精神病、脱发、阳痿和骨软化。
* 三种巴比妥类抗惊厥剂都会引起过敏性皮疹、其他类型的皮疹,红斑狼疮样综合征(一种炎性病变)及淋巴结增大

二胺芪类(Iminostilbenes)药物

常用药名

立痛定 (痛痉宁)(*carbamazepine*):Apo-Carbamazepine、Atretol、Epitol、Novo-Carbamaz、Tegretol、Teril
奥卡西平(*oxcarbazepine*):Trileptal

立痛定是最常用的亚氨芪类抗惊厥药物。可以有效地治疗部分的和全身的强直阵挛性癫痫和混合型的癫痫发作。

药物动力学

立痛定由胃肠道缓慢地、不规律地吸收。代谢发生在肝脏,随尿液排出。少量药物穿越胎盘,有时也随乳汁排出。

药效学

立痛定的抗惊厥效果与苯妥英相似。药物的抗惊厥作用由于其抑制癫痫活动的扩散或神经肌肉的传递能力而发生。

药物治疗学

立痛定是治疗成人和儿童全身性强直阵挛型癫痫发作及单纯和复杂的部分性癫痫发作的首选药物。在治疗三叉神经痛(其特征是引起沿三叉神经的面部疼痛)时,也可以用立痛定来缓解疼痛。

按摩的影响及其评估

其降低中枢神经系统运动神经元冲动的传导与使用乙内酰脲时相同,按摩的情况与其近似。如果反射技法的效果缓慢,使用手工操作技法对肌肉有效。此处按摩的效果也是与用药剂量相关。

副作用

亚胺芪类药的副作用是困倦、眩晕、疲劳、低血压、口干和多汗。在按摩结束时保证客人的安全应该是按摩师的重点考虑。在按摩过程中喝水也对客人增加舒适度有帮助(见页边栏“亚胺芪类药的不良反应”)。

> **亚胺芪类药的不良反应**
>
> **副作用**
> * 困倦
> * 眩晕
> * 疲劳
> * 低血压
> * 口干
> * 多汗
>
> **不良反应**
> * 共济失调
> * 癫痫加重
> * 心力衰竭
> * 眼球震颤
> * 复视
> * 恶心呕吐
> * 腹部疼痛
> * 胃炎及舌炎
> * 排尿问题
> * 阳痿
> * 血液尿素氮(BUN)水平增高
> * 再生障碍性贫血
> * 肝炎
> * 皮疹
> * 儿童Steven-Jonhson综合征

苯(并)二氮䓬类药物

常用药名

安定(*diazepam*):Apo-Diazepam、Diastat、Diazemuls、Novo-Dipam、Valium、Vivol

氯硝基安定(*clonazepam*):Klonopin、Rivotril
氯氮䓬(*clorazepate*):Tranxene、Apo-Chlorazepate、Gen-XENE、Novo-Clopate、Clorazecaps

所有上述药物都有抗惊厥的效果。只建议将氯硝基安定做长期治疗癫痫症使用。使用安定来治疗急性癫痫持续状态是有限的。医生使用氯氮䓬作为部分性癫痫发作的辅助治疗药物。

药物动力学

患者可以口服或非经肠道使用苯(并)二氮䓬类药。苯(并)二氮䓬类药物从胃肠道快速并几乎完全地吸收,但是在体内的分布比率不同。苯(并)二氮䓬类药由肝脏代谢成多种代谢物,然后随尿液排出。这些药物因子很容易地透过胎盘,并随乳汁排出。

药效学

苯(并)二氮䓬类药可以发挥抗惊厥、抗焦虑、镇静-催眠和肌肉弛缓的作用。对这类药物的作用机制知之甚少。它们作用于神经系统活动或GABA受体。

药物治疗学

每种苯(并)二氮䓬类药物都可以稍有差异的方式使用。氯硝基安定用于治疗下述几种癫痫症:失神型(癫痫小发作)、非典型失神性癫痫(Lennox-Gastaut综合征)、弛缓型和肌阵挛型。

不建议长期使用安定进行治疗,因为服用者有成瘾的可能,及需要高血清浓度来控制癫痫。静脉注射型安定用于控制癫痫持续状态。由于安定只产生少于一个小时的短期作用,患者在接受安定治疗期间应该使用长效的抗惊厥剂,如苯妥英或苯巴比妥。

苯(并)二氮䓬类药的不良反应

副作用

* 困倦
* 眩晕
* 头痛
* 震颤

不良反应

* 神经错乱
* 共济失调
* 虚弱无力
* 眼球震颤
* 晕厥
* 构音障碍
* 面无表情
* 心跳和呼吸迟缓(当服药剂量高及静脉注射安定时)
* 皮疹及出现急性过敏反应

按摩的影响及其评估

苯(并)二氮䓬类药的作用尚不清楚。据信,可以提高GABA的作用。GABA是一种神经递质,对大脑中的神经冲动传导有抑制的作用。从本质上来讲,它们似乎是中枢神经系统抑制剂。因此,使用全身和局部的反射技法会受到影响。在这种情况下,作用会缓慢呈现。建议使用手工操作技法。

副作用

副作用是眩晕和困倦,有时会出现低血压。很明确的是:对于这些副作用,要对安全性给予关注。在按摩结束时,甚至在按摩的全过程中使用刺激性的技法会帮助减轻困倦(见页边“苯(并)二氮䓬类药的不良反应”)。

其他抗惊厥剂

常用药名

醋唑磺胺(*acetazolamide*): 醋氮酰胺(Diamox)
丙戊酸钠(*divalproex*): Depakote、Epival
左乙拉西坦(*levetiracetam*): Keppra
2-丙基戊酸(*valproic acid*): 丙戊酸(Depacon)、Depakene、Myproic Acid

2-丙基戊酸的化学结构与其他的抗惊厥剂无关联。2-丙基戊酸药物的两个主要类别为2-丙基戊酸钠和divalproex。其他的类别还包括醋唑磺胺和左乙拉西坦。

药物动力学

2-丙基戊酸钠在胃中被快速地转化为2-丙基戊酸。丙戊酸钠是2-丙基戊酸前体,在胃肠道内分解成2-丙基戊酸。2-丙基戊酸吸收充分,并紧密地与蛋白质结合,由肝脏代谢。代谢物和药物的原形随尿液排出。2-丙基戊酸轻易地透过胎盘屏障并会出现在乳汁中。

药效学

我们对2-丙基戊酸的作用机制至今仍然不了解。有一种估计是它可以提高GABA的水平。乙酰唑胺和左乙拉西坦的作用也不清楚。

药物治疗学

医生将这些药物用于长期治疗失神性癫痫、肌阵挛性癫痫和强直阵挛性癫痫。2-丙基戊酸通过直肠给药,治疗使用其他抗惊厥剂不见效的癫痫持续状态。为幼儿或使用多种抗惊厥剂的患者使用2-丙基戊酸要多加注意。对于这些患者而言,2-丙基戊酸具有潜在的致命性肝脏毒性的危险。由于这个潜在的危险,治疗癫痫症时,2-丙基戊酸只能有限制地使用。

2-丙基戊酸的不良反应

副作用

* 镇静
* 眩晕
* 便秘
* 头痛
* 消化不良
* 易发生淤伤

不良反应

不常出现。但是曾出现过使用此药发生致命性肝脏毒性的情况。由于此原因,正常情况下,医生不为患者使用。多数其他的2-丙基戊酸不良反应在患者的可承受范围内,并且与使用剂量有关。包括:

* 恶心和呕吐
* 痢疾
* 共济失调
* 肌无力

按摩的影响及其评估

由于我们知道2-丙基戊酸会增加GABA并抑制运动神经元的传输,按摩时应使用手工操作技法。反射技法的起效时间较长。

副作用

此类药物与许多其他抗惊厥类药物的副作用相同。按摩时要注意安全,并在按摩结束时要使用刺激的技法。对于使用任何影响中枢神经系统药物的客人,在使用深度组织按摩技法时都要引起注意。因为按摩师对按摩深度和对深度的感知可能会有不同(见页边栏“2-丙基戊酸的不良反应”)。

快速问答题：

1. 一位15岁的少年患强直阵挛性癫痫症。医生为其使用了苯妥英。患者主诉的副作用为：当急速活动时，昏昏欲睡和眩晕。其癫痫症仍周期性发作。他的医师正在为其调整药物剂量。他的母亲希望你为他进行放松性按摩。你应该如何进行按摩？

2. 一位客人患肌阵挛性癫痫。有时她入睡困难，希望得到放松性按摩，并将其肩部的结块活动开。她的症状通过药物得到了控制。在过去5年中都没有发作。她在服用丙戊酸药物。在这种情况下，按摩的适应证是什么？

3. 一位48岁的患者一直在服用安坦治疗帕金森病。她有轻度震颤，肌肉有些强直。但是可以自理并仍然工作。她可能会出现哪些副作用？使用什么按摩技法会对她的状况有帮助？

第五章 止痛药物

用于止痛的药物分为缓和的、非处方药，如醋氨酚(扑热息痛,对乙酰氨基酚)，也有强力的全身麻醉药。

非麻醉性镇痛剂、退热剂和非类固醇性抗炎药

非麻醉性止痛剂、退热剂和非类固醇性抗炎药物(NSAID)同属于止痛药物的大类。我们将这些药物放在一起讨论，是因为除止痛外，这些药物还可以产生退热(控制发热)和抗炎的效果。在这一类药物中所包括的药物有：水杨酸盐(特别是阿司匹林属于这一类别) 使用范围很广，由对氨基酚派生的醋氨酚 (对乙酰胺基酚，扑热息痛)，NSAID，以及用于尿道止痛的盐酸苯重氮吡啶。

水杨酸盐

常用药名

乙酰水杨酸(阿司匹林)*(acetylsalicylic acid)*: Apo-ASA、aspirin、ASA、Bayer、安可春(E-cotrin)、Empirin、Novorin
三水杨酸镁胆碱*(choline magnesium trisalicylate)*:Tricosal、Trilisate
水杨酸胆碱*(choline salicylate)*:Arthropan、Teejel
二氟苯水杨酸*(diflunisal)*: Dolobid、Apo-Diflunisal、Novo-Diflunisal
水杨酸镁*(magnesium salicylate)*:Doan's、Mobidin
双水杨酯(*salsalate*):Amigesic、Argesic、Mono-Gesic
硫代水杨酸钠*(sodium thiosalicylate)*:Rexolate

水杨酸盐是最常用的止痛药。可定期使用以控制疼痛并退热及缓解炎症。这类药物通常比其他的麻醉药便宜，且无需处方即可买到。水杨酸盐类药物中最常用的是阿司匹林，仍然保持着最基础的抗炎药治疗的地位。

药物动力学

如果口服，水杨酸盐在胃中部分吸收，但是主要被小肠的上段吸收。成分纯正的阿司匹林和阿司匹林缓冲剂最容易吸收。但是，胃中的缓释性和有肠衣的水杨酸盐制剂或胃内有食物或抗酸剂会使吸收变慢。通过直肠给药的水杨酸盐其吸收速度更慢，吸收也更不稳定。水杨酸盐广泛地分布在身体组织和体液(包括乳汁)中。此外，它们可以轻易地透过胎盘。肝脏将水杨酸盐代谢成几种代谢物，代谢物及一些药物原形由肾脏

排泄。

药效学

水杨酸盐的不同作用来源于其不同的药效机制。主要是通过抑制前列腺素的合成来缓解疼痛(回忆一下,前列腺素是使神经细胞对疼痛敏感的化学介质)。此外,它们还可以在炎症期间通过抑制前列腺素的合成和释放来减轻炎症的症状。水杨酸盐可以通过刺激视丘下部来退热,引起周围血管的扩张,增加发汗。这样可以通过皮肤和汗的蒸发冷却而促使散热。同时,由于前列腺素E提高身体的温度,因此抑制前列腺素E的产生可以降低热度。

一种水杨酸盐,阿司匹林,通过干扰一种称为血栓素A_2的物质的产生来抑制血小板聚集(密集的血小板聚集在一起,形成血凝块)。血栓素A_2对血小板聚集必不可少。因此,在出现心肌梗死症状时,可以在心肌梗死时使用阿司匹林来增强血液流动。

药物治疗学

水杨酸盐主要用于缓解疼痛及退热。但是,对于缓解内脏的疼痛(器官内部或胃部肌肉的疼痛)或由于外伤引起的剧烈疼痛无效。水杨酸盐不会使正常的体温降低。它能降低的是升高的体温,同时也可以缓解头痛和肌肉痛。当使用水杨酸盐来缓解风湿热的炎症及风湿性关节炎时,其药效可达24小时。

无论是何种临床症状,使用水杨酸盐治疗的主要原则是:使用可以到达缓解作用的最低剂量,这样可以降低副作用和不良反应出现的可能性。

水杨酸盐的不良反应

副作用

* 胃部不适
* 眩晕

不良反应

* 失聪(当长期服用时)
* 腹泻、口渴、多汗、耳鸣、精神错乱、恶心、呕吐、视觉模糊及换气过度(快速呼吸速度快)
* Reye综合征(当出水痘或有流感样症状的儿童服用时会出现)

按摩的影响及其评估

此类药物的主要作用是降低前列腺素的合成。这样便降低了对疼痛的敏感性,减轻炎症,并退热。此外,使用此类药物的作用还有扩张周围血管和增加出汗。阿司匹林本身便可以降低血小板聚集,促进血液流动。

当选择按摩技法时,主要的考虑是降低对疼痛的敏感度。因此,使用任何技法都要注意按摩的深度和压力的程度。所有按摩技法,特别是轻抚法、揉捏法和摩擦法,都会使周围血管扩张。由于这本身就是此类药物的作用,因此应该注意不要使这样的作用加大而导致血压降低。对老年人和低血压客人更要特别注意。在按摩将近结束的时候,仅简单地有取舍地利用以上所提到的技法即可(提高速度以刺激交感神经系统),或使用具有刺激作用的技法就足够了,如叩抚法。

副作用

水杨酸盐唯一的副作用是涉及与周围血管扩张相关的眩晕。上面提到的作用,以及在按摩结束客人坐起来时所应给予的关照都是必要的。如果不良反应比较严重,则应向医生报告(见页边栏“水杨酸盐的不良反应”)。

醋氨酚

常用药名

醋氨酚（扑热息痛）*(acetaminophen)*:Anacin、APAP、Atasol、Panadol、paracetamol、Robigesic、Tylenol

尽管由对氨基酚派生出的此类药物包括两个：非那西汀和醋氨酚，但在美国只有醋氨酚。醋氨酚（对乙酰胺基酚，扑热息痛）是非处方药，会产生止痛和退热的作用。许多缓解疼痛及伤风和流感相关症状的药品中，都有此类药物。

药物动力学

醋氨酚在胃肠道快速而完全地吸收。直肠黏膜的吸收效果也很好。醋氨酚在体液内广泛地分布，并可轻易地透过胎盘。由肝脏代谢后，从肾脏排出，并有少量代谢物从乳汁排出。

药效学

醋氨酚可以止痛和退热。但是，与水杨酸盐不同的是，醋氨酚对炎症或血小板的功能没有影响。我们对醋氨酚的止痛作用原理不是很清楚。可能是通过抑制前列腺素合成作用于中枢神经系统，并以尚不清楚的方式作用于周围神经系统。醋氨酚通过直接作用于视丘下部的体温调节中枢来退热。

药物治疗学

醋氨酚用于退热、缓解头痛、肌肉痛及一般性疼痛。醋氨酚也是治疗儿童发热和流感样症状的药物。最近，美国关节炎协会指出醋氨酚对缓解某些类型的关节炎疼痛也有效。

按摩的影响及其评估

由于我们对这种药物在人体内的作用知之甚少，因此我们仅可以就药物怎样对按摩影响进行评估。我们总是要记住：由于药物的作用是降低对疼痛的敏感度，因此，使用任何技法时都要注意深度和压力的程度。

副作用

此药物没有影响按摩的副作用。但是，如出现某些严重不良反应，则要向医生报告（见页边栏“醋氨酚的不良反应”）。

醋氨酚的不良反应

副作用

多数患者对醋氨酚的耐受性好。和水杨酸盐不同的是，醋氨酚很少会引起对胃的刺激或出血的倾向。

不良反应

* 溶血性贫血
* 黄疸
* 肝脏损伤
* 皮疹
* 低血糖症

非类固醇性抗炎药物(NSAID)

常用药名

卡洛芬(*carprofen*):rimadyl
塞来昔布(*celecoxib*):Celebrex
双氯芬(*diclofenac*):cataflam
依托度酸(*etodolac*):lodine
依他昔布(*etoricoxib*): Arcoxia
氟比洛芬(*flurbiprofen*): 氟联苯丙酸(Ansaid)
布洛芬 (*ibuprofen*):Advil、Amersol、Excedrin IB （在美国已停用)、Motrin、Novo-Profen、Nuprin
消炎痛(*indomethacin*):Indocid、Indocin、Novo-Methacin
苯酮苯丙酸(*ketoprofen*):Actron、Apo-Keto、Orudis、Rhodis
甲灭酸(扑湿痛)(*mefenamic acid*):Ponstan、Ponstel
美洛昔康(*meloxicam*):Mobic
萘丁美酮(*nabumetone*):Relafen
甲氧萘丙酸钠(*naproxen sodium*):Aleve、Anaprox、Naprosyn、Synflex
奥沙普嗪(*oxaprozin*):Daypro
吡氧噻嗪(炎痛喜康)(*piroxicam*):Apo- Piroxicam、Feldene、Novo-Pirocam
罗非昔布(*rofecoxib*):Vioxx
苏灵大(*sulindac*):Clinoril、Novo-Sundac
甲苯酰吡咯乙酸(*tolmetin*):Tolectin
戊地昔布(*valdecoxib*):Bextra、Voltaren

正如药物的名称所提示的非类固醇性抗炎药物(NSAID)通常用于消炎，其抗炎作用与阿司匹林相当。此类药物也有止痛和退热的作用。但是，医生很少用此类药物来退热。此类药物中包括消炎痛(氯苯酰甲氧基甲基吲哚乙酸)、布洛芬(Advil)、甲灭酸(Ponstel)、塞来昔布(Celebrex)、吡罗昔康(piroxicam)，炎痛喜康(Feldene)及苏灵大(Clinoril)。

药物动力学

所有的非类固醇性抗炎药物都由胃肠道吸收。多数药物由肝脏代谢，主要由肾脏排出。

药效学

研究人员相信非固醇性抗炎药物通过抑制前列腺素合成来产生作用。例如，环氧化酶-2(Cox-2)阻滞剂是一种新的非类固醇性抗炎药物。它的作用是抑制合成前列腺素的酶Cox-2。另一类非类固醇性抗炎药物芬那酸则与前列腺素竞争受体结合部位。与阿司匹林的作用相同，产生的前列腺素减少表明对疼痛的敏感度下降，炎症症状减轻。

药物治疗学

非类固醇性抗炎药物主要用于减轻炎症的症状。这类药物也辅助用于缓解疼痛，但是医生很少将其用于退热(除儿童外。此药广泛用于儿童退热剂)。使用非类固醇性抗炎药物对下列症状的治疗效果好：关节僵硬性脊椎炎（一种炎性关节疾病。其首先影响的是脊柱）；中度 及重度的风湿性关节炎（周围关节发炎）；髋部、肩部或其他大关节部位的骨关节炎（退行性关节疾病）；伴有发炎症状的骨关节炎；急性痛风关节炎（关节处尿酸盐沉积）；及痛经（经期疼痛）。

按摩的影响及其评估

与水杨酸盐相同，非类固醇性抗炎药物主要作用于前列腺素。使用此类药物时，前列腺素降低或被干扰。因此，疼痛和炎症的症状减轻。疼痛的敏感度降低时，对按摩技法实施的深度和压力程度要引起注意。

副作用

使用这些药物时会加强或降低按摩的效果，其副作用主要是困倦及眩晕。在这种情况下，建议在按摩结束时仅使用更快速的或更具刺激性的技法。对老年客人要给予特别的注意，他们在体位变化时，神经系统的反应更慢，也因此眩晕会对他们有更多危险。出现其他的不良反应时要向医生报告（见页边栏“非甾类抗炎药物的不良反应”）。

非类固醇性抗炎药物的不良反应

副作用

* 困倦
* 眩晕
* 头痛

不良反应

* 腹部疼痛
* 出血
* 厌食
* 腹泻
* 恶心
* 溃疡
* 肝毒性
* 黄疸
* 精神错乱
* 耳鸣
* 眩晕
* 抑郁
* 膀胱感染
* 血尿
* 肾坏死

盐酸氮苯吡啶

常用药名

盐酸苯偶氮吡啶(*phenazopyridine hydrochloride*)：Azo–Dine、Phenazo、苯唑星(Phenazodine)、Pyridiate、Urodine、Pyridium

苯偶氮吡啶（吡啶姆）是一种偶氮染色剂用于商业的颜料。通常是在服药后24~48小时内，可以在尿道产生局部止痛作用。可以缓解尿道感染时出现的疼痛、烧灼感、尿急和尿频症状。口服时，35%的苯偶氮吡啶由肝脏代谢，剩余的药物以原形随尿液排出，尿色呈橙黄或红色。如果药物在体内累积，皮肤和眼睛巩膜会呈淡黄色。此时应停止服用盐酸氮苯吡啶。

盐酸氮苯吡啶的不良反应

副作用

* 尿液颜色深
* 恶心

不良反应

* 头痛
* 溶血性贫血
* 皮疹

按摩的影响及其评估

由于药物的作用局限在泌尿内生殖道，按摩对此无影响，也无需对按摩技法进行调整（见页边栏“盐酸氮苯吡啶的不良反应”）。

麻醉促效剂及拮抗剂

麻醉剂一词泛指任何鸦片植物的衍生物或任何模仿天然麻醉药的合成药物。麻醉促效剂(也称为麻醉止痛剂)包括具有相似性能的鸦片衍生物和合成的药物。用于缓解或减轻疼痛,而不会导致人失去知觉。某些麻醉促效剂也有镇咳或止泻作用。

麻醉拮抗药不是止痛类药物。此类药物可抑制麻醉促效剂的作用,用于逆转不良药物反应,如药物引起的呼吸及中枢神经系统抑制。遗憾的是,止痛作用被逆转后,疼痛会再次出现。

某些称为混合型麻醉促效-拮抗药物的麻醉止痛剂同时有促效和拮抗的性能。其促效成分可以缓解疼痛,其拮抗成分降低药物中毒的危险和药物依赖。混合型麻醉促效-拮抗药物可降低呼吸抑制和药物滥用的危险。

麻醉促效剂

常用药名

可待因(*codeine*):Paveral

芬太尼柠檬酸盐(*fentanyl citrate*):Duragesic、Sublimaze

盐酸二氢吗啡酮(*hydromorphone hydrochloride*):Dilaudid、Hydromorph Contin

酒石酸羟甲左吗南(*levorphanol tartrate*):Levo-Dromoran

盐酸哌替啶(度冷丁)(*meperidine*):Demerol

盐酸美沙酮(*methadone hydrochloride*):Dolophine、Methadose

硫酸吗啡 (*morphine sulfate*)(包括持续释放型片剂和加强型口服制剂):*Morphitec*、*MS Contin*、*Roxanol*

硫酸吗啡是衡量其他止痛药物有效性和不良反应的参照标准。

药物动力学

麻醉促效剂可以通过各种途径给药。但是通常不会通过吸入方式给药。口服时,药物很轻易地被胃肠道吸收。采用静脉注射给药时,起效速度最快(几乎立即起效),确实使疼痛减轻。皮下和肌肉注射时,吸收被延迟,特别是有循环障碍时更是如此。

麻醉促效剂在体内各组织广泛分布,由肝脏全面代谢。代谢物由肾脏排出。少量药物通过胆汁随粪便排出。

药效学

麻醉促效剂通过结合到周围神经和中枢神经系统的鸦片受体来缓解疼痛。当药物刺激鸦片受体时,它们会模仿内啡肽的作用(内啡肽是生来就存在的鸦片剂,是人体疼痛缓解功能的一个组成部分)。这种与受体位置的结合可以产生麻醉和止咳效果,但是同时也带来如呼吸抑制和便秘的不良反应(图5-1)。

麻醉促效剂,特别是吗啡,对胃肠道和泌尿生殖道(生育和泌尿系统的器官)的平滑肌有影响。这样会导致膀胱和输尿管挛缩,肠蠕动变慢(将食物送入消化道的有节奏

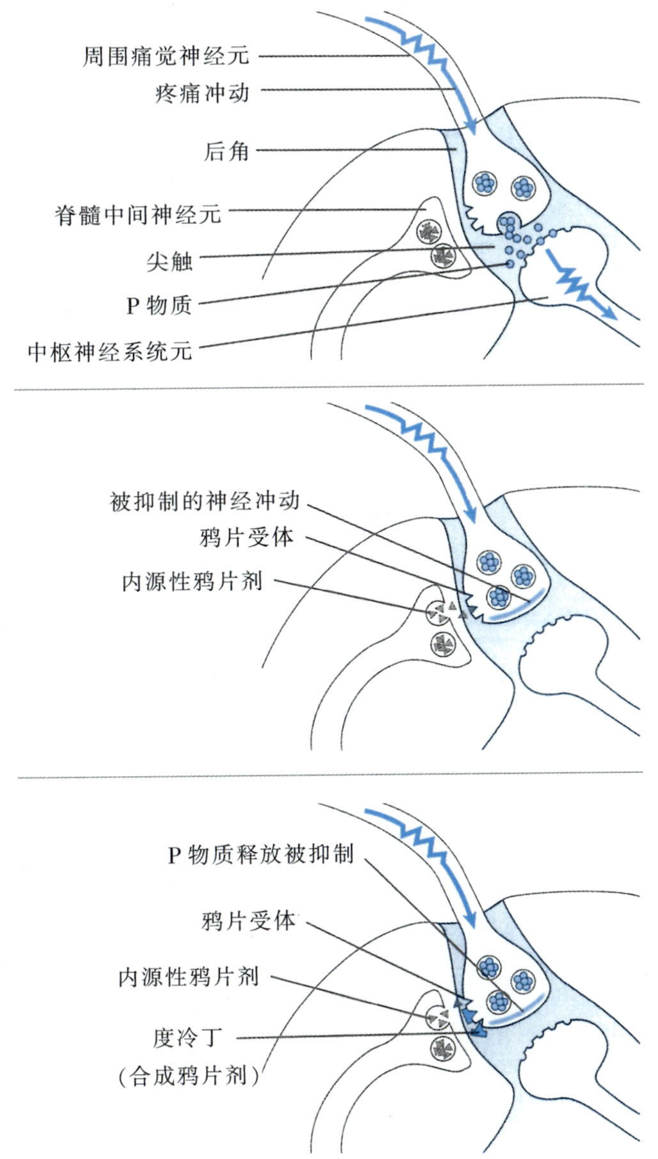

图5-1 麻醉促效剂的止痛原理

麻醉促效剂,如度冷丁(哌替啶),通过模仿人体天生的止痛机制来阻断痛觉的传输。在脊髓的后角,周围痛觉神经元与中枢神经系统神经元相遇。在尖触部位,痛觉神经元释放痛觉神经递质(P物质)。P物质帮助将痛觉冲动传输到中枢神经系统神经元部位。神经元再将痛觉冲动传输到大脑。推测,来自中枢神经系统下行的神经元通过释放内源性鸦片剂刺激脊髓中间神经元作出反应。这些鸦片剂与周围痛觉神经元结合来抑制P物质的释放并阻止痛觉冲动的传输。合成鸦片制剂靠与自由鸦片剂受体的结合补充抑制疼痛的作用,从而抑制P物质的释放。鸦片剂也可以改变人对痛觉的意识。但是这个机制是如何起作用的,我们尚不了解。

的收缩)。

这些药物也会导致血管扩张,特别是面部、头部和颈部血管。此外,它们也会抑制大脑中的咳嗽中枢,产生止咳的效果,并引起支气管的肌肉收缩。任何药物产生的影响一旦过度,就会出现不良反应。例如,如果血管过度扩张,会出现低血压。

药物治疗学

医生使用麻醉促效剂缓解急性和慢性的剧烈疼痛及临终疾病症状。也可以在对患者进行麻醉前,用于缓解患者的焦虑心情。医生有时也将其用于控制腹泻及止咳。

吗啡也用于缓解肺水肿(肺内体液增多)和左心衰竭(心脏无能力泵血以满足身体的需要)时出现的气短症状。

按摩的影响及其评估

此类药物的主要作用是与鸦片受体的结合及降低对刺激的反应，特别是对疼痛的反应。由于与这些受体的结合可以降低所有的反应,使用任何按摩技法时都要注意深度和力度。此外,对躯体反射弧的反应也会降低。因此,会降低如按压、摩擦和拉伸及运动的技法的效果。由于这些药物也可以起到人体内自身的内啡肽的作用,由一般性按摩所产生的放松和愉悦这样的正常反应也会极大地加强。为使客人的身体达到良好的平衡,按摩师应该对全身反射性技法,如轻抚法、揉捏法进行调整，使用时加快节奏。同时建议在按摩结束前使用叩抚法和快节奏的延展性摩擦法。如果是非经肠途径给药，无论是肌肉还是皮下注射都应避免在注射的部位按摩,以防止增加吸收的比率。通常,皮下注射时,需要较长的时间吸收(长达4小时)。肌肉注射时,需1~2小时才吸收,与药物起效的时间和高峰药效的时间有关。

副作用

这些药效大的药物,其副作用也多种多样。主要的副作用来自于对中枢神经系统的影响。最常见的副作用是由于血管扩张引起的困倦、低血压及欣快症。前面介绍过的对按摩技法的调整可防止按摩使副作用加重。其他的副作用为胃肠道蠕动减慢,导致便秘。在这种情况下,按摩时揉捏腹部(沿结肠蠕动的方向)会很有帮助。如果出现的副作用很严重或出现不良反应,要向医生报告,并停止按摩(见页边栏“麻醉促效剂的不良反应”)。

麻醉促效剂的不良反应

副作用

* 直立性低血压
* 面部发红
* 瞳孔收缩
* 眩晕
* 便秘
* 困倦

不良反应

* 呼吸减少
* 哮喘
* 震颤
* 心悸
* 精神错乱
* 欣快症
* 尿潴留

混合型麻醉疼痛缓解剂

麻醉促效剂和混合型麻醉促效-拮抗剂经常与其他疼痛缓解剂混合使用。常混合使用的药物有:醋氨酚、阿司匹林和非类固醇性抗炎药物。当混合使用时,要注意两种药的作用和副作用。可参阅第一章的“药物评估程序”部分,以了解药物对按摩效果的影响(见页边栏“止痛药物的混合使用方法”)

混合型麻醉促效–拮抗剂

常用药名

盐酸丁丙诺啡(***buprenorphine hydrochloride***): Buprenex、Temgesic
含钠络酮的丁丙诺啡(***buprenorphine with naloxone***): suboxone
酒石酸丁啡喃(***butorphanol tartrate***): Stadol

氢可酮(*hydrocodone*): (仅与其他药物混合使用;与吗啡相关)
盐酸纳布啡(*nalbuphine hydrochloride*): Nubain
盐酸羟考酮(*oxycodone hydrochloride*):OxyContin、Roxicodone、Supeudol
盐酸镇痛新(*pentazocine hydrochloride*): Fortral、Talwin
盐酸丙氯吩(*propoxyphene hydrochloride*): Darvon、Novo-Propoxyn

混合型麻醉促效-拮抗剂在降低毒性反应和药物依赖的同时,有缓解疼痛的作用。

原本,混合型麻醉促效-拮抗剂似乎比起纯正的麻醉促效剂其弊病的可能性小。但是,曾有关于服用环丁甲二羟吗喃和镇痛新上瘾的报道。

药物动力学

混合型麻醉促效-拮抗剂由非经肠道的部位快速吸收。这些药物分布到身体大部分组织,并可以透过胎盘。由肝脏代谢,主要由肾脏排出。但是有百分之十几的丁啡喃和少量的氨甲苯环葵醇和镇痛新随粪便排出。

药效学

混合型麻醉促效-拮抗剂的确切药效机制尚不清楚。叔丁啡与中枢神经系统的受体结合,同时通过未知的机制改变对疼痛的感觉和情绪反应。似乎药物从结合的部位缓慢释放,其药效持续时间比此类药物中的其他药要长。

丁啡喃作用的部位可能是边缘系统(大脑中参与情感功能的部位)的鸦片受体。与镇痛新一样,丁啡喃也作用于肺循环,增加肺部血管的阻力(右心室泵血时必需对抗肺部血管的阻力)。这两种药都会使血压升高并增加心脏的负荷。

按摩的影响及其评估

这些药物直接作用于中枢神经系统受体以降低对疼痛的感觉。使用任何按摩技法时都要对深度和力度进行调整。此外,按摩师意识到:对于某些按摩方法如按压法、揉捏法、摩擦法和拉伸及推动法,躯体反射性反应会被减慢。与麻醉促效剂相同,要避免按摩注射部位,以避免增加药物的吸收比率(根据药物的起效时间和药效高峰时间而有所不同,通常为1~2个小时)。

副作用

此类药物的副作用包括眩晕、欣快及镇静。由于所作用的部位为中枢神经系统,这些副作用会很显著。服用这些药物的患者,按摩所带来的放松效果会极大地提高。在整个按摩过程中有必要使用快速的刺激性技法。叩抚法和快速的、时间延长的摩擦法也有帮助。

这些药物也经常在分娩期间或在侵入性治疗前使用。对这些病例,所期望的是镇静的效果。因此,不应该使用刺激性的按摩手法。要使用柔和的轻抚法和揉捏法。如出现严重的不良反应,应向医生报告(见页边栏"混合型麻醉促效-拮抗剂的不良反应")。

止痛药物的混合使用方法

* 醋氨酚和可待因、羟苯基乙酰胺#1、羟苯基乙酰胺#2、羟苯基乙酰胺#3、羟苯基乙酰胺#4
* 盐酸丙氧芬和醋氨酚
* 盐酸丙氧芬、醋氨酚和咖啡因:达尔丰化合物
* 羟二氢可待因酮和阿司匹林
* 羟二氢可待因酮和醋氨酚
* 二氢可待因酮和醋氨酚

混合型麻醉促效-拮抗剂的不良反应

副作用

* 轻度头发沉
* 镇静
* 欣快

不良反应

* 恶心
* 呕吐
* 精神错乱
* 戒断的症状

有滥用麻醉药病史的患者不应该使用混合型麻醉促效-拮抗剂,因为会出现戒断的症状。

麻醉拮抗剂不良反应

副作用

* 心悸
* 焦虑
* 失眠
* 眩晕
* 气短
* 头痛

不良反应

* 高血压
* 心动过速
* 过度换气
* 震颤
* 水肿
* 定向力障碍
* 恶心
* 呕吐
* 尿频
* 腹泻
* 厌食
* 肝毒性
* 黄疸

药物治疗学

医生将混合型麻醉促效-拮抗剂主要用于缓解中度和重度的疼痛。也在实施外科手术前使用,以减轻患者的焦虑和疼痛。还在分娩时做麻醉剂使用。医生有时也将混合型麻醉促效-拮抗剂当作麻醉促效剂使用,因为其药物依赖性小。混合型麻醉促效-拮抗剂很少会导致呼吸抑制,但是会产生不良反应。有滥用麻醉药病史的患者不能使用混合型麻醉促效-拮抗剂,因为会导致戒断症状的出现。

麻醉拮抗剂

常用药名

纳美芬(*nalmefene*): Revex
盐酸纳洛酮(*naloxone hydrochlorid*): Narcan
盐酸纳曲酮(*naltrexone hydrochlorid*): Depade、ReVia

麻醉拮抗剂附着于鸦片受体位置,但是不会对此受体产生刺激。麻醉拮抗剂比麻醉剂对鸦片受体有更大的吸引力。因此,它可以阻止麻醉药物、脑啡呔和内啡肽产生作用。

药物动力学

纳洛酮和纳美芬通过肌肉注射、皮下注射或静脉注射给药。纳洛酮通过口服片剂或液体形式给药。这些药物由肝脏代谢,从肾脏排出。

药效学

麻醉拮抗剂通过占据鸦片受体,取代附着在这个部位的任何麻醉药物及阻止更多

按摩的影响及其评估

由于这些药物用于使用麻醉药剂量过大,且通过开放和释放鸦片受体来逆转麻醉药的作用,会产生强烈的副作用,仅可在有经验的医生在场的情况下给患者使用。在这种情况下实施按摩时,要有医生在场给予严密的指导,且按摩的目的是通过刺激来辅助药物的作用。可以使用快速的轻抚法和摩擦法。医生的建议是在患者的危象结束前不要进行按摩。

副作用

使用这种药物作为药物康复治疗的客人会经受很多的副作用。头痛、神经紧张、失眠、焦虑和高血压仅为其中几种。为这样的客人按摩时,要有医生在场进行严格的指导。最好使用舒缓神经系统的技法,滚动法和轻柔的、有节奏的轻抚法使用全身的反射功能使身体进入更镇定的状态。由于客人对疼痛会过度敏感,不能使用深部组织按摩。严重的反应应该立即向医生报告,按摩应该停止(见页边栏“麻醉拮抗剂的不良反应”)。

的麻醉药与受体的结合来抑制麻醉药的作用。这个过程被称作竞争性抑制。

药物治疗学

纳洛酮和纳美芬是对麻醉药过量时选用的药物。这两种药物可以逆转呼吸抑制和镇静状态,并在使用后数秒内便可帮助稳定患者的生命特征。由于纳洛酮也可以逆转麻醉药的麻醉效果,使用麻醉剂来缓解疼痛的患者会抱怨痛感仍存在,甚至出现戒断症状。

纳洛酮应配合心理治疗或心理咨询来治疗药物滥用的症状。但是,此药仅给予经过了脱毒程序来清除体内所有麻醉药的患者使用。这是因为:体内尚有麻醉药残留的患者,如果他使用环丙甲羟二羟吗啡酮,会出现急性的戒断症状。

麻醉药物

麻醉药物分为3类:全身麻醉药、局部麻醉药和表面麻醉药。全身麻醉药又进一步分为两种:吸入型和注射型。

吸入型和注射型麻醉药

通过注射或吸入给药的全身麻醉药仅在手术室或手术过程中使用。在此期间禁忌按摩。

按摩的影响及其评估

在手术结束后,麻醉药需要经过很长的时间由肝脏和肾脏代谢并排出体外。在医生的准许后,可使用轻柔的轻抚法帮助清除残存药物(轻抚法对全身有增加循环的作用)。但是,按摩时要非常谨慎。使用轻抚法的力度和按摩的时间都要受到限制,从而使体液不要流动太快并使肝脏和肾脏被压快。如果要通过按摩缓解疼痛,则使用全身反射技法,如在肌肉、肌腱和韧带附着处使用摩擦法,以增加内啡肽的产生。

注射用麻醉药是全身麻醉药之一, 通常在需要短期麻醉时使用, 如门诊手术。这些药物也用于促使麻醉药快速起效或作为吸入型麻醉药的补充。在此期间,禁忌按摩。

局部麻醉药

常用药名

胺基化合物(*amides*):布比卡因(bupivacaine)、罗哌卡因(ropivacaine)、依替卡因(etidocaine)、利多卡因(lidocaine)、马比佛卡因(mepivacaine)、丙胺卡因(prilocaine)

酯(*esters*):氯普鲁卡因(chloroprocaine)、普鲁卡因(procaine)、丁卡因(tetracaine)

使用局部麻醉药是为防止或缓解身体特定部位的疼痛。此外,这些药物也为老年患者或虚弱的患者做全身麻醉药的替代品使用。局部麻醉药是“酰胺类”药物(其分子链中有氮元素)和“酯类”药物(其分子链中有氧元素)。这些都是“卡因”类药物。最常见的是利多卡因。

药物动力学

局部麻醉药的吸收途径多种多样,但是在体内广泛分布。胺基类和酯类药物有多种代谢方式,但是两类药物的代谢物都随尿液排出。

药效学

局部麻醉药阻断各种神经接触部位的神经冲动。药物积聚并导致神经细胞膜的膨胀。随着细胞膜的膨胀,细胞失去去极化的能力。去极化是神经冲动传输所必需的。

药物治疗学

局部麻醉药用于防止和缓解药物治疗过程中、患病期间或受伤期间的疼痛。局部麻醉药用于缓解表面麻醉药或止痛药无效的严重疼痛。为老年患者、虚弱患者或疾病影响呼吸系统的患者(如慢性阻塞性肺部疾病及重症肌无力)进行手术时,医生通常更倾向于使用局部麻醉药,而不是全身麻醉药。对于某些手术,局部麻醉药结合另一种药物一起使用,如帮助收缩血管的肾上腺素。血管收缩药物帮助控制局部出血并减少麻醉药的吸收。吸收的减少会延长麻醉药在局部的作用并限制其在体内的分布以及对中枢神经系统的影响。

按摩的影响及其评估

手术过程中使用局部麻醉药禁忌按摩。对于某些慢性疼痛病例,麻醉药在局部注射到神经以阻断对疼痛的感觉。按摩师需要了解:所有对局部的感觉都被阻断,不仅只是痛觉。在这样的部位,不能进行深度按摩。轻柔的局部手工操作按摩是最适合的,如轻抚法。

表面麻醉药

常用药名

苯坐卡因和间苯二酚*(benzocaine)*:Vagicaine、Vagisil
辣椒辣素*(capsaicin)*:Capsin、Zostrix
盐酸利多卡因*(lidocaine hydrochloride)*:赛罗卡因(xylocaine)
盐酸普鲁卡因*(procaine hydrochloride)*:Novocaine

生物冷冻剂、矿物冰、虎香膏、冰热及其他相似的表面麻醉药是一系列混合型产品。这些产品的共同特点是利用其热量特性暂时地压倒周围的感受器并降低对这些部位的感觉。其功能不如其他的表面麻醉药那么强烈,但是却可以非常有效。

表面麻醉药直接涂抹在皮肤上或黏膜上。所有表面麻醉药都用于防止或缓解较轻的疼痛。某些可注射的局部麻醉药,如利多卡因和丁卡因,在皮肤表面给药也非常有效。此外,某些表面麻醉药也可结合在其他产品中。

药物动力学

表面麻醉药仅有少量引起全身吸收,应用于黏膜的可卡因除外。但是,如果患者频繁使用或大剂量用于眼部,或应用于大面积烧伤或损伤的皮肤表面,也会出现全身性吸收。丁卡因和其他的酯类麻醉药主要由血液代谢,肝脏代谢量很少。地布卡因(dibucaine)、利多卡因和其他的酰胺化合物主要由肝脏代谢。两种表面麻醉药都随尿液排出。

药效学

苯坐卡因、布比卡因(对氨苯酸二丁氨丙酯)、对氨苯酸丁酯、可卡因、达克罗宁和丙吗卡因通过抑制神经冲动的传输产生表面麻醉作用。药物在神经细胞膜积聚,导致细胞膜膨胀并失去去极化能力。因此,冲动传输被阻断。地布卡因、利多卡因和丁卡因也会透过神经细胞膜阻断冲动传输。

芳香族化合物,如苯甲醇和丁香油似乎可以刺激神经末端。这个刺激导致干扰疼痛感觉的对抗刺激作用。

氯乙烷使组织表面冷冻,刺激冷感觉受体并阻断被冷冻部位的神经末端。由于冷冻,薄荷醇选择性地刺激冷感觉的神经末端,则引起冷感觉和某些局部的疼痛缓解。

药物治疗学

表面麻醉药用于缓解和防止疼痛,特别是轻度的烧伤疼痛;可缓解瘙痒和刺激;在注射前,对某部位进行麻醉;在插管前,如插导尿管,使黏膜表面麻木;当使用喷雾或溶液形态的药物时可减轻咽喉疼痛或口腔疼痛。

按摩的影响及其评估

对使用表面麻醉药的给药部位要给予特别的注意。很显然,某些按摩的作用是将药物涂抹于某局部表面部位。但是,对某部位过长时间的按摩会增加药物的吸收比率,这种情况必须避免。表面麻醉药的麻木作用没有局部麻醉药局部注入那么强烈。同样的问题的确会存在,给药部位的所有感觉都会被改变,要避免在这个部位的深部组织按摩。许多按摩师遇到的是非处方类表面麻醉药(如生物冷冻剂)。在这种情况下,要对上述情况引起重视。在按摩时使用冰块也有同样的效果。

快速问答题:

1.一位客人使用布洛芬(800mg,每天服用3次),用于治疗系统性红斑狼疮引起的疼痛。她的颈部和肩部很僵硬,希望能减轻疼痛,并增加活动能力。她所服用的药物和她的病情对按摩有何影响?

2.来了一位有腰扭伤的客人。他在服用羟苯基乙酰胺#3,每4小时服用一次。他的腰部肌肉很僵硬。他还主述他后背的上部和颈部也发紧。他希望使肌肉“放松”,要求按摩师对整个后背和颈部做深部按摩。那么你应该作出什么反应?

第六章　心血管病药物

心脏、动脉、静脉和淋巴组成心血管系统。这些组成部分将支持生命所需的氧和营养运送至细胞，清除代谢废物，并将激素从身体的一个部位带到另一个部位。正因为心血管系统具有如此重要的功能，所以心脏或血管出现的任何问题都会严重的影响一个人的身体健康。

用于改善心血管功能的药物包括洋地黄苷和磷酸二酯酶(PDE)抑制剂、抗心律失常药物、抗心绞痛药物、降血压药物、利尿药物和降血脂药物。

洋地黄苷和磷酸二酯酶抑制剂

洋地黄苷和磷酸二酯酶抑制剂可增加心脏收缩力。由于增加心肌收缩力是一个积极的影响，因此这些药物也称为心肌收缩力(即影响肌肉收缩力或能量)的增强剂。洋地黄苷还可以减慢心率(也称为不利的变时性作用)并降低通过房室(AV)结的电冲动传导(也称为影响传导的不利作用)。

洋地黄苷

常用药名

洋地黄(*digitals*)：digitek，地高辛(digoxin)，Lanoxicap，拉诺辛(Lanoxin)

洋地黄苷是由洋地黄衍生的一组药物。洋地黄天然生长于毛地黄植物和某些蟾蜍中。最常用的洋地黄苷是地高辛。另一种洋地黄苷是洋地黄毒苷，在美国已停用。

药物动力学

地高辛的肠内吸收方式多种多样，胶囊的吸收效果最好，其次是酏剂，然后是片剂。地高辛在体内广泛分布，在多数患者中由肝脏和肠通过细菌代谢。其效果各异，对部分人效果良好。药物的大部分毫无变化地由肾脏排出。

药效学

由于地高辛可以增强心室的收缩，因此用于治疗心力衰竭。其起效的原理是通过促进细胞膜处的细胞内钙生长，使心肌的收缩更有力。地高辛也会加速钙向心肌细胞的流动，并刺激肾上腺素能神经末端去甲肾上腺素的释放或抑制其再吸收。地高辛作用于中枢神经(CNS)以减慢心率，因此也可用于治疗室上性心律失常(源于心脏传导系统分支上部的不正常心律),如房颤和心房扑动。地高辛还可延长不应期(传导系统的细胞不能传导冲动的时段)。

洋地黄苷的不良反应

副作用

* 疲劳
* 肌无力
* 头晕
* 低血压

不良反应

* 激越
* 幻觉
* 心律失常
* 心力衰竭
* 看到周围物体有黄绿色晕轮
* 视力模糊
* 恐光
* 复视

由于洋地黄苷的治疗指数很窄(剂量安全范围窄),因此有可能导致洋地黄中毒。为防止此情况出现,医生为患者使用的剂量应参照患者血清中洋地黄浓度而定。

药物治疗学

除治疗心力衰竭和室上性心律失常外,地高辛也用于治疗突发性房性心动过速(一种以短暂性心动过速和短暂性窦性心律交替出现为特征的心律失常)。

按摩的影响及其评估

按摩不会加快药物的吸收速度。主要作用于心肌,并辅助作用于中枢神经系统,但对此作用的原理知之甚少。按摩在增加心肌收缩力和搏动能力的同时,使心率减慢。所以按摩动作均不受这一作用的直接影响,并且都是有效的。按摩动作的选择根据患者的情况和需求而定。

副作用

有几种副作用可能与按摩师有关,如头晕和低血压的发生。当患者从按摩床下来时,按摩师必须特别注意。刺激性的按摩动作会有帮助。但是,因轻抚法会推动周身血压和体液,如果患者有严重的心力衰竭症状,则禁止使用较快速的轻抚法(见页边栏“洋地黄苷的不良反应”)。

PDE抑制剂

常用药名

氨力农(*inamrinone lactate*):Primacor
米力农(*milvinone*):Primacor

PDE抑制剂专门用于心力衰竭的短期治疗,或等待心脏移植手术患者的长期使用。目前美国有两种被允许使用的PDE抑制剂:氨力农(inamrinone lactate)和米力农(Primacor)。

药物动力学

氨力农(inamrinone)通过静脉注射给药,在体内快速分布,由肝脏代谢,肾脏排出。米力农(milrinone)通过静脉给药,在体内快速分布,并主要以药物原形态由肾脏排出。

药效学

PDE抑制剂通过加强心肌收缩来促进心脏的输出。这些药物可以帮助钙流动到心脏细胞或提高肌质网中钙的存储。PDE抑制剂通过直接放松血管平滑肌,也可以降低周围血管的阻力(后负荷)和回流至心脏的血量(前负荷)。

药物治疗学

当使用洋地黄苷、利尿剂或血管舒张剂治疗心力衰竭无效时,可使用氨力农和米力农,需要注意的是使用此类药时间过长会增加并发症和死亡的危险。

按摩的影响及其评估

这些药物用于严重心力衰竭的短期治疗。在这样的情况下,按摩为禁忌。如果实施按摩,药物的作用对按摩的效果无影响。按摩动作的选择因人而异。

抗心律失常药物

抗心律失常药物用于治疗心律失常和正常心律出现的紊乱。但是,许多抗心律失常药物反而会加重或导致拟用这些药物治疗的心律失常。因此要权衡抗心律失常药物治疗的利与弊。抗心律失常药物分为四类:Ⅰ型(又分为ⅠA型、ⅠB型和ⅠC型)Ⅱ型、Ⅲ型和Ⅳ型。

Ⅰ型抗心律失常药物由钠通道阻滞剂组成,是抗心律失常药物中最大的一类。Ⅰ型抗心律失常药物通常又分为ⅠA型、ⅠB型和ⅠC型。一种称为腺苷的药物,不属于任何一种类型。

抗心律失常药物的作用机制差异很大。有几种药物所表现的特性也见于其他类药物。

ⅠA型抗心律失常药物

常用药名

磷酸双异丙吡胺(*disopyramide phosphate*):诺配斯(Norpace),Rythmodan

盐酸普鲁卡因酰胺(*procainamide hydrochloride*):Procainamide Durules,盐酸普努卡因(Procan),促细胞素(Promine),普努萘斯地尔(Pronestyl)

葡萄糖奎尼丁(*Quinidine gluconate*):Dura-Tabs,Quinalan,Quinate

奎尼丁聚半乳糖醛酸盐(*Quinidine polygalacturonate*):卡丁奎(Cardioquin)

硫酸盐奎尼丁:Apo-Quinidine,Cin-Quin,Novoquinidin,奎尼丁葡萄糖(Quinaglute),奎尼丁待克斯(Quinidex)

上述ⅠA型抗心律失常药物用于治疗多种房性和室性心律失常。

药物动力学

ⅠA型抗心律失常药口服给予时能够快速吸收和代谢。由于此类药物起效很快,因此已研发出控释剂型以维持疗效。这些药物在体内广泛分布。但是奎尼丁是唯一一种可以越过脑血屏障的药。所有ⅠA型的抗心律失常药都在肝脏代谢,并毫无变化地由肾脏排出。酸尿会增加奎尼丁的排出量。

药效学

ⅠA型抗心律失常药通过改变心肌细胞膜和干预起搏器细胞对自体神经系统的控制来治疗心律失常。这些制剂也抑制窦房结(SA)和房室结的副交感神经刺激。由于副交感神经的刺激可减慢心率,因此抑制副交感神经系统的药物会加快房室结的传导速度。当出现快速的心房活动时(有房颤的患者会出现这样的情况),传导速度的加快可导致心室心率加快的危险性。相反,心室心率的加快可抵消抗心律失常药物的疗效,使房性心律回归正常节律。

Ⅰ A型抗心律失常药物的不良反应

副作用

* 头晕
* 头痛
* 唾液增多

不良反应

* 意识模糊
* 心动过速
* 心律失常
* 心力衰竭
* 恶心/呕吐
* 血液变化
* 肝中毒
* 急性哮喘
* 心传导阻滞

药物治疗学

医生将Ⅰ A型抗心律失常药物用于以下各种心律失常:室性早搏、室性心动过速、房颤、心房扑动和阵发性房性心动过速。

按摩的影响及其评估

此类药物口服给予后,其吸收不受按摩影响。药物的起效对心肌细胞和心脏电传导系统具有特异性。不同的按摩动作对药物疗效的影响微乎其微,或者毫无影响。

副作用

这类药物的副作用是头晕。在患者变换体位时,要注意患者的安全。出现其他不良反应时,应停止按摩,并咨询医生(见页边栏"Ⅰ A型抗心律失常药物的不良反应")。

Ⅰ B型抗心律失常药物

常用药名

盐酸利多卡因(*lidocaine hydrochloride*):LidoPen,普鲁卡因(Xylocaine),Xylocard
盐酸慢心律(*mexiletine hydrochloride*):麦可西替(Mexitil)
盐酸室安卡因(*tocainide hydrochloride*):托纳卡得(Tonocard)

盐酸利多卡因属于Ⅰ B型抗心律失常药物,是治疗急性室性心律失常的最广泛用药之一。其他的Ⅰ B型抗心律失常药物还包括盐酸慢心律和盐酸室安卡因。

药物动力学

除利多卡因通过静脉注射给药外,所有其他的Ⅰ B型抗心律失常药物经口服给予后在胃肠道吸收良好。

利多卡因在体内和脑内广泛分布。利多卡因和慢心律与血浆蛋白质适度结合(记住:只有药物的未结合部分会产生药物作用)。室安卡因大多不与血浆蛋白质结合。

Ⅰ B型抗心律失常药物由肝脏代谢,随尿液排出。慢心律也随乳汁排出。

药物治疗学

在心脏去极化和复极化的循环中,Ⅰ B型抗心律失常药物通过在去极化阶段阻滞钠离子的快速流入而产生作用,使得心脏难以控制的时间段缩短,从而降低心律失常的危险。

由于Ⅰ B型抗心律失常药物特别影响浦肯野(Purkinje)纤维(心脏传导系统的纤维)和心室的心肌细胞,因此,仅用于治疗室性心律失常。

药物治疗学

ⅠB 型抗心律失常药物用于治疗心室异位搏动、室性心动过速和室性纤颤。由于抗心律失常也通常不会产生不良反应，可作为治疗急性病症的选择。

按摩的影响及其评估

ⅠB型抗心律失常药物可用于治疗威胁生命的室性心律失常。对于此类情况，任何刺激神经系统或心血管系统的做法（包括按摩）都是禁忌的。对于这些患者，应根据病情，先征得医生的许可再实施按摩（见页边栏“ⅠB型抗心律失常药物的不良反应”）。

ⅠB型抗心律失常药物的不良反应

副作用

* 困倦
* 头晕
* 低血压

不良反应

* 心动过缓
* 感觉异常
* 感觉障碍
* 癫痫
* 呼吸抑制
* 心脏阻滞
* 意识模糊
* 共济失调

ⅠC类抗心律失常药物

常用药名

氟卡胺乙酸盐（*flecainide acetate*）：泰布考（Tambocor）
莫雷西嗪（*moricizine*）：乙吗噻嗪（Ethmozine）
盐酸普罗帕酮（*propafenone hydrochloride*）：雷斯莫尔（Rythmol）

ⅠC类抗心律失常药物用于治疗某些严重性、难治性（抵抗性）室性心律失常。这类药物包括氟卡胺乙酸盐、莫雷西嗪和盐酸普罗帕酮。

药物动力学

ⅠC类抗心律失常药物经口服给予后吸收良好，分布情况各异，可能由肝脏代谢。IC类抗心律失常药物主要由肾脏排出，只有盐酸普罗帕酮主要随粪便排出。

药效学

ⅠC类抗心律失常药物的作用主要是减慢心脏传导系统的传导速度。莫雷西嗪有降低钠离子快速流入的潜在作用，抑制去极化率并在不应期产生疗效。

药物治疗学

与ⅠB类抗心律失常药物一样，ⅠC类抗心律失常药物也用于治疗威胁生命的室性和室上性心律失常（源自心脏传导房室束支上面的不正常心律）。氟卡胺乙酸盐也用于预防器质性心脏疾病患者的阵发性室上性心动过速（PSVT）。莫雷西嗪用于治疗威胁生命的室性心律失常，如持续性室性心动过速。

按摩的影响及其评估

与其他Ⅰ类抗心律失常药物一样，这些药物是治疗心脏传导系统疾病的特效药，不会改变按摩效果。按摩动作的选择要根据患者的病情而定。有严重心脏病的患者在接受按摩前要征得医生的同意（见页边栏“ⅠC类抗心律失常药物的不良反应”）。

ⅠC类抗心律失常药物的不良反应

副作用

* 焦虑
* 困倦
* 头晕
* 疲劳
* 失眠
* 无力
* 震颤
* 口干
* 便秘

不良反应

* 心房纤维性颤动
* 心传导阻滞
* 心绞痛
* 水肿
* 室性心动过速
* 呼吸困难
* 支气管痉挛
* 心脏停搏

Ⅱ型抗心律失常药物

常用药名

醋丁酰心安(*acebutolol*):Monitan,塞克特罗尔(Sectral)
艾司洛尔(*Esmolol*):普莱威布罗克(Brevibloc)
心得安(*propranolol*):Apo-Propranolol,Detensol,英得瑞(Inderal),Novopranol

Ⅱ型抗心律失常药物由β肾上腺素能拮抗剂或β阻滞剂组成。用作抗心律失常药物的β阻滞剂包括醋丁酰心安、盐酸艾司洛尔和盐酸心得安。

药物动力学

醋丁酰心安和心得安经口服给予后,几乎全部由胃肠道吸收。艾司洛尔只能通过静脉注射给药,而后立即在体内分布。醋丁酰心安和心得安在首次服用后效果显著,仅余下一小部分药物进入循环系统并分布全身。大约35%的醋丁酰心安随尿液排出,55%随粪便排出。大部分艾司洛尔代谢成为非活性代谢物,随尿液排出。心得安的代谢物也随尿液排出。

药效学

Ⅱ型抗心律失常药物对心脏传导系统的β肾上腺素能受体起阻滞作用。其结果是将窦房结的自发(自动)激活能力减慢。房室结和其他细胞接收以及向附近细胞传导电冲动的能力也下降。药物也会减弱心脏的收缩力。当心脏跳动不太有力时,便不需要那么多的氧气。

药物治疗学

Ⅱ型抗心律失常药物可降低心房扑动、房颤及突发性房性心动过速患者的室性心率。

按摩的影响及其评估

这些药物的作用对于心脏传导系统疾病具有特异性,并且对各种按摩动作的功效无影响。应依照患者病情选择按摩动作,并征得医生的同意。

副作用

与按摩师有关的副作用为嗜睡和低血压。由于对神经或心血管系统的刺激对于严重性心脏病的患者为禁忌,因此按摩师不能使用叩抚法或快速的轻抚法。为了控制可能出现的副作用,安全的做法是:按摩师自始至终陪伴在患者身边,直至按摩后患者坐于床侧,且无头晕感觉时再离开(见页边栏"Ⅱ型抗心律失常药物的不良反应")。

Ⅱ型抗心律失常药物的不良反应

副作用

* 疲劳
* 嗜睡
* 低血压

不良反应

* 心律失常
* 心动过缓
* 心力衰竭
* 胃肠反应,如恶心、呕吐和腹泻
* 支气管狭窄

Ⅲ型抗心律失常药物

常用药名

乙胺碘呋酮(*amiodarone*):Aratac,康得罗(Cordarone)
溴苄铵(*bretylium*):普莱地莱特(Bretylate)

Ⅲ型抗心律失常药物用于治疗室性心律失常。此类药物中的两种药分别为盐酸乙胺碘呋酮和溴苄铵。

药物动力学

这两种抗心律失常药的吸收情况差异很大。乙胺碘呋酮经口服给予后根据不同的心率而缓慢吸收。药物在体内广泛地分布,并在多个部位累积,特别是供血充足的器官和脂肪组织。由于胃肠道吸收不稳定,溴苄铵通过静脉注射给药,而后在体内广泛分布,并毫无变化地由肾脏排出。

药效学

虽然Ⅲ型抗心律失常药物的确切作用机制尚不明确,但已证实对心律失常的治疗有效。此类药物对去极化的作用很小,甚至没有。

药物治疗学

此类药物因其不良反应而不被作为治疗心律失常时通常的选择用药,仅用于经其他治疗无效的威胁生命的心律失常患者。

按摩的影响及其评估

由于此类药物仅用于治疗致命性心律失常,按摩则更须禁忌。药物作用本身不影响按摩动作的效果,而患者的病情决定禁忌证和注意事项。此类药物的副作用很多,并且可能使患者的病情更加不稳定(见页边栏“Ⅲ型抗心律失常药物的不良反应”)。

Ⅲ型抗心律失常药物的不良反应

副作用

* 低血压
* 周围神经疾病
* 头痛
* 疲劳
* 便秘

不良反应

* 椎体外系症状
* 心律失常
* 心传导阻滞
* 心力衰竭
* 肝功能异常
* 甲状腺功能异常
* 蓝灰色皮肤
* 男子女性型乳房
* 肺毒性

Ⅳ型抗心律失常药物

Ⅳ型抗心律失常药物由各种钙离子通道阻滞剂组成。用于治疗心律失常的钙离子通道阻滞剂包括维拉帕米和地尔硫卓,用于治疗室上性心律失常伴快速心室反应率(源自室上的快速心率)。关于钙离子通道阻滞剂及其作用,详见本章中“抗心绞痛药物”一节。

腺苷

腺苷是一种可注射的心律失常治疗药物,适用于阵发性室上性心动过速(PSVT)的急性治疗。由于阵发性室上性心动过速是一种不稳定的致命性疾病，在许多情况下按摩为禁忌。能否实施按摩根据患者的病情而定，与药物无关。

抗心绞痛药物

尽管心绞痛的主要症状是胸痛，但是治疗心绞痛的药物不是典型的止痛剂。抗心绞痛药物通过降低心肌需氧量（降低心脏工作所需的氧气量）及增加向心脏的供氧量来治疗心绞痛，或两种作用都有（图6-1）。本节中讲述的三类抗心绞痛药物包括硝酸盐制剂（用于治疗急性心绞痛）、β阻滞剂（用于心绞痛的长期预防）及钙离子通道阻滞剂（当其他药物预防心绞痛无效时使用）。

硝酸盐制剂

常用药名

硝酸异山梨酯（*isosorbide dinitrate*）：Apo-ISDN，Cedocard，Coronex，埃索迪尔（Isordil），Isotrate，Sorbitrate

单硝酸异山梨酯（*isosorbide mononitrate*）：IMDUR，Monoket

硝酸甘油（*nitroglycerin*）：Nitrodisc，耐特多（Nitro-Dur），Nitro，耐特待特（Nitrostat），NTG，三硝酸甘油酯（Transderm-Nitro），Tridil

硝酸盐是缓解急性心绞痛的首选药物。

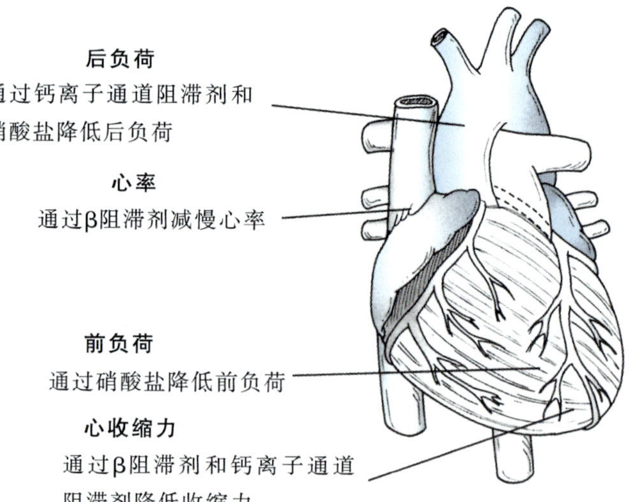

图6-1 抗心绞痛药物对心血管系统的作用

当心脏的主要氧来源——冠状动脉向心肌供氧不足时，会发生心绞痛。这样会增加心脏的负荷，使心跳加快，增加前负荷（心脏舒张末期心室的血量）、后负荷（由心室通向心房的压力）和心肌收缩力。抗心绞痛药物通过减少这四个因素中的一个或几个来缓解心绞痛。

药物动力学

硝酸盐制剂的给药方式多种多样。舌下(放在舌头下面)、口腔内(放在腮部)含服的咀嚼片,或气雾剂(喷在舌头上面或下面)均可完全吸收。原因是口腔黏膜的供血充足。

吞咽型硝酸盐制剂胶囊通过胃肠道黏膜吸收,只有大约一半的药量进入循环系统。经皮硝酸盐制剂(放在皮肤上的贴药或药膏)吸收很慢,且因所使用的药量、贴药的位置、给药的皮肤表面部位及皮肤循环的情况不同,吸收量也有所差异。通过静脉注射的硝酸甘油无需吸收,直接进入循环系统。

药效学

硝酸盐制剂可使血管平滑肌及动脉达到某种程度的放松和扩张。当静脉扩张时,流回到心脏的血量减少。反过来,当心室充满血时,就会减少心脏舒张末期的心室血量(在心肌收缩前心室的血量称为前负荷)。硝酸盐制剂通过减少前负荷使心室的体积缩小,心室壁张力降低(左心室不必像泵血时那样伸展)。这样就会降低心脏的需氧量。

小动脉对左心室泵出的血阻力最大(称为周围血管阻力)。硝酸盐制剂通过扩张小动脉、减小阻力、减轻心脏的负荷和需氧量来降低后负荷。

药物治疗学

硝酸盐制剂用于缓解和预防心绞痛。快速吸收的硝酸盐,如硝酸甘油,因起效迅速、易于服用和价格便宜,是缓解急性心绞痛的选择药物。长效硝酸盐制剂,如每日使用的硝酸甘油经皮贴药,不仅使用方便,还可用于预防慢性心绞痛。口服硝酸盐因很少产生严重的不良反应也经常使用。

按摩的影响及其评估

如果患者使用硝酸盐制剂经皮贴药或药膏,按摩师应引起注意。药膏的药效和吸收可持续达8小时,经皮贴药可达24小时。采用这两种给予方式时,给药部位均为禁忌按摩。对临近组织(例如,当贴药在三角肌时,整个上臂都属于临近部位)的按摩也应加以限制,以防加快吸收速度。

这些药物的作用是放松血管和动脉的平滑肌,并不影响反射性动作的效果。使用此类药物会加强机械性动作的作用和轻抚法对全身的影响。虽然仍能使用这些按摩动作,但是要谨慎。缩短轻抚法和揉捏法的按摩时间有助于防止血压突然降低和产生无力的感觉。在按摩结束之前可以使用叩抚法来使患者清醒。

副作用

这些药物会所引起许多副作用,应引起按摩师的注意。面色潮红、直立性低血压、头晕和无力是最常见的不良反应。前面提到的按摩方法的交替使用会有所帮助。另外,按摩结束后患者坐起来时,按摩师要陪伴在旁,直到患者感觉坐稳再离开(见页边栏“硝酸盐的不良反应”)。

硝酸盐制剂的不良反应

副作用

* 头痛
* 头晕
* 无力
* 直立性低血压
* 面色潮红

不良反应

* 心动过速
* 水肿
* 严重性低血压

β阻滞剂的不良反应

副作用

* 疲劳
* 嗜睡
* 低血压

不良反应

* 心动过缓
* 心绞痛
* 昏迷
* 体液潴留
* 周围水肿
* 休克
* 心力衰竭
* 心律失常，特别是房室传导阻滞
* 恶心及呕吐
* 腹泻
* 严重的支气管收缩
* 急性心肌梗死

β肾上腺素能抗心绞痛药物

常用药名

氨酰心安(*atenolol*)：Apo-Atenol,Noten,Nu-Atenol,天诺敏(Tenormin)
美多心安(*metoprolol*)：脱-美多心安(Apo-Metoprolol),Betaloc,罗普色(Lopressor),Toprol XL
萘羟心安(*nadolol*)：科佳得(Corgard),Syn-Nadolo
心得安(*propranolol*)：脱-心得安(Apo-Propranolol),Detensol,英得瑞(Inderal),Novopranol

β肾上腺素能拮抗剂(也称为β阻滞剂)的长期使用可预防心绞痛,也是治疗高血压的主要药物之一。

药物动力学

美多心安和心得安几乎全部由胃肠道吸收,而只有不到一半的氨酰心安和萘羟心安被吸收。这些β阻滞剂都在体内广泛分布。

心得安和美多心安都是由肝脏代谢,它们的代谢物随尿液排出。氨酰心安和萘羟心安不代谢,毫无变化地随尿液和粪便排出。

药效学

β阻滞剂可以降血压,并阻滞心肌和心脏传导系统的β肾上腺素能受体,使心率减慢,并降低心脏的收缩力,从而减少需氧量。

药物治疗学

可长期使用β阻滞剂来预防心绞痛。因为这些药物的药效持续时间较长,因此不用于心绞痛发作的立即缓解或急性心绞痛的预防。由于β阻滞剂可以降低血压,因此也是治疗高血压的首选药物。

按摩的影响及其评估

肾上腺素能阻滞剂可抑制交感神经系统的刺激。尽管β肾上腺素能阻滞剂在治疗心脏疾病方面比其他药物更具有特异性，但因其药物作用遍及全身而使患者不易清醒,且较易进入副交感神经系统活动。因为按摩通常会使患者进入副交感神经活动,所以可能需要在按摩过程中和(或)按摩结束时使用较为快速和刺激性的动作,以防止患者进入嗜睡状态。

副作用

常见的副作用是因药物对交感神经系统的唤醒功能产生抑制而引起的。疲劳、低血压、嗜睡和头晕是常见的几种副作用。如上所述,对按摩方法的调整有助于消除这些反应。如果出现这些问题,当患者变换体位时,按摩师有必要陪伴在患者身边(见页边栏“β阻滞剂的不良反应”)。

钙离子通道阻滞剂

常用药名

氨氯地平(*amlodipine besylate*):诺瓦斯克(Norvasc)
盐酸地尔硫䓬(*diltiazem hydrochloride*):卡地赞姆(Cardizem),的乐可(Dilacor XR),Tiamate,Tiazac
尼卡地平(*nicardipine*):卡丁(Cardene)
盐酸硝苯吡啶(*nifedipine hydrochloride*):艾达立特(Adalat,美国已停用),利心平(Procardia),Nu-Nifed
盐酸维拉帕米(*verapamil hydrochloride*):开仑(Calan),异搏停(Isoptin),Apo-Verap,Novo-Veramil,Nu-Verap

钙离子通道阻滞剂通常用于经各种其他类抗心绞痛药物治疗无效的心绞痛的预防。如上所述,有几种钙离子通道阻滞剂也用作抗心律失常药物。

药物动力学

钙离子通道阻滞剂经口服给予后快速而完全地吸收。但是由于药物的转化效果,这些药物的生物有效性大大降低。所有的钙离子通道阻滞剂都几乎全部快速地由肝脏代谢。

药效学

钙离子通道阻滞剂可预防钙离子通道穿过心肌细胞膜和血管平滑肌细胞。这样会导致冠状和周围动脉扩张,从而降低心脏收缩力和心脏负荷(图6-2)。钙离子通道阻滞剂通过预防小动脉的收缩,还可降低后负荷,进而降低心脏需氧量。也可通过减慢经过窦房和房室结的传导来使心跳减慢。心率较慢可降低心脏的需氧量。

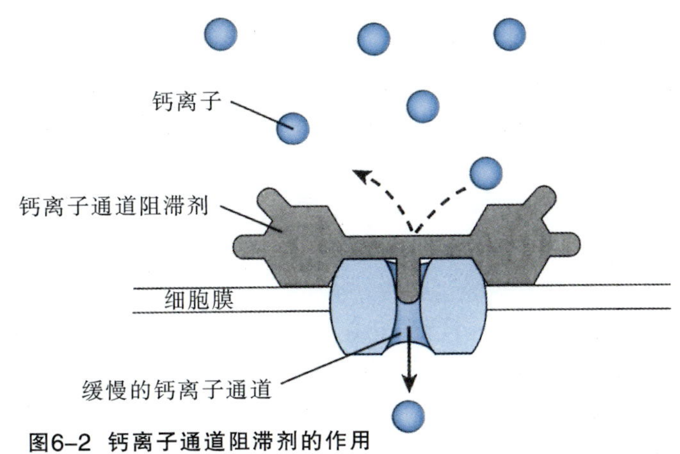

图6-2 钙离子通道阻滞剂的作用

钙离子通道阻滞剂使心肌供氧量增加,并使心率变缓。显然,药物是通过阻滞缓慢的钙离子通道产生这样的效果的。药物的这一作用使细胞外钙离子经过心肌和血管平滑肌细胞膜的流入受到抑制。钙离子通道阻滞剂无需改变血清钙离子的浓度便可达到这样的抑制效果。钙离子的阻滞作用导致冠状动脉(并在一定程度上也导致周围动脉和小动脉)扩张,降低后负荷并增加心肌供氧量。这样的阻滞作用也会降低窦房和房室结的传导,使心率略有减慢。

药物治疗学

钙离子通道阻滞剂仅用于心绞痛的长期预防，并非胸痛的短期缓解。此类药对于预防普林兹默托尔(Prinzmetal's)心绞痛尤其有效。

钙离子通道阻滞剂的不良反应

副作用

* 直立性低血压
* 头晕
* 头痛
* 面色潮红

不良反应

* 水肿
* 心力衰竭
* 心律失常
* 心传导阻滞

按摩的影响及其评估

钙离子通道阻滞剂作用于心肌和动脉平滑肌，导致扩张。各种按摩动作对骨骼肌的作用不受影响。由于这些按摩动作可使血管扩张，因此机械性按摩动作的作用增强。应用这些技法(特别是轻抚法和揉捏法)时，应在按摩期间或即将结束时速度稍快并更具刺激性，以平衡其效果。也可以使用叩抚法。

副作用

这些药物的副作用与其他抗心绞痛药物相似。最常见的是面色潮红、低血压和头晕。按摩动作的上述调整可以预防随副作用产生的问题(见页边栏"钙离子通道阻滞剂的不良反应")。

抗高血压药物

降压药物的作用是降低血液的压力，用于治疗高血压。高血压的特征是心脏收缩压、心脏舒张压的上升，或两个都上升。开始时可采用β阻滞剂和利尿剂来治疗高血压。如果无效，可使用交感神经药物（而非β阻滞剂）、血管舒张药、血管紧张素转换酶(ACE)抑制剂或各种药物的联合。

交感神经阻滞药物

常用药名

盐酸可乐定(*clonidine hydrochloride*)：Catapres，Dixarit，Duraclon

甲磺酸多沙唑嗪(*doxazosin mesylate*)：卡拉杜(Cardura)

乙酸氯压胍(*guanabenz acetate*)：威滕辛(Wytensin，美国已停用)

硫酸胍环定(*guanadrel sulfate*)：Hylorel

硫酸胍乙啶(*guanethidine monosulfate*)：依斯米林(Ismelin)

胍法新(*guanfacine*)：替尼克(Tenex)

柳胺心定(*labetalol*)：诺莫丁(Normodyne)，Presolol，柳胺苄心安(Trandate)

甲基多巴(*methyldopa*)：阿卡多默特（Aldomet），脱-甲基多巴（Apo-methyldopa），Dopamet，Hydopa，Novo-Medopa，Nu-Medopa

酚妥拉明(*phentolamine*)：瑞吉通(Regitine，美国已停用)，吩妥胺(Rogitine)

盐酸哌唑嗪(*prazosin hydrochloride*)：米尼普来斯(minipress)

特拉唑嗪(*terazosin*)：哈托林(Hytrin)

交感神经药物阻滞包括几种不同类型，但都是通过抑制或阻滞交感神经系统来降低血压。这些药物根据其作用部位和机制分为以下几类：

- 交感神经系统中枢抑制剂(盐酸可乐定、乙酸氯压胍、胍法新和甲基多巴)
- α阻滞剂(甲磺酸多沙唑嗪、酚妥拉明、盐酸哌唑嗪和特拉唑嗪)
- 混合型α和β阻滞剂(柳胺心定)
- 去甲肾上腺素抑制剂(硫酸胍环定、硫酸胍乙啶和利血平)

药物动力学

多数阻滞交感神经药物胃肠道吸收良好，广泛分布，由肝脏代谢，并主要随尿液排出。

药效学

所有交感神经阻滞药物都会抑制交感神经系统的刺激。这样会导致周围血管的扩张或心输出量的下降，从而降低血压。

药物治疗学

β阻滞剂(和利尿剂)是治疗高血压的初始药物。如果未能有效控制血压，可能需要使用α阻滞剂(如哌唑嗪)或α-β阻滞剂(如柳胺心定)。如果药物对患者的症状无效(如血压没有降到预期水平)，医生可能增加另一种药物，或选用一种同类的替代药物，或增加药物剂量。

交感神经类药物的不良反应

副作用

* 低血压
* 困倦
* 抑郁
* 麻木和麻刺感
* 头晕
* 体重增加

不良反应

* 水肿
* 肝功能异常
* 支气管狭窄
* 心律失常
* 心绞痛

按摩的影响及其评估

交感神经阻滞药物可抑制交感神经系统的作用。由于按摩也具有降低交感神经的刺激而使患者进入副交感神经系统状态的作用，因此这些药物会加强按摩的效果。使用节奏稍快和刺激性的动作可以帮助患者放松(而不产生嗜睡)，使患者在按摩结束时感觉更舒适。

副作用

使用上述按摩动作有助于缓解服用交感神经阻滞药物最常出现的副作用，包括低血压、困倦和疲劳。有一些患者会有麻木和麻刺感。如果出现此类情况，对深层组织的按摩要格外谨慎(见页边栏“交感神经类药物的不良反应”)。

血管扩张药物

常用药名

氯甲苯噻嗪(*diazoxide*)：压降素(hyperstat)，普努格利塞(Proglycem)
盐酸肼苯哒嗪(*hydralazine hydrochloride*)：脱-肼苯哒嗪(Apo- hydralazine)，阿朴色林(Apresoline)，Novo-Hylazin，Nu-Hydral
长压定(*minoxidil*)：Apo-Gain，Loniten，长压定(Minox)，罗塞(Rogaine)
硝普钠(*nitroprusside sodium*)：乃普锐得(Nipride)，Nitropress

血管扩张药物有两种：直接作用型血管扩张药物和钙离子通道阻滞剂，都具有降低心脏收缩压和舒张压的作用。上面列出的药物均为直接作用型,作用于动脉、静脉或对二者都起作用。

肼苯哒嗪和长压定通常用于治疗药物抵抗性或难治性高血压 (长压定很少用,多在脱发时用)。氯甲苯噻嗪和硝普盐作为治疗致命性高血压的备用药物。

钙离子通道阻滞剂通过防止钙离子进入细胞使小动脉放松,这样可以防止血管平滑肌的收缩。详细内容可参阅本章“抗心绞痛药物”一节中的钙离子通道阻滞剂部分。

血管扩张药物的不良反应

副作用

* 疲劳
* 头痛
* 乳房酸痛
* 低血压

不良反应

* 心悸
* 心绞痛
* 水肿
* 皮疹
* 严重的心包积液

药物动力学

此类药物大多吸收快速,且分布良好,由肝脏代谢,主要由肾脏排出。

药效学

直接作用型血管扩张药物可放松周围的血管平滑肌,导致血管扩张。这是通过加大血管的直径并降低周围血管阻力来降低血压。

药物治疗学

血管扩张药物很少单独用来治疗高血压,而是和其他药物混合使用治疗中度至重度高血压(高血压危象)。偶尔单独使用钙离子通道阻滞剂治疗轻度至中度高血压。

按摩的影响及其评估

各种按摩动作对肌肉的作用不受血管扩张药物的影响。机械性按摩动作使血管扩张作用增强。同时,在按摩期间适当加快这些动作(轻抚法和揉捏法)的速度并在按摩结束前使用叩抚法,可减少患者因血管扩张而产生头晕或无力现象的可能。

副作用

这些药物的主要副作用是低血压。对按摩动作需做出的调整如前所述。另一种副作用是男性和女性患者都可能出现的乳房酸痛。按摩胸部时要谨慎(见页边栏“血管扩张药物的不良反应”)。

血管紧张素转换酶抑制剂

常用药名

盐酸苯泽普利(*benazepril hydrochloride*):罗坦辛(Lotensin)
巯甲丙脯酸(*captopril*):Alti-captopril,Apo-Capto,凯普汀(Capoten,含二氢氯噻时,称为凯普赛得)
埃那拉普利尔(*enalapril*):沃热泰克(Vasotec)
福辛普利(*fosinopril*):蒙诺(Monopril)
赖诺普利(*lisinoprl*):赖诺普利(Prinivil),捷赐瑞(Zestril)
盐酸喹拉普利(*quinapril hydrochloride*):阿克普瑞(Accupril)
雷米普利(*ramipril*):阿尔特斯(Altace)

血管紧张素转换酶（ACE）抑制剂通过干扰肾素-血管紧缩素-醛固酮系统降低血压。

药物动力学

ACE抑制剂由胃肠道吸收，分布于体内的大部分组织，有些药物在肝脏代谢，由肾脏排出。雷米普利也随粪便排出。

药效学

ACE抑制剂通过干扰肾素-血管紧张素-醛固酮系统而起效。通常情况下，肾脏通过释放肾素来维持血压水平。肾素作用于血浆蛋白血管紧张素来形成I型血管紧张素。然后Ⅰ型血管紧张素被转换成Ⅱ型血管紧张素。Ⅱ型血管紧张素是有效的血管收缩药，可以增加周围血管的阻力并促进醛固酮的排泄。醛固酮反过来又促使钠和水潴留，增加心脏泵血量。

ACE抑制剂通过防止Ⅰ型血管紧张素转换成Ⅱ型血管紧张素来发挥作用。随着II型血管紧张素的下降和小动脉的扩张，周围血管的阻力下降。ACE抑制剂通过降低醛固酮的分泌，促进钠和水的排泄，减少心脏所需的泵血量，从而导致血压下降。

药物治疗学

ACE抑制剂可以单独使用，或与其他药物（如噻嗪类利尿剂）联合使用以治疗高血压。此类药物通常在β阻滞剂或利尿剂无效时使用，也用于治疗心力衰竭。

按摩的影响及其评估

ACE抑制剂用于扩张血管。因此可以加强机械性按摩动作对血管的作用。适度加快按摩速度并增加叩抚法的使用可以缓解可能出现的问题，如无力或头晕和疲劳。由于ACE抑制剂也会影响钠和水的排出率，因此按摩期间应限制使用促进循环的全身性按摩动作（如轻抚法）。

副作用

低血压是与按摩师有关的ACE抑制剂的主要副作用。上述按摩动作的调整有助于预防这些问题的出现。如果按摩后出现这类问题，当患者坐起来时，按摩师要陪伴在旁（见页边栏“ACE抑制剂的不良反应”）。

ACE抑制剂的不良反应

副作用

* 头痛和疲劳
* 持续性无痰干咳

不良反应

* 血管性水肿
* 胃肠反应
* 血清钾浓度升高
* 血尿氮和血清肌苷水平（肾功能指数）短暂性升高

利尿剂

利尿剂用于促进水和电解质的肾脏排泄。因此，利尿剂对高血压和其他心血管疾病的治疗起主要作用。用作心血管治疗药物的主要利尿剂包括噻嗪类和类噻嗪利尿剂、袢利尿剂和保钾利尿剂。

噻嗪和类噻嗪利尿剂

常用药名

苄氟噻嗪(***bendroflumethiazide***):钠土瑞丁(Naturetin)
氯噻酮(***chlorthalidone***):脱-氯噻酮(Apo-Chlorthalidone),赛力酮(Thalitone)
双氢氯噻嗪(***hydrochlorothiazide***):Apo-Hydro,Ezide,双氢氯噻嗪(HCTZ),双氢克尿噻(HydroDIURIL),Microzide(含氨苯蝶啶时,称为待自得)
吲达帕胺(寿比山)(***indapamide***):Apo-indapamide,Lozide,劳诺(Lozol)
甲氯噻嗪(***methyclothiazide***):阿奎泰森(Aquatensen),安度龙(Enduron)
多噻嗪(***polythiazide***):Rensen
三氯甲噻嗪(***trichlormethiazide***):Aquacot,美他坦新(Metatensin),三氯噻嗪(Trichlorex)

噻嗪和类噻嗪利尿剂是磺胺类衍生物。噻嗪利尿剂包括:

* 苄氟噻嗪
* 苄噻嗪
* 氯噻嗪
* 二氢氯噻嗪
* 氢氯噻嗪
* 甲氯噻嗪
* 多噻嗪
* 三氯甲噻嗪

类噻嗪利尿剂包括:

* 氯噻酮
* 吲哒帕胺

药物动力学

噻嗪利尿剂口服给予后由胃肠道快速而非完全地吸收。噻嗪利尿剂透过胎盘随乳汁分泌。这些药物的代谢程度不同,主要由尿液排出。

类噻嗪利尿剂也由胃肠道吸收。吲达帕胺广泛地分布于体内组织,并由肝脏代谢,主要随尿液排出。

药效学

噻嗪利尿剂和类噻嗪利尿剂通过阻止钙离子被肾脏再吸收而起效。随着钙离子的排泄,水也一起被排出。噻嗪利尿剂和类噻嗪利尿剂也会增加氯化物、钾和重碳酸盐的排泄,从而导致电解质失调。

这些药物最初降低循环血量,从而减少心输出量。但治疗持续时,心输出量保持稳定,而血浆的容量减少。

药物治疗学

噻嗪类利尿剂用于高血压的长期治疗,也用于治疗因轻度或中度心力衰竭、肝脏疾病、肾脏疾病及皮质类固醇和雌激素治疗而引起的水肿。由于这些药物会降低尿液中的钙离子水平，因此也可单独或与其他药物一起使用，以预防肾结石的发生和复发。

糖尿病的特征为尿量过多和极度口渴。这是由垂体抗利尿激素分泌减少而导致的。这种情况与尿崩症无关，尿崩症会使胰岛素和血糖受到影响。对于糖尿病患者，噻嗪类药物会使尿量大幅减少，可能因钠排出和血浆容量的减少所致。

按摩的影响及其评估

这些药物的作用是增加钠和水的分泌，而使用影响循环的机械性动作（轻抚法）可加速血液向肾脏的流动和进一步促进分泌以增强此作用。因此对于糖尿病患者要限制使用轻抚法。

副作用

按摩可能会导致直立性低血压，特别是对于使用利尿剂的患者。由于必须限制使用轻抚法，因而可以使用较快速的揉捏法、摩擦法和叩抚法，以消除直立性低血压所致的相关问题。此外，钠、钾和其他电解质的丢失可导致肌肉痉挛。按摩有助于缓解单一病症，但是，需要与医生一起制订治疗方案以评估肌肉痉挛是否由电解质失调造成（见页边栏“噻嗪利尿剂和类噻嗪利尿剂的不良反应”）。

噻嗪利尿剂和类噻嗪利尿剂的不良反应

副作用

* 直立性低血压
* 肌肉痉挛

不良反应

* 低钠血症
* 低钾血症
* 心律失常

袢利尿剂

常用药名

丁苯氧酸（*bumetanide*）：普麦西（Bumex），布美他尼（Burinex）
利尿酸钠（*ethacrynate sodium*）：Edecril，依他尼酸（Edecrin），利尿酸（ethacrynic acid）
速尿（*furosemide*）：脱-速尿（Apo-Furosemide），Furocot，速尿（Lasix）
托拉塞米（*torsemide*）：托尔塞米（Demadex）

药物动力学

袢利尿剂通常吸收良好并快速分布。大多数药物部分地或全部地由肝脏代谢，速尿除外。速尿毫无变化地由肾脏排出，袢利尿剂主要由肾脏排出。

药效学

袢利尿剂是现有的最有效的利尿剂，可以产生最大尿量，但导致严重不良反应的可能性也很大。丁苯氧酸是最短效的利尿剂，而它的药效是速尿的40倍。

袢利尿剂，顾名思义是因其主要作用于厚的亨乐袢（Henle，负责集中尿液的肾元部分）来增加钠、氯化物和水的分泌。这些药物也会抑制钠、氯化物和水的再吸收。

药物治疗学

袢利尿剂用于治疗与心力衰竭和高血压相关的水肿（通常与保钾利尿剂或补钾药物一起使用以预防低钾血症的发生），也用于治疗与肝脏疾病或肾病综合征（肾脏疾病）相关的水肿。

袢利尿剂的不良反应

副作用

* 直立性低血压
* 肌肉痉挛

不良反应

* 休克
* 脱水
* 电解质改变
* 意识模糊
* 心律失常

按摩的影响及其评估

与其他利尿剂相同,应限制使用轻抚法以提高药效。由于这些利尿剂也用于治疗产生水肿的疾病,如心力衰竭和肝脏疾病,因此应就患者病情咨询医生。

副作用

直立性低血压和肌肉痉挛是袢利尿剂的最常见副作用。患者变换体位时要注意,并且当出现痉挛时,应上报医生(见页边栏“袢利尿剂的不良反应”)。

保钾利尿剂

常用药名

咪吡嗪(*amiloride*):Kaluril,麦得莫(Midamor)
依普利酮(*eplerenome*):依普利酮(inspra)
螺旋内酯(*spironolactone*):安体舒通(Aldactone),Novo-Spiroton,Spiractin
氨苯蝶啶(*triamterene*):三氨蝶啶(Dyrenium)

保钾利尿剂的利尿和降压作用比其他利尿剂差,但具有良好的保留钾的功能。

药物动力学

保钾利尿剂仅有口服剂型,由胃肠道吸收,由肝脏代谢(咪吡嗪除外,此药不代谢),并随尿液和胆汁排出。

药效学

直接作用型保钾利尿剂作用于肾脏的远端小管,产生以下效果:(1)尿液中钠和水的排出增加,氯化物和钙离子的排出也增加;(2)钾和氢离子的排出减少。这些作用导致血压和增加血清钾水平。

螺旋内酯是主要的保钾利尿剂之一,其化学结构与醛固酮近似,作用与醛固酮拮抗剂相同。如前所述,醛固酮可促进钠和水的潴留与失钾。螺旋内酯通过与醛固酮争夺受体抵消这样的作用。因此,钠、氯化物和水被排出,钾被保留。

药物治疗学

保钾利尿剂用于治疗心力衰竭、肝硬化、肾病综合征(肾脏异常)和高血压患者的水肿、利尿剂诱发性低钾血症。特别是螺旋内酯,还用于治疗醛固酮过多症(醛固酮的过量分泌)和多毛症(毛发过度生长),包括与斯-莱(Stein-Leventhal)综合征(多囊卵巢)相关的多毛症。保钾利尿剂常和其他利尿剂一同使用以加强药物作用或降低失钾的影响。

按摩的影响及其评估

对于钠和水的排泄，保钾利尿剂的单独使用比与其他药物混合使用的效果差。可以使用轻抚法，但需谨慎避免增加向肾脏的循环和排泄。当保钾利尿剂与其他药物混合使用时，其药效会加强。在这样的情况下，建议限制或避免使用轻抚法。对于因心力衰竭、肾脏疾病或肝脏疾病而导致的水肿，按摩前要征得医生的同意。

副作用

单独使用保钾利尿剂时，发生高血压和痉挛的可能不大。当这些副作用出现时，与其他利尿剂所致副作用的治疗方法相同。使用这些药物可能出现乳房酸痛，因此按摩胸部时，要注意深度(见页边栏“保钾利尿剂的不良反应”)。

保钾利尿剂的不良反应

副作用

* 肌肉痉挛
* 头痛
* 困倦
* 乳房酸痛

不良反应

* 高钾血症
* 心律失常
* 消化性溃疡
* 脱水
* 皮疹
* 男子女性型乳房

降血脂药

降血脂药用于降低异常升高的血脂水平，如胆固醇、甘油三酸酯和磷脂。当血清脂水平升高时，患冠状动脉疾病的风险增加。当生活方式的改变，如适当的饮食习惯、减肥和锻炼以及对导致血脂异常的潜在疾病的治疗对降低脂类水平无效时，要依靠药物来调节。降血脂药包括：胆汁分离药物(消胆胺和盐酸降脂2号树脂)、神经纤维酸衍生物(降固醇酸和二钾苯氧庚酸)和胆固醇合成抑制剂(洛伐他汀、普伐他汀钠和辛伐他汀)。

胆汁分离药物

常用药名

消胆胺(*chlesthramine*)：LoCHOLEST，Novo-Cholamine，消胆胺(Prevalite，Questran)
盐酸考来替泊(*colestipol*)：考来替泊(Colestid)

两种胆汁分离药物是消胆胺和盐酸考来替泊，其成分都是树脂，可以从皮下脂肪层中去除多余的胆汁酸。

药物动力学

胆汁分离药物不是由胃肠道吸收，而是停留在肠内，并在约5小时内与胆汁酸结合。最后，药物随粪便排出。

药效学

这些药物在肠内和胆汁酸结合形成不可溶的化合物，然后随粪便排出。胆囊中胆汁酸水平的降低引发肝脏从它们的前体和胆固醇中合成更多的胆汁酸。随着胆固醇离开血流和其他存储部位以替代流失的胆汁酸，血液胆固醇水平也随之降低。

胆汁分离药物的不良反应

副作用

* 便秘
* 恶心

不良反应

* 大便嵌塞
* 腹泻
* 消化性溃疡及出血
* 胆结石

药物治疗学

胆汁分离药物是治疗Ⅱa型高脂蛋白血症(家族性高脂蛋白血症)的选择药物,用于低密度脂蛋白(LDL)胆固醇水平经饮食习惯的改变未能降低的患者。对于血液胆固醇水平显示存在冠状动脉疾病的严重危险的患者,很可能需要使用此类药物中的一种来补充其饮食结构。

按摩的影响及其评估

此类药物在肠内起效,对各种按摩动作的效果没有影响。

副作用

胆汁分离药物最常见的一种副作用是便秘。按摩师可通过腹部按摩缓解此症状。如果患者主诉腹部疼痛和触痛,并在几天内没有肠内运动,则不能进行按摩。应由医生或急诊中心对患者立即进行肠梗阻检查(见页边栏 “胆汁分离药物的不良反应”)。

神经纤维酸衍生物

常用药名

氯贝丁酯(*clofibrate*):氯苯丁酯(Atromid-S,祛脂乙酯),Claripex
非诺贝特(*fenofibrate*):非诺贝特(Tricor)
吉非贝齐(*gemfibrozil*):脱-二甲苯氧庚酸(Apo-Gemfibrozil),罗皮特(Lopid)

神经纤维酸产生于几种真菌。这种酸的两种衍生物是氯贝丁酯和吉非贝齐。这些药物可以降低高甘油三酯,并在一定程度上降低 LDL。

药物动力学

氯贝丁酯和吉非贝齐在胃肠道吸收良好,并与蛋白质高度结合。在这两种药物随尿液排出体外之前,降固醇酸被水解,而吉非贝齐则被大量代谢。

药效学

尽管这些药物的具体作用机制尚不明确,但研究人员认为神经纤维酸衍生物可在胆固醇的形成早期降低其产生,从组织中代谢胆固醇,增加胆固醇的排泄,减少脂蛋白的合成和排泄,并减少甘油三酯的合成。吉非贝齐还有其他两个作用。吉非贝齐可以提高血液中高密度脂蛋白水平(记住:高密度脂蛋白是“优良”胆固醇),同时,吉非贝齐还可以提高血清分解多余胆固醇的能力。

药物治疗学

神经纤维药物主要用于降低甘油三酯,特别是极低密度的甘油三酯。其次是降低血胆固醇水平。因其具有降低甘油三酯水平的能力,神经纤维酸衍生物还用于治疗Ⅱ型、Ⅲ型、Ⅳ型和轻型的Ⅴ型高脂蛋白血症的患者。

按摩的影响及其评估

与胆汁分离药物的情况相同，神经纤维酸药物对各种按摩动作的效果没有影响。

副作用

由于神经纤维酸药物液会造成便秘,因此腹部按摩禁忌(见页边栏“神经纤维酸药物的不良反应”)。

神经纤维酸药物的不良反应

副作用

* 消化不良
* 胃胀气
* 疲劳
* 便秘

不良反应

* 心律失常
* 腹泻
* 阳痿
* 急性肾衰
* 胆结石
* 肝脏功能发生变化
* 贫血
* 关节痛

胆固醇合成抑制剂

常用药名

阿托伐他汀(*atorvastatin*):力普妥(Lipitor)
依泽替米贝(*ezetimibe*):依泽替米贝(Zetia)
氟伐他汀(*fluvastatin*):来适可(Lescol)
洛伐他汀(*lovastatin*):美伐克(Altocor),Apo- lovastatin,麦弗可(Mevacor)
普伐他汀(*pravastatin*):Lin-Pravastatin,Pravachol
辛伐他汀(*simvastatin*): Lipex,西伐他停(Zocor)

胆固醇合成抑制剂(也叫做他汀类药物),顾名思义是通过干预胆固醇的合成来降低脂水平。其中包括洛伐他汀、普伐他汀钠和辛伐他汀。

药物动力学

这些药物在其动力学特性上都稍有差异。洛伐他汀在口服后不会完全吸收,大部分剂量由于肝脏内广泛的转换代谢而丢失。食物可增加药物的全面吸收。普伐他汀在口服后快速吸收,但吸收不完全。普伐他汀在肝脏内也进行广泛的转换代谢。辛伐他汀吸收不完全,并也在肝脏内进行广泛的转换代谢。

药效学

胆固醇合成抑制剂通过抑制酶的活动降低胆固醇水平。这样对胆固醇合成进行早期干预,因此而降低LDL的合成,并促进LDL的分解。

药物治疗学

胆固醇合成抑制剂用于治疗原发性高胆固醇血症(Ⅱa和Ⅱb型)患者中的总胆固醇和LDL水平升高。胆固醇合成抑制剂通过降低胆固醇水平可以减少冠状动脉疾病的发生危险。

胆固醇合成抑制剂的不良反应

副作用

* 恶心
* 头痛

不良反应

* 肝中毒
* 胸痛
* 肾衰竭
* 肌痛

按摩的影响及其评估

这些药物的效果不会影响按摩的作用。

副作用

胃肠道不适,如恶心和胃灼热,是最常见的副作用。如果出现这些症状,按摩师应抬高患者的头部(见页边栏“胆固醇合成抑制剂的不良反应”)。

快速问答题:

1. 一位72岁的老妇是你的长期患者,有冠状动脉病史,并伴有心绞痛。她现在服用硝酸异山梨酯(Isordil)。她说每天早晨服药后面色潮红。这意味着什么?

2. 你的客人在服用一种交感神经阻滞降压药和一种噻嗪利尿剂,二氢氯噻嗪。你为她进行了瑞典式的放松性按摩。按摩结束后,她说感觉恶心和头晕。你为她量了血压,结果为12/8KPa(90/60mmHg)。她的血压通常为18.7/10.7KPa(140/80mmHg)。你应该在按摩时注意什么,以防止这种情况的发生?那么你现在应该怎么办?

第七章 血液病药物

血液系统包括血浆（血液中的液体成分）和血细胞，如：红细胞（RBC）、白细胞（WBC）和血小板。治疗血液系统疾病的药物包括补血药、抗凝血剂和溶解血栓剂。

补血药物

补血药提供了产生红细胞的基础因子。补血药通过增加输送氧气所需的血红素来达到这一目的。本章将讨论用于治疗小红细胞性贫血和巨红细胞性贫血的补血药，铁、维生素B_{12}和叶酸。

铁

常用药名

铁*(iron)*
富马铁*(ferrous fumarate)*：Femiron、Feostar、Fumerin、Neo-Fer、Palafer
葡萄糖酸亚铁*(ferrous gluconate)*：Fergon、Fertinic、Novoferogluc
硫酸亚铁*(ferrous sulfate)*：Slow-Fe、Ferranlyn、Feosol、Fer-In-Sol、Fer-Iron
右旋糖苷铁*(iron dextran)*：DexFerrum、Dexiron、INFeD

铁制剂用于治疗最常见的贫血症——缺铁性贫血症。

药物动力学

铁主要由十二指肠和上部空肠吸收。铁的吸收量在一定程度上与人体内铁的储存量有关。当身体的储存量低或红细胞的产生加速时，铁的吸收率会增加20%~30%。相反，当总的铁储存量大时，只会吸收约5%~10%的铁。肠衣型制剂会降低铁的吸收，因为这种形式的制剂使得药物在离开十二指肠后，铁才得以释放。采用肌肉注射时，淋巴系统可以吸收非经肠摄入的铁。

铁由血液进行输送，并与转铁球蛋白结合，血浆蛋白是其载体。大约1/3的铁主要以含铁血黄素和铁蛋白的形式储存于肝、脾和骨髓的网状内皮组织细胞。人体内铁总量的约2/3存在于血红蛋白中。铁随尿液、粪便、汗液排出，也会通过脱落的肠细胞排出，也可随乳汁排出。

药效学

尽管还有其他的作用，但是铁的最重要的作用是产生血红蛋白。血浆中约80%的铁会进入骨髓,用于红细胞的生成。

补铁药物的不良反应

副作用

* 淤血
* 便秘
* 黑色便

不良反应

* 胃部不适
* 胃肠道出血

药物治疗学

口服铁制剂时可预防缺铁性贫血。铁制剂也用于预防6个月至2岁儿童的贫血症,因为在此年龄段儿童将快速的生长和发育。孕妇需要补充铁来满足胎儿形成期间的需要。缺铁性贫血的治疗通常要持续6个月。

非经肠道的补充铁用于治疗不能吸收口服制剂的患者,即不适合口服铁补充药物的患者,或有肠部不适(如溃疡性大肠炎)的患者。目前市面上仅有的非经肠形式的补铁药物是右旋糖苷铁。这种药物比其他的口服药物补充铁的速度要快,但是并不代表对贫血症的治疗速度更快。

按摩的影响及其评估

采取经肌肉注射补充铁时,按摩会增加铁的吸收率是主要的关注点。如果客人采用的是这种形式,在注射以后的3天内,注射的部位禁忌按摩。即使在3天以后,经肌肉注射的铁也会留存在注射部位,并在3周内持续吸收。在这3天内,要避免按摩这些的部位,并在注射期间限制按摩。此外,肌肉注射铁非常疼,通常会造成淤血及皮肤颜色发生变化。这也是为什么在注射3天后,局部禁忌按摩的原因。因为,药物的作用是替代所需的营养因子,药物对按摩的效果没有影响。

副作用

按摩师应关注的补铁的副作用是便秘。按摩师应鼓励客人多摄入液体,并进行腹部按摩以增加粪便的移动(见页边栏“补铁药物的不良反应”)。

维生素B_{12}

常用药名

氰钴铵(*cyanocobalamin*):Anacobin、Bedoz、Crystamine、Crysti1000、Cyomin(在美国已停用)、LA-12

羟钴胺(*hydroxocobalamin*):Hydro Cobex(在美国已停用)

维生素B_{12}用于治疗恶性贫血。

药物动力学

维生素B_{12}有口服和注射两种形式。吸收维生素B_{12}需要一种由胃黏膜分泌的称为造血内因子的物质。缺少这种造血内因子的人会患上一种称为维生素B_{12}缺乏恶性贫血的疾病。由于有此不适的人无法吸收维生素B_{12},因此需要注射型的制剂。

当肌肉注射或皮下注射氰钴维生素(维生素B_{12})时,人体吸收后,氰钴维生素与Ⅱ型转钴胺素结合,以便向组织输送。然后由血液转运到肝脏。此时体内已有90%的维生素B_{12}储存量。

尽管羟钴胺在注射部位吸收更慢,而在肝脏的吸收量比氰钴铵高。无论是哪一种药物，肝脏都会根据身体的需要慢慢地释放维生素B_{12}。药物随乳汁排出。每天约3–8μg的维生素B_{12}随胆汁排出，然后被回肠再次吸收。

药物动力学

当给药后，维生素B_{12}会替代身体在正常情况下从食物中摄取的维生素B_{12}。这些维生素是细胞生长和复制所必需的，也是全神经系统维持髓鞘（神经覆盖物）所必需的。维生素B_{12}也需要参与脂肪和糖的代谢。

药物治疗学

氰钴维生素和羟钴胺素用于治疗恶性贫血。恶性贫血属于有巨幼红细胞的贫血症。其特征是胃部生成的盐酸减少，造血内因子缺乏。该因子通常是一种由胃黏膜的壁细胞分泌的物质。这种物质是吸收维生素B_{12}时所必需的。

按摩的影响及其评估

按摩时的唯一考虑是要在注射1小时后避开注射的部位。多数恶性贫血症的治疗是采用每月肌肉注射一次给药的方法。这是一种替代性药物，它的作用对按摩技法和按摩的效果没有影响。

副作用

除去患者偶尔会在注射的部位出现淤血外，维生素B_{12}没有按摩师需要引起关注的副作用。不良反应发展成急症的情况也不多见（见页边栏“维生素B_{12}的不良反应”）。

维生素B_{12}的不良反应

使用维生素B_{12}进行治疗时，没有发现有与剂量相关的不良反应。但是，当维生素B_{12}非经肠给药时，可能会出现一些不常见的不良反应。

非经肠道给药会出现的问题

非经肠道给药的不良反应包括：会引起过敏性反应和死亡、肺部水肿、心力衰竭、周围血管血栓、红细胞增多，及血钾过低和瘙痒。

叶酸

常用药名

叶酸(*folic acid*)：脱–叶酸(Apo–Folic)、Folate、Folvite、Novo–folacid
甲酰四氢叶酸钙(*leucovorin calcium*)：Citrovorum factor、Folinic acid、Wellcovorin

使用叶酸是用于治疗叶酸缺乏。尽管有一种称为甲酰四氢叶酸钙的药物也在使用，但是，我们通常仅知道叶酸。

药物动力学

前1/3的叶酸首先快速地被小肠吸收，并在体内的各部位组织内分布。叶酸由肝脏代谢。多余的叶酸以原型态随尿液排出，少量的叶酸也随粪便排出。叶酸随尿液和粪便排泄，也随乳汁排出。

药效学

叶酸是红细胞生成和生长所必需的成分。叶酸的缺乏会导致恶性贫血，也会造成血清和红细胞叶酸水平降低。

药物治疗学

叶酸药物用于治疗叶酸缺乏症。孕妇患者或正患肝脏疾病、溶血性贫血症、酗酒、皮肤疾病或肾衰竭治疗的患者通常需要预防性的叶酸治疗。

叶酸的不良反应

叶酸没有副作用

不良反应

* 红斑
* 瘙痒
* 皮疹

按摩的影响及其评估

叶酸是口服的。因此,按摩对于叶酸的吸收没有影响。药物本身对于按摩技法的使用也没有影响,因为叶酸也是替代性疗法。

副作用

叶酸疗法的副作用是按摩师需要关注的。出现不良反应时应向医生报告。如果反应严重,应禁忌按摩(见页边栏“叶酸的不良反应”)。

特别提示:尽管补血药物治疗本身不要求对按摩方法做调整,但是要对客人的患病状况给予考虑。对于患恶性贫血的患者,按摩时应谨慎并注意禁忌按摩的部位。

红细胞和白细胞刺激性药物

常用药名:红细胞刺激剂

darbepotin alfa: Aranesp
重组人类促红细胞生成素α(*epoetin alfa*): Epogen、Eprex、Procrit

常用药名:白细胞刺激剂

促白细胞生成素(*filgrastim: Neupogen*)
聚乙二醇化非格司亭(*pegfilgrastim*):Neulasta
沙莫司亭(*Sargramostim*): Leukine、Prokine

在此部分将讨论刺激红细胞和白细胞生成的药物。

药物动力学

促红细胞生成素通过皮下或静脉注射给药。皮下给药后,血清峰值出现在5~24小时之间。其分布、代谢和排出的规律尚不详。Darpepotin是通过注射给药。这种药物是长效的,每两周注射一次。而促红细胞生成素需每周注射一次。刺激白细胞生成的药物也是通过注射给药。其分布、代谢和排出的规律也不详。

药效学

促红细胞生成素和darpepoetin可促进红细胞生成素的生成,从而刺激红细胞在骨髓内的生成。通常情况下,红细胞生成素在组织缺氧(氧减少)和贫血时在肾脏生成。红细胞生成素减少的患者会形成慢性正常红细胞贫血。此时,需要使用这些药物。

刺激白细胞生成的药物是使用人体内自然形成的、称为细胞活素的化学蛋白质合成制剂(DNA细胞重组),它们可以刺激骨髓增加白细胞的生成。

药物治疗学

促红细胞生成素和darpepoetin用于治疗慢性肾衰竭导致的正常红细胞贫血的患者(其特征是降低血红蛋白压积、降低浓缩的红细胞数量及每立方毫米的红细胞数量)。这些药物也用于治疗由于使用叠氮胸苷医治人类免疫缺陷病毒感染患者而引起的贫血。最后,此类药物会降低某些白血病患者对输血的需要。

特别提示:某些运动员非法地将此类药物用于提高比赛成绩。

刺激白细胞生成的药物用于为出现骨髓生长抑制的化疗患者出现髓抑制时增加白细胞的生成。

促红细胞生成素的不良反应

副作用

* 头痛
* 关节痛
* 恶心
* 乏力
* 晕眩
* 发热
* 肌痛

不良反应

* 腹泻
* 呕吐
* 胸痛
* 注射部位皮肤有反应
* 高血压

按摩的影响及其评估

由于这些药物通过注射给药,在注射的局部禁忌按摩。药物的吸收会持续近24小时。至少在这段时间内,按摩师不要进行操作。此类药物直接作用于肾脏或骨髓,对按摩效果没有影响。在按摩前,要征得医生的许可,并就注射的部位的吸收时间(局部禁忌时间)与医生进行核实。

副作用

按摩师应引起注意的血液细胞刺激药物所造成的副作用,包括疲劳、虚弱、晕眩和肌肉痛。在客人感觉无力时,建议缩短按摩时间。此外,在客人坐起来时,要保证安全。出现其他的不良反应时,要向医生报告,并禁忌按摩(见页边栏"促红细胞生成素的不良反应")。使用此类药物的客人通常病情很严重,并(或)在接受化疗。是否需要对按摩技法做出调整应以客人的状况而定,或与客人的病情有关,而与所使用的药物无关。

抗凝血剂

抗凝血剂用于减少血凝的机会。主要的抗凝血剂包括肝素、口服抗凝药和抗血小板药物。

肝素

常用药名

肝素钠(*heparin sodium*):Hepalean、肝素(Leo)、Liquaemin Sodium、Uniparin
低分子肝素钠(*Dalteparin Sodium*): Fragmin
依诺肝素钠(*Enoxaparin sodium*): Levenox

商业用途的肝素由动物组织制成,用于预防凝血的形成。由于其不会影响凝血因子的合成,肝素无法溶解已形成的血栓。

低分子量的肝素,如低分子肝素钠和依诺肝素钠,用于预防手术病人的深静脉血栓症(深处血管的血栓,通常是在大腿处)。

药物动力学

由于肝素由胃肠道的吸收效果不好,必须通过非经肠道的方式给药。在静脉注射后,药物快速分布,但是在皮下注射时的分布则不明确。肝素不进行肌肉注射,因为有局部出血的危险。肝素由肝脏代谢,代谢物随尿液排出。

肝素的不良反应

副作用

* 容易淤血

不良反应

* 红斑
* 瘙痒
* 皮疹

药效学

肝素可以下列的方式预防新血栓的形成。肝素通过激活抗凝血酶Ⅲ抑制凝血酶和纤维蛋白的形成。抗凝血酶Ⅲ然后会抑制内在和共同通路中的Ⅸa、Ⅹa和Ⅻa凝血因子。最终结果是预防出现稳固的纤维蛋白凝块。当使用的剂量低时,肝素会提高抗凝血酶Ⅲ抵抗凝血Ⅹa因子和凝血酶的活动,并抑制血栓的形成。剂量和药效之间的关系决定了合理使用低剂量的凝血酶来预防血栓。

药物治疗学

在几种临床情况下使用肝素来预防新血栓的形成或已有血栓的发展。这些情况包括:

* 预防或治疗静脉血栓栓塞。静脉血栓栓塞的特点是不恰当地或过度的静脉血栓活性。
* 治疗弥散性血管内凝血(DIC),这是其他疾病的并发症,导致加速血凝。
* 治疗动脉血凝,并预防心房纤颤患者血栓物的形成。心房纤颤是一种心律不齐。其症状是无效的动脉收缩造成血液在心房聚集,增加血栓形成的机会。
* 预防血栓形成,在出现急性心肌梗死时,通过预防在已形成血栓的部位再次出现血栓而促进心脏循环。

肝素也可用于当患者的血液需要通过仪器在体外循环时预防血栓,如心肺旁路或使用血液透析仪。肝素对于预防整形外科手术中出现的血栓也有效(在许多情况下,此类手术会极大地激活凝血机制)。实际上,肝素是在进行整形外科手术时选择使用的药物。

按摩的影响及其评估

肝素仅通过非经肠道方式给药。在皮下注射4~5小时后,局部禁忌按摩。这样会预防增加吸收率。肝素减少血栓形成几率的作用与人体对按摩技法没有影响。但是,由于是在血栓形成的风险很高或血栓已出现的情况下使用肝素,完全禁忌按摩,除简单的触摸及增加体力的操作外。因为这样的操作不涉及软组织。如果使用的是小剂量的肝素来保持静脉开放(如那些用于透析或化疗的药物),有些按摩方法要取得医生的同意。禁忌深处组织的按摩,因为有出现淤血的危险,也要限制使用移动体液和血液的全身按摩。要针对客人的具体状况对按摩的方法做出调整。

副作用

使用肝素时最常见的副作用是容易出现淤血。正如我们指出的,禁忌深处组织的按摩(见页边栏“肝素的不良反应”)。

口服抗凝血剂

常用药名

双香豆素(*dicumarol*):双(羟)香豆素(bishydroxycoumarin)
华法林钠(*warfarin sodium*):香豆定(Coumadin)、warfilone Sodium

在美国使用的主要的口服抗凝血剂是由香豆素合成的双香豆素。

药物动力学

口服时,华法林钠快速地、几乎完全地吸收。血液凝固防止剂吸收的较慢,且不规律。华法林钠和双香豆素都由肝脏代谢,随尿液排出。

药效学

口服的抗凝血药物改变肝脏合成对维生素K有依赖性的凝血因子, 包括凝血酶和凝血因子Ⅶ、Ⅸ和Ⅹ。但是,血液中已有的凝血因子继续凝固血液,直到这些因子彻底耗尽为止。抗血液凝固的作用不是立即发生的。

药物治疗学

口服的抗凝血剂用于治疗血栓栓塞,并在这种情况下,在患者仍在服用肝素的时候就开始使用。但是,对于血栓风险高的门诊患者在使用肝素前就可开始服用华法林。

口服的抗凝血剂也用于预防深静脉的血栓症,并可用于使用人造心脏瓣膜或受损的二尖瓣的患者。这些药物有时和抗血小板药(如潘生丁dipyridamole)一起使用以降低动脉血栓。

按摩的影响及其评估

口服的抗凝血剂的吸收率不会由于按摩而增加。此类药物的作用是预防某些凝血因子的合成,从而降低血栓形成的概率和速度。按摩对药物的这些作用没有任何影响。但是需要对客人的病情加以考虑。一旦出现血栓,不可以实施按摩。如果长期使用此类药物,只有医生认为患者的病情稳定并在准许的情况下,才可以为客人按摩。恰当的操作方法是:不进行深处组织的按摩,尽量不使用影响全身血液和体液循环的技法(特别是轻抚法和叩抚法)。

副作用

按摩师无需担心抗凝血剂的副作用。最常见的副作用是容易出现淤血。这意味着禁忌深处组织按摩。如出现其他的不良反应要报告医生,且禁忌按摩(见页边栏“口服抗凝血剂的不良反应”)。

口服抗凝血剂的不良反应

副作用

* 淤血

不良反应

* 出血

抗血小板药物

常用药名

阿司匹林(*asprin*):乙酰水杨酸(acetylsalicylic acid)、Ancasal、ASA、Ecotrin、Empirin
西洛他唑(*Cilostazol*):Pletal
氯比格雷(*Clopidogrel*): Plavix
双嘧达莫(潘生丁*Dipyridamole*):Apo-Dipyridamole、Novo-Dipiradol、Persantin、Persantine
已酮可可碱(*pentoxifylline*):Trental
苯磺唑酮(*sulfinpyrazone*):Anturan、Anturane
噻氯匹定(*ticlopidine*):高浓度-噻氯匹定(Alti-Ticlopidine)、Ticlid

抗血小板药物用于预防动脉血栓栓塞,特别是用于有心肌梗死危险的患者、中风患者、动脉硬化患者(动脉变硬)和动脉粥样硬化症患者。

药物动力学

所有抗血小板药物均为口服,吸收非常快,并在给药后1~2小时内达到浓度峰值。阿司匹林的抗血小板作用可维持10天,或与血小板通常能存活的时间一样。苯磺唑酮需要连续服用多日。

药效学

抗血小板药物以不同的药物特性的和与剂量相关的方式干预血小板的活性。小剂量的阿司匹林(每天50~325mg)似乎是通过抑制前列腺素合成来制止血栓的形成,也从而预防血小板聚合物质凝血烷A_2的形成。双嘧达莫也可以抑制血小板聚合。

苯磺唑酮似乎可以抑制多种血小板的功能。当剂量为400~800mg/d时,此药物可以延长血小板的存活时间。当剂量大于600mg/d时,可以延长用于血液透析的动静脉分流的开放。一次的剂量便可以很快抑制血小板聚合。

噻氯匹定和氯比格雷在血栓串联的第一阶段抑制纤维蛋白原和血小板的结合。双嘧达莫可以降低纤维蛋白原的浓度,西洛他唑可以减少血小板的聚合。

药物治疗学

抗血小板药物有多种不同的用途。阿司匹林用于曾患心肌梗死或心绞痛的患者,以减少死亡的危险。为男性患者使用时,可降低一过性缺血发作(TIA)的风险(血液向脑部的循环减少)。出现一次心肌梗死后,可以使用苯磺唑酮减少突发性心脏死亡的危险。对于由风湿热导致的二尖瓣狭窄(二尖瓣膜狭窄)的患者,可以降低全身栓塞的危险。

双嘧达莫和香豆素合成物一起使用,预防心脏瓣膜置换后出现血栓。双嘧达莫和阿司匹林也曾一起使用,防止进行过主动脉冠状动脉旁路移植物(旁路手术)或使用人造心脏瓣膜的患者出现血栓症。噻氯匹定用于减少高危病人(包括有频发TIA史的患者)栓塞性发作和曾出现过血栓的患者的形成血栓的危险。

其他用途包括:治疗缺血性的发作、心绞痛、间歇性跛行和周围血管疾病。

抗血小板药物的不良反应

副作用

* 胃部不适
* 胃灼热
* 恶心
* 便秘
* 面色潮红
* 晕眩
* 虚弱
* 头痛

不良反应

* 便血
* 胃肠道出血
* 皮疹
* 肝脏损伤
* 嗜中性白细胞减少
* 过敏性休克

按摩的影响及其评估

无需考虑抗血小板药物的给药途径。药物作用于凝血的因子,对按摩的效果没有影响。需要根据客人的病情对按摩技法做出调整。必须要咨询医生。

副作用

按摩师需关注的副作用是胃灼热、便秘和可能出现的淤血。尽管这些药物的效果没有抗凝血剂那么强烈,但是进行深度组织按摩时要当心,避免造成客人出现淤血。如果客人感觉胃灼热,长时间平躺或俯卧可能会使不舒服。如果客人便秘,建议进行腹部按摩(见页边栏“抗血小板药物的不良反应”)。

血栓溶解药

常用药名

阿替普酶(组织纤溶酶原激活物*alteplase*): Actilyse、Activase
阿尼普酶(*anistreplase*): Eminase
链激酶(*streptokinase*): Kabikinase、Streptase

血栓溶解的药物用于溶解已存在的血凝块或血栓,通常是急性的或突然发作的情况。

药物动力学

在静脉或冠状动脉给药后,血栓溶解的药物在循环系统内立即全面分布,快速激活纤维蛋白溶酶素酶原(血浆酶的前体,可溶解纤维蛋白凝块)。阿替普酶被快速地清除出循环血浆,主要是由肝脏来完成这个工作。Anistreplase由血浆代谢。链激酶被抗体和网状内皮组织(人体内参与抗击感染和细胞分解废弃物的系统)快速地清除出循环系统。链激酶不太可能会透过胎盘。

药效学

血栓溶解的药物可以将纤维蛋白溶酶素酶原转化成纤维蛋白酶。此酶可溶解血栓、纤维蛋白原和其他的血浆蛋白。

药物治疗学

溶解血栓的药物有多种用途。可用于治疗某种血栓栓塞,也可用于溶解动静脉导管(用于透析)和静脉导管中的血栓,以使血流重新畅流。血栓溶解的药物也是溶解新近形成的血栓的药物。在血栓刚刚形成后立即给药似乎效果最佳。当然,在症状出现后6小时之间使用便会有效果。

此外,每种药物都有其特别的用途。阿替普酶用于治疗急性心肌梗死、肺栓塞和急性缺血的发作。阿尼普酶也可用于治疗急性心肌梗死。链激酶用于治疗急性心梗、肺部栓塞、深静脉栓塞症和动脉栓塞,也可用于疏通堵塞的动静脉导管。

按摩的影响及其评估

由于这些药物仅用于处理急症以及在出现血凝块时使用，因此在用药时绝对禁忌按摩。

快速问答题：

1. 有一位客人来按摩。他在服用华法林钠。当你询问为何服用时，他告诉你是因为最近患上深静脉栓塞症。那么你应该怎么做？

2. 你的客人告诉你：她由于循环系统的问题服用噻氯匹定已有5年的时间。这种情况对按摩有何影响？

第八章　呼吸疾病药物

从鼻开始到肺部毛细管为呼吸系统。呼吸系统的主要功能是进行人体和环境之间的气体交换。换言之,这个系统吸入氧气,呼出二氧化碳。促进呼吸功能的药物包括甲基黄嘌呤、除痰剂、止咳药、黏液溶解剂和减轻充血药物。

甲基黄嘌呤类药物

甲基黄嘌呤,也称为黄嘌呤,用于治疗呼吸道疾病。

甲基黄嘌呤类药物的类型

常用药名

氨茶碱(*aminophylline*):氯茶碱(Phyllocontin)

无水茶碱(*anhydrous theophylline*):Accurbron、水茶碱(在美国已停用)、Asmalix、Bronkodyl、Elixophyllin、Slo-bid(在美国已停用)、Slo-Phyllin、Theo-Dur、Theobid(在美国已停用)

胆茶碱(*oxtriphylline*):Choledyl SA

甘氨酸茶碱钠(*theophylline sodium glycinate*)

甲基黄嘌呤包括无水茶碱及其衍生物盐氨茶碱、胆茶碱和甘氨酸钠茶碱。

药物动力学

甲基黄嘌呤类药物动力学会因患者使用的甲基黄嘌呤的种类、剂型和给药路径的不同而有所差异。

口服的茶碱溶液或快速释放的茶碱片剂能快速并完全吸收。某些缓慢释放型的茶碱的吸收与胃的pH值有关。食物也会改变吸收的效果。茶碱主要由肝脏代谢。对于成人和儿童而言,约10%的药物以原型随尿液排出。由于婴儿的肝脏尚未发育成熟,代谢功能降低,约一半的药物以原型随尿液排出。

药效学

甲基黄嘌呤有多种起作用的方式。甲基黄嘌呤降低呼吸道的反应,通过松弛支气管平滑肌缓解支气管痉挛。对于治疗可逆的阻塞性呼吸道疾病(如哮喘)的这一特殊机制的作用方式我们尚不完全了解。

对于非可逆的阻塞性呼吸道疾病(慢性支气管炎、肺气肿和呼吸暂停),甲基黄嘌呤可以提高大脑呼吸中枢对二氧化碳的敏感度并可以刺激呼吸动作。对于慢性支气管炎和肺气肿,这些药物可以减轻横膈的疲乏(横膈是分隔腹部和胸腔的呼吸肌)。这些药物还可以促进心室的功能,因此也有助于心脏的泵血功能的提高。

药物治疗学

茶碱及其盐用于治疗哮喘(二线或三线药物)、慢性支气管炎和肺气肿。据食品药品管理局(FDA)目前正在进行的调查显示,茶碱一直用于临床治疗新生儿呼吸暂停(新生儿暂短无呼吸)的试验。

甲基黄嘌呤的不良反应

副作用

* 易怒
* 烦躁不安
* 焦虑
* 失眠
* 晕眩

不良反应

* 恶心
* 呕吐
* 腹部痉挛
* 厌食
* 心动过速
* 心悸
* 心律不齐

吸烟会增加茶碱的消耗,从而降低药物的效果。

按摩的影响及其评估

甲基黄嘌呤有几种不同的给药路径。多数情况下是通过口腔给药。也可以通过静脉给药或作为直肠栓剂使用。这几种给药路径对按摩都不会带来影响。因为,按摩不会提高药物的吸收率。药物对肺部平滑肌和脑部呼吸控制中枢有特别的作用。这些作用对按摩的效果没有影响。

副作用

这些药物的常见副作用为晕眩、烦躁不安和焦虑。这些副作用会降低以放松为目的的按摩效果。全身反射技法,如轻抚法和摇动法,要经更长的时间才能显现出按摩的效果。为满足客人放松的目的,在开始时先使用慢节奏的轻抚法和摇动法会达到更好的效果。更具兴奋效果的叩抚法和摩擦法会加剧药物的副作用(见页边栏"甲基黄嘌呤的不良反应")。

其他哮喘药物

常用药品

舒喘灵(*albuterol*):Apo-Salvent、Proventil、Ventolin
色甘酸钠(*cromolyn*): Crolom、Gastrocrom、Intal、Nasalcrom、Rynacrom
溴化异丙托品(*ipratropium*):Apo-Ipravent、Atrovent(含舒喘灵成分时,称为Combivent)
异丙(去甲)肾上腺素(治喘灵*isoproterenol*):Isuprel、Medihaler-Iso、Norisodrine
吡丁醇(*pirbuterol*):Maxair

其他缓解支气管痉挛的哮喘药物均为第三章中介绍过的起效时间短的β肾上腺素能阻滞剂和抗胆碱能的药物。最常见的有异丙托溴铵、舒喘灵和异丙(去甲)肾上腺素。其他的常用药物是吡丁醇和色甘酸钠。

药物动力学

其他的哮喘药物为口服,或在许多情况下为吸入式制剂。药物种类不同,其吸收和分布的特性也有差异。

药效学

溴化异丙托品、舒喘灵和异丙(去甲)肾上腺素通过刺激交感神经系统来松弛支气管平滑肌。这些药物既可以单独使用也可以和其他的哮喘药物或类固醇药物一起使用。

吡丁醇也会作用于β_2肾上腺素受体,刺激神经系统并使支气管平滑肌放松。定期使用其药物的吸入式制剂,可预防支气管痉挛。

色甘酸钠通过稳定肥大细胞膜来抑制组胺的释放。这样会减缓过敏反应的时间,从而缓解支气管哮喘。此药也用于预防患哮喘症时出现的支气管痉挛,但是不用于治疗急性发作的哮喘。此药也是吸入型制剂。

药物治疗学

这些药物用于治疗哮喘、慢性支气管炎和肺气肿。其他的用途包括缓解肺癌患者气短的症状。

按摩的影响及其评估

按摩师不必关注这些药物的给药路径。β肾上腺素能阻滞剂的作用是刺激交感神经系统。尽管这些药物的作用专门对支气管平滑肌,不像吸入剂那样充分吸收,因此会出现全身性的反应。这些药物会降低全身反射技法的效果。开始时先使用慢节奏的轻抚法和摇动法,并在按摩过程中持续较长时间地运用这样的技法会逆转这样的影响。色甘酸钠对于肥大细胞膜的作用对于按摩的效果没有影响。

副作用

其他哮喘药物的常见副作用包括精神紧张、震颤和晕眩。以上介绍的对按摩技法的调整可以缓解这些副作用。当客人离开按摩床时要多加注意,以保证客人没有出现晕眩。要保证客人的安全(见页边栏“其他哮喘药物的不良反应”)。

其他哮喘药物的不良反应

副作用

* 精神紧张
* 震颤
* 口干
* 咳嗽
* 晕眩

不良反应

* 心悸
* 胸痛
* 心动过速
* 腹泻
* 喘息
* 排尿困难
* 尿潴留
* 关节痛和肿胀
* 皮疹

除痰剂

除痰剂使黏液变稀,因此可以更容易地从呼吸道中排出。除痰剂也可以减轻呼吸道黏液膜的损伤。

愈创木酚甘油醚

常用药名

愈创木酚甘油醚(*guaifenesin*):Anti-Tuss、Balminil、Breonesin(在美国已停用)、Guistuss、

Humibid LA、Robitussin

最常使用的除痰剂是愈创木酚甘油醚。

药物动力学

愈创木酚甘油醚通过胃肠道吸收，由肝脏代谢，主要由肾脏排出。

药效学

通过提高呼吸道液体的生成，除痰剂降低黏膜的浓稠度、黏合度和表面张力，使呼吸道液体更容易从气管中排出。除痰剂对呼吸道的黏膜也有镇静效果。

药物治疗学

愈创木酚甘油醚用于缓解感冒导致的咳嗽、支气管炎、流行感冒、鼻窦炎、支气管哮喘、肺气肿和其他呼吸系统疾病。愈创木酚甘油醚也可用于缓解干咳，如果在医生的指导下服用是安全的，愈创木酚甘油醚可以单独使用，或与止咳药、麻醉药或抗组胺剂一起使用。

愈创木酚甘油醚的不良反应

副作用

* 嗜睡

不良反应

* 恶心
* 呕吐
* 腹泻
* 腹部疼痛

按摩的影响及其评估

对于口服的愈创木酚甘油醚，无需担心按摩提高吸收率的问题。药物直接作用于呼吸道，不会改变任何按摩技法的效果。

副作用

愈创木酚甘油醚会产生嗜睡的副作用。这意味着按摩所带来的放松效果会被加强。在按摩结束时使用兴奋性的技法可以轻而易举地克服这个问题(见页边栏“愈创木酚甘油醚的不良反应”)。

止咳药

止咳药可以止住或抑制咳嗽。

不同品种的止咳药

常用药名

苯佐那酯(*benzonatate*):退咳(Tessalon)
可待因(*codeine*):甲基吗啡、Paveral
氢溴酸右美沙芬 (*dextromethorphan hydrobromide*):Balminil DM,Benylin,Koffex,Pertussin

氢化可待因(*hydrocodone*)

止咳药通常用于治疗干咳、无分泌物的咳嗽。

药物动力学

止咳药由胃肠道吸收良好,由肝脏代谢,随尿液排出。

药效学

止咳药的几种作用方式略有不同。苯佐那酯通过麻醉拉伸支气管、肺泡和胸膜受体发挥作用。可待因、氢溴酸右美沙芬和氢化可待因通过直接作用于延髓的咳嗽中枢来止住咳嗽反射。

药物治疗学

这些药物的使用方法稍有不同,但是每种药都可以治疗严重的无分泌物干咳,这种咳嗽影响患者的休息和每天的正常生活。苯佐那酯可以缓解由肺炎、支气管炎、普通感冒和慢性肺病(如肺气肿)导致的咳嗽。也可以在患者做支气管诊断检查(如支气管镜)时使用,以避免患者咳嗽。氢溴酸右美沙芬在美国最广泛地用做止咳药,比可待因的止咳效果更好。氢溴酸右美沙芬之所以受欢迎,是因为它的副作用很少。

麻醉止咳药(常用的此类药物有可待因和氢化可待因)用于治疗难以控制的咳嗽,通常由肺癌引起。但是,也可用于治疗感冒或流感引起急性支气管炎时出现的咳嗽。

按摩的影响及其评估

止咳药的给药路径无须按摩师考虑,因为止咳药为口服。这些药物作用于肺部受体或延髓的咳嗽中枢。这些作用对按摩的效果没有影响。

副作用

按摩师需关注的副作用是晕眩、镇静和便秘。药物的副作用会加强全身按摩的放松效果。但是,客人在按摩的过程中无此感觉。同样,在按摩结束时要使用刺激的技法(如快速的轻抚法和叩抚法),以帮助客人适应按摩后的状态并清醒。当客人变换姿势和离开按摩床时,按摩师要给予关照。腹部的按摩对便秘有帮助(见页边栏“止咳药的不良反应”)。

止咳药的不良反应

副作用

* 晕眩
* 镇静
* 头痛
* 鼻充血
* 便秘
* 低血压

不良反应

* 皮疹
* 寒战
* 胸部麻木
* 心律不齐
* 昏迷
* 癫痫
* 呼吸停滞

黏液溶解剂

黏液溶解剂直接作用于黏液,将黏稠的分泌物分解,使分泌物更容易被排出。

乙酰半胱氨酸

常用药名

乙酰半胱氨酸(*acetylcysteine*):Airbron、痰易净(Mucomyst)、Parvolex

乙酰半胱氨酸是唯一的巯基化合物合成黏液溶解剂,在美国,其临床用途是治疗黏液异常、浓稠的患者。

药物动力学

吸入式乙酰半胱氨酸由肺部上皮细胞吸收。而口服的乙酰半胱氨酸由胃肠道吸收。乙酰半胱氨酸由肝脏代谢,其排泄途径未知。

药效学

乙酰半胱氨酸通过改变黏液的分子成分降低呼吸道分泌物的黏稠度。

药物治疗学

黏液溶解剂与其他的医疗手段相结合,用于治疗患者的异常浓稠的分泌物,对患者的支气管炎、肺气肿、与囊性纤维变性相关的肺部并发症及黏液堵塞导致的肺不张有治愈效果。患肺炎、支气管扩张或慢性支气管炎时会出现黏液堵塞的现象。患者也可在进行支气管造影前使用或用于其他支气管的检查中。

乙酰半胱氨酸是过量服用醋氨酚的解毒剂。但是,乙酰半胱氨酸对于醋氨酚中毒导致的肝坏死没有保护作用。

乙酰半胱氨酸的不良反应

在给药时,乙酰半胱氨酸有“臭鸡蛋”的气味。会使人感觉恶心。

副作用

* 嗜睡
* 流鼻涕
* 恶心

不良反应

* 支气管痉挛
* 胃炎
* 呕吐

按摩的影响及其评估

黏液溶解剂的给药方法是吸入或口服。无需担心按摩会增加药物的吸收率。药物直接作用于呼吸系统,对按摩技法没有影响。

副作用

黏液溶解剂的副作用包括嗜睡和流鼻涕。按摩结束时可使用一些兴奋的技法以克服有可能出现的镇静效果。要为客人备好纸巾(见页边栏“乙酰半胱氨酸的不良反应”)。

减轻充血剂

减轻充血剂根据其给药途径分为全身减轻充血剂和局部减轻充血剂两种。

减轻充血剂的种类

常用药名

麻黄素(*ephedrine*):Kondon's Nasal(在美国已停用)、Pretz-D
肾上腺素(*epinephrine*):支气管喷雾(Bronchial Mist)、Epinal、Primatene、Vaponefrin
萘甲唑啉(*naphazoline*):AK-Con、Albalon、Allersol、Naphcon、Privine、VasoClear、Vasocon
羟甲唑啉(*oxymetazoline*):Afrin、Dristan、Duramist、Visine
去氧肾上腺素(*phenylephrine*):Dionephrine、Neo-Synephrine、Prefrin、Rhinall
假麻黄碱(*pseudoephedrine*):Cenafed、Drixoral、Efidac、Maxenal、Myfedrine、Pseudofrin、Pseudogest、Robidrine、Sudafed
四氢萘唑啉(*tetrahydrozoline*):Collyrium、Fresh、Eyesine、Murine、Tetrasine、Tyzine
木甲(丁苄)唑啉(*xylometazoline*):Decongest

拟交感神经药物,全身减轻充血剂刺激交感神经系统,缓解呼吸道网状血管的肿胀。全身减轻充血剂包括肾上腺素、去氧肾上腺素和假麻黄碱。

局部减轻充血剂也是很有效的血管收缩药。当直接涂抹于鼻内肿胀的黏膜时,对鼻充血有即时的缓解作用。局部减轻充血剂包括:麻黄素、肾上腺素和去氧肾上腺素(拟交感胺类药),以及萘甲唑啉、羟甲唑啉、四氢萘唑啉和木甲唑啉(拟交感胺类药物的咪唑啉衍生物)。

药物动力学

各种减轻充血类药物的药物动力学特性有所差异。当口服时,全身性的减轻充血剂很容易地由胃肠道吸收,并在体内广泛分布进入组织和体液,包括脑脊液、胎盘和乳汁。全身性的减轻充血剂由肝脏缓慢地、不完全地代谢,并在口服24小时后,大部分以原型态随尿液排出。局部减轻充血剂直接作用于鼻腔内血管平滑肌的α受体,导致小动脉收缩,药物的吸收微不足道。

药效学

全身性和局部减轻充血剂的药效特性差异很小。全身性减轻充血剂通过直接刺激鼻腔黏膜血管的α肾上腺素能受体导致血管收缩。药物还导致尿道和胃肠道括约肌收缩、瞳孔扩大,并减少胰岛素分泌。这些药物也可以间接地起作用,导致体内存储部位去甲肾上腺素的释放,从而导致周围血管的收缩。

局部减轻充血剂的作用和全身减轻充血剂相同, 也是刺激鼻腔中血管平滑肌的α肾上腺素能受体,从而使血管收缩。减少流向鼻腔黏膜的血液,加之毛细血管渗透性减弱,因此减轻肿胀。药物的这一作用可以通过鼻窦和鼻道的排空及咽鼓管开放来促进呼吸功能。

药物治疗学

全身和局部减轻充血剂用于缓解由花粉热、过敏性鼻炎、血管舒缩性鼻炎、急性鼻炎(出现大量的鼻分泌物)、鼻窦炎和普通感冒引起的鼻黏膜肿胀。全身性减轻充血剂通常和其他药物一起使用,如抗组胺剂、抗毒蕈碱、退热镇痛剂、咖啡因和止咳剂等。局部减轻充血剂比全身减轻充血剂有两个优点:不良反应最小及症状缓解快。

减轻充血剂的副作用

副作用

* 紧张
* 烦躁不安
* 失眠
* 黏膜发干

不良反应

* 心悸
* 尿潴留
* 血压高
* 过敏反应
* 局部减轻充血剂:

过长时间使用(5天以上)局部减轻充血剂的常见的不良反应是鼻充血回弹。其他的反应包括:

* 鼻黏膜灼烧感和刺激感
* 打喷嚏
* 黏膜干燥或溃疡

按摩的影响及其评估

由于这些药物直接涂抹于黏膜局部或口服,给药路径对于按摩没有任何影响。口服的全身性减轻充血剂的作用是刺激交感神经系统,也有可能增加去甲肾上腺素的分泌。这两个作用都会对全身性的按摩技法有影响。因而降低使客人进入副交感神经系统放松状态的能力。更多地使用慢节奏的轻抚法和摇动法,延长这些技法的使用时间会克服这些不良反应,并有助于客人放松。局部减轻充血剂可使血管收缩,并不会为全身吸收。因此,以上这些担心都不存在。

副作用

口服全身减轻充血剂的副作用常有发生。由于交感神经系统的刺激常会出现紧张、烦躁不安和失眠。按摩师必须根据前面的介绍对按摩技法做出调整(见页边栏“减轻充血剂的不良反应”)。

快速问答题:

1. 你的客人来做按摩,并告诉你他患了重感冒和支气管炎。他目前在使用减轻充血剂肾上腺素和愈创木酚甘油醚,同时还服用可待因治疗咳嗽。这种情况对按摩有何影响?

2. 你的按摩客人患有哮喘。由于急性发作正在使用可必特(商品名是Combivent,为溴化异丙托品和硫酸沙丁胺醇的合剂)吸入剂和吡丁醇。是一天两次的预防性治疗。这些药物会给客人造成刺激性的交感神经全身反应吗?

第九章　胃肠道药物

药物与胃肠系统

胃肠道(GI)基本上是一个肌肉管状的腔道。胃肠道始于口腔,止于肛门,包括咽、食管、胃和大、小肠。它的主要功能是消化和吸收食物和液体,并排出代谢的废物。用于改善胃肠道功能的药物可分为消化性溃疡药、吸附剂、排气药、止泻药和缓泻药,以及止吐剂和催吐剂。

消化性溃疡药

消化性溃疡是一种局限于食道下部、胃或小肠中黏膜的损害。消化性溃疡主要的成因有三类:幽门螺旋杆菌感染,使用非类固醇抗炎药(NSAID)形成的溃疡,分泌过多造成的溃疡(如Zollinger-Ellison综合征,一种胃酸分泌过多导致的消化性溃疡)。消化性溃疡药或用于根除幽门螺旋杆菌,或使酸和胃蛋白酶的分泌与胃肠道黏膜的防御能力重新达到平衡。这些药物包括:全身性的抗生素、抗酸剂、组胺-2(H_2)受体拮抗剂、质子泵抑制剂和其他的消化性溃疡药(如米索前列醇和硫糖铝)。

全身性的抗生素

常用药名

阿莫西林 *(Amoxicillin)*:Amoxicet, Amoxil, Apo-Amoxi, Gen-阿莫西林,Moxilin、Novo-moxin、Trimox、Xymox

克拉霉素*(Clarithromycin)*: 比阿辛克拉霉素(Biaxin)

甲硝唑*(Metronidazole)*: Apo-Metronidazol、Flagyl、耐瑞(Noritate)、Novo-Nidazol

四环素*(Tetracycline)*: Apo-Tetra、Brodspec、EmTet、Novo-Tetra、Sumycin、Wesmycin

幽门螺旋杆菌是一种革兰阴性细菌。据信,这是导致消化性溃疡和胃炎(胃黏膜发炎)的主要致病因素。根治细菌可以促使溃疡愈合,并减少其复发的可能性。有效的治疗方案是将两种或多种抗生素与其他药物联合使用。用于治疗幽门螺旋杆菌的全身性抗生素在前面已列出。

药物动力学

全身性抗生素以不同的方式由胃肠道吸收。食物，特别是乳制品，会降低对四环素的吸收。所有这些药物都在体内广泛地分布，并随尿液排出。

药效学

抗生素通过消灭幽门螺旋杆菌感染而起作用。此类药物通常和H_2受体拮抗剂或质子泵抑制剂（见下面的介绍）联合使用，用于减少胃酸，并促进溃疡的进一步愈合。

药物治疗学

对于将不同种类的抗菌剂和H_2受体拮抗剂或质子泵抑制剂混合使用的效果，一直在进行临床研究。将至少两种抗菌药和一种抗酸剂一起使用2周的治疗方法可以成功地治愈高达90%的溃疡病患者。

抗生素的不良反应

副作用

* 恶心
* 腹泻
* 味觉变化

不良反应

* 皮疹
* 过敏性休克

按摩的影响及其评估

按摩不会影响口服抗生素的吸收。药物直接作用于细菌，对身体及按摩的反应没有影响，无需对按摩技法进行调整。

副作用

抗生素的主要副作用是引起胃肠道不适和腹泻。通常在服药一天或两天后，或将药物与食物一同服用时副作用消失，无需对按摩技法进行调整（见页边栏“抗生素的不良反应”）。

抗酸剂

常用药名

氢氯化铝（*aluminum hydroxide*）： AlternaGel、Alu-Cap、Amphojel、Basaljel（在美国已停用）

碳酸钙（*Calcium Carbonate*）： Alkamint、Amitone、Apo-Cal、咀嚼钙片、Chooz、Florical、Mallamint、Rolaids Calcium Rich、Tum

氢氧化铝镁（*magaldrate*）复方氢氧化铝镁（*aluminum-magnesium complex*）： Diovol、Gelusil、Maalox、Univol

氢氧化镁（*magnesium*）： 氧化镁乳浆剂(magnesia)、氧化镁乳液(milk of magnesia)

药物动力学

抗酸剂通过中和胃酸对胃的局部起作用。抗酸剂无需吸收便可治疗消化性溃疡。

抗酸剂分布于整个胃肠道,主要随粪便排出。

药效学

抗酸剂的酸中和作用可减少胃肠道中的酸含量,使消化性溃疡更有机会愈合。当胃部高酸时,胃蛋白酶(在胃部生成的酶,其作用是分解蛋白质)的作用效果更好,因此,当酸的含量降低时,胃蛋白酶的作用也降低。与我们的常识相矛盾的是,抗酸剂的作用方式并不是为溃疡或胃肠道的内膜附上保护层。

药物治疗学

抗酸剂单独或和其他药物一同使用时,通常用于缓解疼痛,并促进消化性溃疡的愈合。抗酸剂也可以缓解胃酸消化不良症状、胃灼热的症状、消化不良或胃食管反流疾病(GERD)。胃食管反流是指胃和十二指肠中的内容物反流到食管中。

抗酸剂也可用于预防危重患者在身体承受重大应激反应时出现的应激性溃疡及胃肠道出血。此类药物也用于控制肾衰竭患者的高磷酸盐血症(血液中磷酸盐水平升高)。由于钙在胃肠道中与磷酸盐结合,碳酸钙抗酸剂可防止磷酸盐的吸收。

按摩的影响及其评估

按摩不会影响抗酸剂的吸收。药物直接作用于胃酸,这些药物不会影响身体对按摩的反应。

副作用

便秘是某些抗酸剂的副作用。副作用的出现与所使用的抗酸剂种类及使用频率有关。按摩师可以通过腹部按摩帮助刺激肠道的活动和促进增加液体的吸收来缓解这一问题(见页边栏“抗酸剂的不良反应”)。

抗酸剂的不良反应

所有的抗酸剂不良反应均与使用剂量有关。

副作用

* 腹泻
* 便秘

不良反应

* 电解质失衡
* 出现肾结石

H_2受体拮抗剂

常用药名

西咪替丁(*cimetidine*):脱-西咪替丁(Apo- Cimetidine)、Nu-Cimet、泰胃美(Tagamet)

法莫替丁(*famotidine*):Alti-Famotidime、Apo-Famotidine、Novo-Famotidine、Pepcid、Rhoxal-famotidine、Ulcidine

尼扎替丁(*nizatidine*): Apo-Nizatidine、Axid、Novo-Nizatidine

雷尼替丁(*Ranitidine*):Alti-Ranitidine、Apo-Ranitidine、Novo-Ranitidine、Nu-Ranit、Zanta、Zantac

在美国,医生常将H_2受体拮抗剂作为抗溃疡药使用。低剂量的非处方抗溃疡药也有售。

药物动力学

西咪替丁、尼扎替丁和雷尼替丁快速并完全地由胃肠道吸收。法莫替丁不完全吸收。食物和抗酸剂会减少H_2受体拮抗剂的吸收。H_2受体拮抗剂在体内广泛地分布，由肝脏代谢，随尿液排出。

药效学

H_2受体拮抗剂阻止组胺刺激胃壁细胞分泌酸。胃酸的分泌有赖于胃泌素、乙酰胆碱和组胺与胃壁细胞受体的结合。如果与上述物质中某一种的结合被阻断，胃酸的分泌就减少。H_2受体拮抗剂通过与H_2受体的结合，阻止组胺在胃里的作用，从而减少酸的分泌。

药物治疗学

H_2受体拮抗剂在医疗上用于促进十二指肠和胃溃疡的愈合，并且对病理性胃肠道分泌过多的症状（如Zollinger-Ellison综合征）有长期的治疗效果。这些制剂也可用于减少胃酸分泌，并预防重症患者及食道反流或上胃肠道出血患者出现应激性溃疡。

H_2受体拮抗剂的不良反应

副作用

* 头痛
* 眩晕
* 便秘

不良反应

* 皮疹
* 瘙痒
* 肌肉疼痛
* 阳痿
* 性欲丧失
* 腹泻

按摩的影响及其评估

与前面所提到的胃肠道药物一样，H_2受体拮抗剂直接作用于胃部，并不会影响身体对不同按摩技法的反应。

副作用

使用H_2受体拮抗剂最常见的副作用是便秘。按摩师通过为客人实施以刺激肠道为目的的腹部按摩，可帮助客人克服这种副作用。如出现其他的副作用，必须向医生报告（见页边栏“H_2受体拮抗剂的不良反应”）。

质子泵抑制剂

常用药名

埃索美拉唑（*esomeprazole*）：艾美拉唑（Nexium）
兰索拉唑（*lansoprazole*）：兰索拉唑（Prevacid）
奥美拉唑（*omeprazole*）：洛赛克（ Losec）、奥美拉唑（Prilosec）
潘托拉唑（*pantoprazole*）：Panto IV、潘妥洛克（Pantoloc）、Protonix
雷贝拉唑（*rabeprazole*）：Aciphex

质子泵抑制剂破坏胃细胞中的化学性结合，从而减少胃酸的产生，减轻不适，并使消化性溃疡愈合。

药物动力学

质子泵抑制剂以肠衣片制剂，用于口服。服用后，药绕过胃部。因为此药对酸极度不稳定(很容易被分解)，当药到达小肠时会被溶解，其吸收速度很快。这些药物由肝脏充分地代谢为灭活的化合物，然后随尿液排出。

药效学

质子泵抑制剂通过与氢、钾和胃壁细胞内的三磷酸腺苷(H^+、K^+-ATP)结合来阻止胃酸完成其分泌的最后一步。这样可以有效地阻止胃酸的分泌，并减少胃内胃酸的总量。

药物治疗学

质子泵抑制剂可短期用于治疗活动性胃溃疡、小肠内活动性溃疡及腐蚀性食道炎(当食道内黏膜侵蚀时，形成腐蚀性食道炎)。当其他药物对有症状的GERD无治疗效果时，也可以使用这些药物进行治疗。将质子泵抑制剂和其他的抗生素一起使用可以治疗幽门螺旋杆菌感染引起的活动性消化性溃疡。最后，这些药物可长期用于治疗分泌过多状态，如Zollinger–Ellison综合征(胃酸过度分泌)。

按摩的影响及其评估

质子泵抑制剂直接作用于胃细胞，以减少胃酸的生成。这一作用不会影响人体对不同按摩的反应。无需对按摩技法做出任何的变化或调整。

副作用

此类药物的副作用是便秘和肠胃胀气。按摩师通过按摩腹部可以帮助客人粪便顺畅地在肠内移动。应鼓励客人多喝水(见页边栏“质子泵抑制剂的不良反应”)。

质子泵抑制剂的不良反应

所有的抗酸剂不良反应均与使用剂量有关。

副作用

* 头痛
* 眩晕
* 便秘
* 肠胃胀气

不良反应

* 腹部疼痛
* 腹泻
* 恶心/呕吐
* 背部疼痛
* 皮疹

其他种类的消化性溃疡药物

常用药名

米索前列醇(*misoprostol*): Cytotec
硫糖铝(*sucralfate*): Apo–Sucralfate、Carefate、Novo–Sucralfate、Sulcrate

有关治疗消化性溃疡其他药物的有效性仍在研究中。米索前列醇和硫糖铝目前已在使用。

药物动力学

此类药物中，每一种药的特性都有些许差异。米索前列醇口服后充分而快速地吸收，并被分解成具有临床活性(意为可产生药理作用)的米索前列醇酸。米索前列醇酸主要随尿液排出，仅有极少量的硫糖铝由胃肠道吸收并随粪便排出。

药效学

这些药物的作用各不相同。米索前列醇通过减少胃酸的分泌和促进胃黏液的生成来防止由NSAID造成的溃疡。胃黏液是天然的防御胃溃疡形成的物质。硫糖铝在胃的局部起作用，快速与盐酸起反应，形成浓稠的浆状物质。这种物质可黏补胃黏膜，特别是溃疡。硫糖铝通过黏合到溃疡部位来保护溃疡不受到胃酸和胃蛋白酶(一种分解蛋白质的胃酶)的损害，从而促进溃疡的愈合。

药物治疗学

每一种药物各有其不同的治疗用途。米索前列醇用于防止由于使用NSAID而处于发生胃溃疡高危的并发症患者发生胃溃疡。硫糖铝用于短期(达8周)治疗十二指肠或胃溃疡，及用于防止溃疡复发或应激性溃疡。

其他消化性溃疡药物的不良反应

副作用

* 胀气
* 便秘
* 出现金属味道

不良反应

* 恶心/呕吐
* 腹泻
* 腹部疼痛

按摩的影响及其评估

以上介绍的两种药物都不会影响人体对按摩的反应。

副作用

这些药物最常见的副作用是便秘和肠胃胀气。按摩腹部可促进肠蠕动。并建议客人多喝水(见页边栏“其他消化性溃疡药物的不良反应”)。

吸附剂、排气剂和助消化药物

吸附剂、排气剂和助消化药物用于抵御胃肠道内不受欢迎的毒素、酸和气体。帮助恢复正常的胃肠道功能。

吸附剂

常用药名

活性炭(*Active charcoal*)：Actidose、Actidose-Aqua、活性碳(active carbon)、Charcadole、Liqui-Char

医生将天然的和合成的吸附剂作为摄入毒素时的解毒剂使用，毒素是指那些能导致中毒的物质或过量服用的药物。最常见的临床解毒剂是活性炭。活性炭是从各种有机物中萃取的黑色粉末。

药物动力学

在摄入有毒物质后要立即使用解毒剂,因为它只能与尚未被胃肠道吸收的药物或毒素结合。在开始吸收后,有些毒物会回到肠部,并被再吸收。活性炭可以反复使用,以切断这样的循环。活性炭不会被人体吸收或代谢,以原型态随粪便排泄。

药效学

由于吸附剂吸引肠内的毒素并与之结合,可以防止毒素被胃肠道吸收。但是,这样的结合不会改变先前已吸收的毒素所造成的毒性影响。

药物治疗学

活性炭是通用型解毒剂,用于多种急性从口腔摄入的毒物的解毒。不建议作为急性摄入氰化物、乙醇、甲醇、铁、碱化氯化钠、无机酸或有机溶剂而中毒的解毒措施。

按摩的影响及其评估

由于这些药物用于摄入毒性物质时的解毒,在解毒治疗完成、医生准许按摩之前,禁忌按摩。对于按摩技法的调整要根据客人是否有永久性损伤而定。

排气剂

常用药名

二甲基硅油(*simethicone*): Flatulex、Gas-X、西甲硅油咀嚼片剂(Mylanta Gas)、Mylicon、Ovol、Phazyme

排气剂在胃肠道内驱散积气。有纯排气药和与抗酸剂混合的排气剂两种。目前常用的排气剂是二甲基硅油。

药物动力学

排气剂不由胃肠道吸收。仅在肠内腔分布。药物完整地随粪便排出。

药效学

排气剂在胃肠道内起到去泡沫的作用。二甲基硅油在肠内生成一层膜,然后驱除由黏液包裹的气袋,并帮助防止气袋的形成。

药物治疗学

医生使用排气剂治疗那些气体过多造成的问题,如功能性胃胀气、术后气胀、憩室疾病、结肠痉挛或应激性结肠及吞气症。

按摩的影响及其评估

由于此类药物作用于胃肠道，对按摩技法的应用和身体对按摩的反应没有影响。

副作用

二甲基硅油的主要副作用是打嗝和直肠排气。腹部按摩可以帮助释放体内的气体,令客人感到更加舒适。如果客人愿意,且对香味不敏感的话,可以使用芳香治疗按摩的方法。

助消化药物

常用药名

去氢胆酸(*dehydrocholic acid*): Cholan-HMB

乳糖酶(*lactase*): Dairyaid、Dairy Ease、Lactaid、Lactrase

胰酶(*pancreatin*): Creon Capsules、Digepepsin(在美国已停用)、Dizymes、Donnazyme(在美国已停用)、Entozyme、Pancrezyme

胰脂肪酶 (*pancrelipase*): Cotazyme Capsules、Creon、Ilozyme、Ku-Zyme HP、Pancrease、Pancrelipase Capsules

胰酶(*Protilase*)、*Ultrase*、*Viokase*、*Zymase*(在美国已停用)。

助消化药物(消化剂)帮助缺失酶或其他的消化食物所需的物质的患者进行消化。在胃肠道、肝脏和胰腺起作用的消化剂包括:去氢胆酸及胰液素和胰脂肪酶(胰腺酶)。

药物动力学

消化剂不吸收。在胃肠道内局部起作用,随粪便排泄。

药效学

消化剂的作用与其替代的人体物质的作用相类似。去氢胆酸是一种胆汁酸。它增加了肝脏内胆汁的输出。胰腺的酶胰酶和胰脂肪酶替代了正常的胰腺酶。消化剂含有胰蛋白酶,可以消化蛋白质;含有淀粉酶,可以消化碳水化合物;此外还含有帮助消化脂肪的脂肪酶。

药物治疗学

由于消化剂的作用与其替代的人体物质的作用相类似,每种消化剂有其特有的适应证。去氢胆酸是一种胆汁酸,可起到暂时缓解便秘,促进胆汁涌出的作用。胰腺酶则为胰腺酶水平过低的患者使用(如患有胰腺炎及胆囊纤维化的病人)。这些药物也可用于治疗脂肪痢(脂肪代谢紊乱,其特征为脂肪便、大便恶臭)。

按摩的影响及其评估

这些药物明确地作用于消化系统,以助消化。不会影响人体对按摩技法的反应。无需对按摩技法做出改变。

副作用

助消化药物的最常见副作用是绞痛、恶心和腹泻。放松性按摩可以帮助缓解这些反应,特别是使用全身的反射技法,可以帮助客人的身体放松。其他的不良反应,如上腹部疼痛,可能是胆结石的症状。出现这种情况要向医生报告,进行评估并停止按摩(见页边栏“助消化药的不良反应”)。

助消化药的不良反应

副作用

* 绞痛
* 腹泻
* 恶心

不良反应

* 胆绞痛
* 胆结石

止泻药和缓泻剂

腹泻和便秘这两个主要的症状都说明是大肠出现紊乱。止泻药有全身和局部起作用两种,包括含鸦片成分的药物和其他止泻剂。

缓泻剂有刺激通便功能,包括高渗透性药物、膳食纤维和相关的增加容积的物质、柔润剂、刺激剂和润滑剂。

含鸦片成分的止泻药物

常用药名

氰苯哌酸(*difenoxin*):Motofen

氰苯哌酯和阿托品合剂 (*diphenoxylate with atropine*):Diphenatol、Lomocot、Lomotil、Lonox

氯苯哌酰胺(*loperamide*): Apo-Loperamide、Diamode、DiarrEze、易蒙停(Imodium)、Imogen、Imotil、Imperim、Kaodene、Kao-Paverin、K-Pec、Lopercap

含鸦片成分的药物可减少肠内的蠕动(不随意的、进行性的、波浪式的肠蠕动,推动粪便的移动)。

药物动力学

含阿托品的氰苯哌酸和氰苯哌酯和阿托品合剂很容易地由胃肠道吸收。但是氯苯哌酰胺口服后吸收效果不好。所有这三种药物都在血清中分布,由肝脏代谢,并主要随大便排泄。苯乙哌啶代谢后成为氰苯哌酸。氰苯哌酸是苯乙哌啶主要的生物活性代谢物。

药效学

氰苯哌酸、氰苯哌酯和阿托品合剂和氯苯哌酰胺通过抑制大、小肠环形的和纵向肌肉的运动(蠕动)来减慢胃肠道的活动能力。这些药物也会降低整个结肠排出的收缩能力。

药物治疗学

氰苯哌酸、氰苯哌酯和阿托品合剂和氯苯哌酰胺用于治疗急性的、非特异性的腹泻。氯苯哌酰胺也用于治疗慢性腹泻。

按摩的影响及其评估

这些药物的吸收不会受到按摩的影响。含鸦片制剂的止泻药多作用于肠道平滑肌的局部。但是,由于这些药物与鸦片成分关系密切,会造成中枢神经系统的抑制。全身反射技法(如轻抚法、滚动法和摩擦法)通常会增加内啡肽并增加松弛。局部反射技法会使其对肌肉的作用减慢。在按摩结束之前使用更快速的反射技法及(或)兴奋性的按摩技法可以防止客人过度松弛、眩晕或由于按摩而站立不稳。机械性的技法对于局部肌肉更有效。

副作用

含鸦片成分的止泻药最常见的副作用是疲劳、眩晕和感觉困倦。这些副作用是由于中枢神经系统抑制引起的。以上介绍的对按摩方法的调整可以帮助将与副作用和按摩相关的不良反应降到最低。可能出现的严重并发症为腹部疼痛和胀气。出现这些不良反应时,应立即向医生报告,并停止按摩。如出现便秘,也需由医生进行判断是否适合按摩。也可以对剂量进行调整以预防出现更严重的不良反应(见页边栏“含鸦片成分的止泻药的不良反应”)。

含鸦片成分的止泻药的不良反应

副作用

* 恶心/呕吐
* 困倦
* 疲劳
* 眩晕

不良反应

* 腹部胀气
* 中枢神经抑制
* 心动过速
* 麻痹性肠梗阻

其他止泻药

常用药名

脱水硅酸铝合硅酸镁(*attapulgite*):Disaorb、Kaopectate、K-Pek
碱式没食子酸铋(*bismuth subgallate*):Devrom
碱式水杨酸铋(*bismuth subsalicylate*):Bismatrol、Diotame、Pepto-Bismol
高岭土(白陶土)和果胶(*kaolin and pectin*):Kaodene、Kaolinpec、Kao-Spen、胶质高岭土、K-C、K-P

这些止泻药均为局部起作用的非处方药。这些药物通过吸附刺激物和对肠黏膜的镇静作用而起作用。由于高岭土和果胶的混合物药效较差,因此不常使用。

药物动力学

这些属于其他类的止泻药不被吸收。因此,药物也不在体内分布。这些药随粪便排出。

药效学

这些药物的作用与吸附剂相同,它们与肠黏膜上的微生物、毒素和其他刺激物结合。它们会降低肠腔的pH值，对受到刺激的黏膜起到镇静的作用。

药物治疗学

这些止泻药用于缓解轻度和中度的急性腹泻。也可以在慢性腹泻的病因被确诊并制定出明确的治疗方案前暂时缓解腹泻的症状。

按摩的影响及其评估

这些药物直接作用于胃肠道，不会影响身体对按摩的反应。

副作用

最常见的副作用是便秘，通常在用于治疗慢性腹泻时出现此症状。由于这些药物通常用于腹泻的急性发作期，很少会遇到出现此类情况的客人。但是，仍有必要安排由医生做出评估，因为可能会需要对剂量做出调整(见页边栏“其他止泻药的不良反应”)。

其他止泻药的不良反应

副作用

* 黑便
* 便秘

不良反应

* 肠梗阻(罕见)

高渗透性缓泻剂

常用药名

甘油(*glycerin*):Fleet Babylax、甘油栓剂(Glycerin Suppositories)、丙三醇(glycerol)、渗透性甘油(Osmoglyn)、Sani-Supp

乳果糖 (*lactulose*): Acilac、Cholac、Constilac、Constulose、Enulose、Generlac、Kristalose、Laxilose

聚乙烯二醇 (*polyethylene glycol*)(*PEG*): Colyte、GoLYTELY、Klean-Prep、Lyteprep、MiraLax、NuLytely、PegLyte

镁盐(*magnesium salts*):Citro-Mag、Magonate、氧化镁乳液

磷酸二氢钠(*sodium biphosphate*):Fleet enema、Phospho-soda、Visicol

高渗透性缓泻剂通过吸收水分进入肠内起作用，从而促进肠膨胀和肠蠕动。

药物动力学

各种高渗透性缓泻剂的药物动力学特性有所差异。甘油通过灌肠剂和栓剂的形式送入结肠，不会全身性吸收。乳果糖通过口服进入胃肠道，极少量吸收，因此药物仅在肠内分布。药物通过肠内的微生物代谢，并随粪便排泄。在碱金属复合物通过口服或作为灌肠剂进入胃肠道后，其中的部分离子被吸收。被吸收的离子随尿液排出体外，没有吸收的部分随粪便排出。聚乙烯二醇是不可吸收的溶液，起到高渗透的作用，但是不会改变电解质平衡。

药效学

高渗透性缓泻剂通过吸收进入肠内的水分而引起肠蠕动。液体的积聚会使肠膨胀,并促进肠的蠕动和运动。

药物治疗学

高渗透性缓泻剂的用途不尽相同。甘油有助于肠功能的恢复。乳果糖用于治疗便秘,并帮助肝病患者减少肠内氨的生成以及当肝病时减少氨从肠吸收。碱金属复合物则在需要促进和完成肠排空时使用。

高渗透性缓泻剂的不良反应

副作用

* 疲劳
* 虚弱
* 嗜睡

不良反应

* 腹部膨胀
* 绞痛
* 恶心/呕吐
* 腹泻
* 低钾血症
* 脱水
* 血糖升高(使用乳果糖时)
* 电解质失衡
* 心律不齐

按摩的影响及其评估

甘油和乳果糖都是性质温和的药物,作用于肠部。药物的作用不会改变按摩的效果。碱金属复合物药效较强,起作用更快,常在患者为了进行检查前(如肠镜)做准备工作使用。客人留在家中休息会更舒适。最好在客人使用缓泻剂前实施按摩。

副作用

使用这些缓泻剂的常见副作用是疲劳、虚弱和嗜睡。这些症状与液体转移到肠内有关,多数情况是在使用碱金属复合物当肠排空后发生。出现这些症状时,因为做肠的准备工作而不宜按摩。

当使用乳果糖来治疗慢性或急性便秘的客人进行按摩时,可以轻柔地按摩腹部。甘油通常经直肠给药。腹部按摩可以帮助刺激肠排空。很显然,甘油更适合在家中有家人陪伴的情况下或在医院里使用,但是最好不是在按摩诊所中使用(见页边栏“高渗透性缓泻剂的不良反应”)。

膳食纤维和相关扩充容积的缓泻剂

常用药名

甲基纤维素(*methylcellulose*):Citrucel
聚卡波非(*polycarbophil*): Equalactin、Fiberall、FiberCon、Fiber-Lax、FiberNorm、Mitolax
车前子亲水胶浆(*psyllium hydrophilic mucilloid*):Hydrocil、Konsyl-D、Metamucil、Mon-done、Novo-Mucilax Reguloid、Serutan、Syllac

食用高纤维膳食是预防或治疗便秘的最自然的方法。膳食纤维是植物中不被小肠消化的部分。扩充容积的缓泻剂与膳食纤维类似,含有天然的和半合成的多糖和纤维素。

药物动力学

膳食纤维和块状成形缓泻剂不会全身性吸收。膳食纤维和扩充容积的缓泻剂随粪便排出。

药效学

膳食纤维和扩充容积的缓泻剂增加粪便的总量和进入大肠的水分量，促进肠蠕动。

药物治疗学

扩充容积的缓泻剂用于治疗成因单纯的便秘，特别是用于治疗食用低纤维和低水分的膳食造成的便秘，并帮助患急性心肌梗死或脑动脉瘤的病人恢复。对此类患者需避免使用瓦耳萨耳瓦手法（将气体从闭合的气道中用力呼出）并保持大便松软。此类药物也用于治疗患有肠易激惹综合征和憩室症的患者。

按摩的影响及其评估

这些药物不会改变人体对按摩的反应。许多人每天使用此类药物以保持排便的规律性。为患者进行腹部按摩并提醒客人多喝水可以达到这样的目的。

副作用

使用纤维缓泻剂的最常见副作用是胀气。轻柔的腹部按摩可以克服这一问题。如出现腹部疼痛或便秘加重应立即向医生报告进行评估，并停止按摩（见页边栏“膳食纤维和扩充容积的缓泻剂的不良反应”）。

膳食纤维和扩充容积的缓泻剂的不良反应

副作用

* 胀气
* 腹泻

不良反应

* 肠梗阻
* 粪便嵌塞
* 食道梗阻

柔润缓泻剂

常用药名

磺琥辛酯（*dioctyl sulfosuccinate*）： Docusate calcium、docusate sodium、Colace、Colax-C、DOS软膏、Ryalex、Surfak

琥珀辛酯磺酸（*docusate with casanthrol*）： Doxidan、Peri-Colace

柔润剂，也称为大便松软剂，包括琥珀辛酯磺酸的钙、钾和钠盐。

药物动力学

口服时，柔润剂会被吸收并经胆汁进入粪便排出。

药效学

柔润剂通过大、小肠中的脂肪乳化和组成水分使粪便松软并使肠蠕动更顺畅。这一制剂的作用可以使水分和脂肪透入粪便,使其松软,更容易排出。柔润剂也刺激电解质和液体从肠黏膜细胞的分泌。

药物治疗学

柔润剂的选用是当患者需要排便时避免用力而软化粪便。患者的状况包括新近发生的心肌梗死或近期进行了手术,患肛门或直肠疾病,颅压升高和疝气。

柔润缓泻剂的不良反应

副作用

* 味苦
* 腹泻
* 喉咙疼痛
* 痉挛

按摩的影响及其评估

柔润剂不会对按摩的效果产生影响。轻柔的腹部按摩会使服用此类药物的客人受益。

副作用

此类药物不常出现副作用。即使有副作用,也很轻微(见页边栏“柔润松弛剂的不良反应”)。

刺激性缓泻剂

常用药名

双酯苯啶 (*bisacodyl*):Alophen、Apo -Bisacodyl、Bisac -Evac、Dulcolax、Feen -A -Mint、Femilax
芳香波希鼠李皮(*cascara sagrada*):波希鼠李皮(cascara)
蓖麻油(*castor oil*):乳化油(Emulsoil)、Neoloid、Purge
酚酞(*phenolphthalein*):Espotabs、Evac-U-Gen、Ex-Lax
番泻叶(*senna*):Black Draught、Senexon、Senna-Gen、Senokot、X-Prep

刺激性缓泻剂也称为刺激性泻药。

药物动力学

刺激性缓泻剂很少会吸收,由肝脏代谢。代谢物随尿液和粪便排出。

药效学

刺激性缓泻剂通过刺激肠黏膜或肠平滑肌的神经末端来增加蠕动和肠运动。蓖麻油和酚酞也可以增加小肠的蠕动。

药物治疗学

刺激性缓泻剂是在实施手术、做乙状结肠镜或直肠镜检查及放射检查(如胃肠道钡检查)前常用于清空肠管的药物。刺激性缓泻剂也用于治疗由于长时间卧床、结肠神经机能紊乱或使用治疗便秘药物(如镇静剂)而引起的便秘。

按摩的影响及其评估

这些药物不会对按摩产生影响。由于剂量和给药途径(直肠给药最快)的不同,对药物的反应可能会快速出现。

副作用

通常,这些药物会在肠排空时出现肠绞痛,也可能会导致患者身体虚弱。如果按摩时所处的环境适当,柔和的腹部按摩可以有所帮助(见页边栏“刺激性缓泻剂的不良反应”)。

刺激性缓泻剂的不良反应

副作用

* 虚弱
* 恶心
* 绞痛
* 直肠发炎

不良反应

* 脱水

润滑性缓泻剂

常用药名

液状石腊(*mineral oil*):Fleet液状石腊灌肠剂、Kondremul、Lanosyl、Liqui-Doss、Milkinol、Petrogalar Plain

液状石腊是目前临床中使用的主要润滑性缓泻剂。

药物动力学

吸收后的液状石腊分布于腹部淋巴结、肠黏膜、肝脏和脾脏,液状石腊由肝脏代谢,随粪便排出。

药效学

液状石腊可以润滑大便和肠黏膜,防止肠腔内的水分被再吸收。大便中水分的增加可以提高肠蠕动的能力。经直肠送入的灌肠剂也可以使肠扩张。

药物治疗学

液状石腊用于治疗便秘,并在患者禁忌用力时保持大便的柔软。患者不能用力的情况包括如新近发生的心肌梗死(避免使用瓦耳萨耳瓦手法)、眼睛手术(预防眼压升高)或大脑动脉瘤修复(以避免颅内压升高)等。通过口服或灌肠给药时,这种润滑性缓泻剂也用于出现大便嵌塞患者的治疗。

按摩的影响及其评估

药效对按摩的效果不会有影响。

副作用

此类药物的主要副作用是腹部绞痛和腹泻,特别是通过直肠给药时。当处于适当的按摩环境时,柔和的腹部按摩会对客人有帮助(见页边栏“液状石腊的不良反应”)。

液状石腊的不良反应

副作用

* 恶心
* 呕吐
* 腹泻
* 腹部绞痛

止吐药和催吐药

止吐药和催吐药是两类作用相反的药物。催吐药的原料来源于植物,可使人呕吐。而止吐药则减轻患者的恶心症状,减轻强烈的呕吐。

止吐药

常用药名:抗组胺剂

苯海拉明(*diphenhydramine*):Allerdryl、Benadryl
乘晕宁(*dimenhydrinate*): 茶苯海明(Dramamine)、Gravol、氢氧化物(Hydrate)、TripTone
盐酸赛克利嗪(*cyclizine hydrochlorid*):赛克利嗪(Marezine) (在美国已停用)
亚双基甲羟嗪(*hydroxyzine pamoate*):Vistaril
盐酸氯苯甲嗪(*meclizine hydrochloride*):Antivert、敏克静(Bonamine)、Bonine、茶苯海明II(Dramamine)、Meni-D
三甲氧苯酰胺(*trimethobenzamide*):Benzacot、Tigan

常用药名:吩噻嗪(Phenothiazines)

盐酸氯丙嗪(*chlorpromazien hydrochloride*):Chlorpromanyl、Largactil、氯丙嗪(Thorazine)
羟哌奋乃静(*perphenazine*):脱-奋乃静(Apo-Perphenazine)、Trilafon
甲哌氯丙嗪马来酸盐 (*prochlorperazine maleate*):Compazine、Compro、Nu-Prochlor、Stemetil

常用药名:5-羟色胺受体兴奋剂

格拉司琼(*Granisetron*):Kytril
昂丹司琼(*Ondansetron*): Zofran

药物动力学

各种止吐药的药物动力学特性差异甚微。口服的抗组胺止吐药由胃肠道吸收效果好,主要由肝脏代谢。它们灭活的代谢物随尿液排出。吩噻嗪止吐药和5-羟色胺受体拮抗剂吸收效果好,由肝脏充分代谢,随尿液和粪便排出。

药效学

各种止吐药的作用有所不同。抗组胺药物产生止吐效果的作用机制尚不清楚。

吩噻嗪通过阻断大脑中化学受体触发区(大脑中刺激呕吐的部位)的多巴胺能受体起到止吐的效果。5-羟色胺受体拮抗剂在化学受体触发区中心和周围的迷走神经末端阻断5-羟色胺刺激。这两个部位都有刺激呕吐的功能。

药物治疗学

各种止吐药物的用途各不相同。除三甲氧苯酰胺外,抗组胺药都专用于治疗由内耳刺激造成的恶心和呕吐。因此,这些药物可以用于治疗或预防晕动病。通常在从事引起晕动病的活动之前使用效果最佳。而在恶心和呕吐症状发生后使用则很少有效。

吩噻嗪止吐药和5-羟色胺受体拮抗剂可以控制由各种原因导致的严重的恶心和呕吐。当呕吐越来越严重,并有可能出现危险时(如术后或滤过性毒菌引起的恶心和呕吐)使用此类药物。医生也使用这两种药物控制由于化疗和放疗造成的恶心和呕吐。

按摩的影响及其评估

这些药物的作用不尽相同,但是它们都作用于中枢神经系统。按摩的放松效果会极大地加强,且按摩效果显现的更快,并产生更深的意识的变化。有必要在按摩结束时使用刺激的手法,如叩抚法和快速的轻抚法。并在客人从按摩床上坐起来时给予关照。如果是通过注射或药贴(经皮给药)给药,则局部禁忌按摩。多数情况下,副作用是由中枢神经作用引起的(见页边栏“止吐药的不良反应”)。

其他止吐药

常用药名

苯磺酰胺(*benzquinamide*)
二苯哌啶丁醇(*diphenidol*)
屈大麻酚(*dronabinol*):Marinol
胃复安(*metoclopramide*):Apo-Metoclop、Clopra、Maxeran、Maxolon(在美国已停用)、Octamide、Pramin、Reclomide、Reglan
东莨菪碱: Isopto Hyoscine、Scopace、Transderm Scop、Transderm-V

苯磺酰胺

盐酸苯磺酰胺用于预防或治疗由麻醉和手术引起的恶心和呕吐。在某些情况下,更喜欢选用此药,因为其不会产生中枢神经系统或呼吸抑制。此外,苯磺酰胺也不会产生椎体外系统的作用(异常的不随意运动)或由于使用吩噻嗪导致的高血压。

东莨菪碱

东莨菪碱可预防晕动病,但是由于其产生的镇静和抗胆碱能作用,此药的使用范围有限。一种东莨菪碱经皮制剂,经皮的东莨菪碱,非常有效,不会产生常见的不良反应。

胃复安

盐酸胃复安在欧洲多年来用于预防晕动病。在美国用于治疗由化疗引起的恶心和呕吐。

二苯哌啶丁醇

二苯哌啶丁醇用于预防眩晕(旋转的感觉)非常有效。此外,也用于治疗或预防一

止吐药的不良反应

抗组胺剂

副作用

* 眩晕
* 口干

不良反应

* 反常的中枢神经系统兴奋

吩噻嗪

副作用

* 头痛
* 失眠
* 烦躁不安
* 便秘
* 口干
* 眩晕
* 低血压

不良反应

* 精神错乱
* 激动
* 欣快症
* 尿潴留
* 阳痿
* 视觉及听觉障碍

5-羟色胺受体激动剂

副作用

* 焦虑
* 抑郁
* 头痛
* 虚弱
* 失眠

不良反应

* 精神错乱
* 欣快症
* 激动
* 低血压
* 心动过速

般性的恶心和呕吐。但是由于会产生听觉和视觉上的幻觉、精神错乱和定向力障碍,此药的使用范围受到限制。

屈大麻酚

屈大麻酚是大麻提纯的衍生物,是Ⅱ期药物(意为有滥用的可能性)。用于由化疗而引起恶心和呕吐的患者。这样的患者对常规的止吐药反应不佳。这种药也用于促进患免疫缺失综合征(AIDS)病人的食欲。但是,屈大麻酚会在体内累积以及出现耐药性,或生理及心理上的依赖。

按摩的影响及其评估

这些药物有不同的作用,但是这些药物均作用于中枢神经系统。与前面介绍的止吐药相同, 按摩师必须了解, 它们会提高并加快客人对按摩放松效果的反应。同时,这些药物可用于治疗危重疾病。因此,按摩前必须获得医生的许可。

催吐药

催吐药用于诱发摄入毒物患者的呕吐。吐根糖浆是一种非处方催吐药。其效力也有多种。对于有进食不适症的患者,有滥用的可能性。吐根糖浆的用途也出现争议,因为使用吐根糖浆会延迟木炭的使用, 或会降低特殊患者中毒去急救门诊时口服解毒药进行急救的效果。美国联邦药品食品监管局正在审核其非处方药的状况,可能会将其变为处方药。

药物动力学

关于吐根糖浆的吸收、分布和排泄,现有资料极少。在使用吐根糖浆10~30min内,患者会开始呕吐。治疗成功与否直接与服用吐根糖浆时使用的液体有关。

药效学

吐根糖浆通过刺激位于大脑髓质的呕吐中心来催吐。

药物治疗学

吐根糖浆由于其效力和出现不良反应的可能性较小而成为排空胃内容物时所选择的药物。

按摩的影响及其评估

由于吐根糖浆在中毒时使用, 在医生允许患者离开医院并确定是否有长期性损伤之前禁忌按摩。

快速问答题:

1. 你的客人告诉你她一直便秘。医嘱说,在她感觉到肠蠕动之前,每天服用两次乳果糖。那天早上,她已经服用过一次。这种情况对按摩有何影响?

2. 你的客人患肠易激惹综合征,一直使用氰苯哌酯和阿托品合剂治疗慢性腹泻。今天他告诉你,他已经有一周未有肠蠕动,并感到腹部疼痛。那么你应该怎么做?

第十章　抗感染药物

选择一种抗生素药物

当你需要选择一种适当的抗生素药物治疗某种感染时，要采取几个重要的步骤。首先,需要识别并分离出微生物。一般来讲通过细菌培养可以达到这个目的。其次,还要确定微生物对各种药物的敏感性。由于细菌培养和敏感性测试需要48小时,治疗通常是从评估开始,并在测试结果出来后再次进行评估。第三步,要考虑感染的部位。为了进行有效的治疗,要对感染部位输送足够浓度的抗生素。第四步,考虑所用药物的费用,潜在的不良反应以及患者是否会出现药物过敏。

预防病原体抗药

由于病原体会产生对抗生素的耐受,因此,抗生素的使用也受到限制。抗药性是在有抗生素的环境中,微生物仍存活并生长。这些抗生素应该具有抑制细菌的能力(抑制细菌生长和繁殖的能力)或杀菌的能力。病原体抗药性通常是由于微生物基因突变导致的。通常是由于过量服用抗生素或过早停用抗生素。这样会使尚未被完全消灭的细菌对抗生素产生抗药。

抗菌药

当今使用的抗菌药的数量和种类都十分惊人。一直以来,新的和效力更大的药物剂型不断地被开发出来。由于所有的抗菌药物对按摩的影响都基本相同,在本章结尾部分将对各类抗菌药及其对按摩的影响一起进行讨论。

抗菌药通常主要用于治疗全身性的细菌感染(涉及整个身体的,而不是局部的感染)。抗菌药物的种类包括:

* 氨基糖苷类(aminoglycosides)
* 青霉素类(penicillins)
* 头孢菌素类(cephalosporins)
* 四环素类(tetracyclines)
* 氯林可霉素和洁霉素类(clindamycin and lincomycin)
* 大环内酯物类(macrolides)
* 万古霉素(vancomycin)
* 碳青霉烯类(carbapenems)
* 单环类抗生素(monobactams)

* 氟喹诺酮类(fluoroquinolones)
* 磺胺类药物(sulfonamides)
* 呋喃咀啶(nitrofurantoin)

氨基糖苷类

常用药名

丁胺卡那霉素*(amikacin)*：阿米卡星(Amikin)
庆大霉素*(gentamicin)*: Alcomicin、Garamycin
卡那霉素*(kanamycin)*: Kantrex
新霉素*(neomycin)*：Mycinguent、Neo-Fradin
乙基西梭霉素*(netilmicin)*
链霉素*(streptomycin)*
妥布霉素*(tobramycin)*

氨基糖苷类药物在对抗需要氧的革兰阴性杆菌、某些需氧的革兰阳性细菌、分支杆菌和某些原虫有效。

药物动力学

由于氨基糖苷类药物由胃肠道吸收甚少,通常非经肠道给药。静脉或肌肉注射给药后,氨基糖苷类药会快速并全部地吸收。氨基糖苷类药在细胞外液广泛分布。主要由肾脏排出。

药效学

氨基糖苷类药作为杀菌药物(这就意味着可以杀死细菌)可以抵抗敏感的微生物。细菌对氨基糖苷的抵抗可能与药物不能成功透过细胞膜或药物被细菌的酶破坏有关。某些革兰阳性球菌(肠球菌)阻止氨基糖苷类药透过细胞膜。当将青霉素与氨基糖苷类药物同时用于治疗时,细胞壁被改变,可以使氨基糖苷类药透入细菌的细胞。

氨基糖苷类药的不良反应

出现严重的氨基糖苷类药的不良反应时,应限制使用。不良反应包括:

* 神经肌肉反应,包括周围神经的毒性及神经肌肉阻滞
* 耳毒性
* 肾毒性

口服氨基糖苷类药的不良反应

* 恶心
* 呕吐
* 腹泻

药物治疗学

氨基糖苷类药对于治疗医院感染(在医院获得感染)、尿路感染(UTI)、中枢神经系统感染(CNS)和眼部感染(采用滴剂治疗),以及由各种各样的细菌引起的一般性感染非常有效(见页边栏"氨基糖苷类药的不良反应")

青霉素

尽管现在已有各种其他的抗生素存在,而青霉素依然是最主要、最有效的抗生素。青霉素可以分为4种:天然青霉素、氨基青霉素、抗青霉素酶青霉素和广谱青霉素。

常用药名:天然青霉素

苄青霉素G(*penicillin G benzathine*):Bicillin L-A、Permapen
青霉素G钾(*penicillin G potassium*):Megacillin、Pfizerpen
青霉素G普鲁卡因(*penicillin G procaine*):Wycillin、Ayercillin、Crysticillin
青霉素G钠(*penicillin G sodium*):Crystapen
苯氧甲基青霉素(*penicillin V*):Apo-Pen VK、Suspen、V-Cillin、Truxcillin、Veetides、Nadopen-V、NovoPenVK

常用药名:氨基青霉素

阿莫西林克拉维酸钾(*amoxicillin-clavulanate potassium*):Augmentin、Clavulin、Gen-阿摩西林、Trimox、Wymox
氨苄青霉素(*ampicillin*):Apo-Ampi、Marcillin、Novo-氨比西林、Principen

常用药名:抗青霉素酶青霉素

邻氯青霉素(*cloxacillin*):Alclox、Apo-Cloxi、Cloxapen、Novo-Cloxin
双氯青霉素(*dicloxacillin*):Dycill(在美国已停用)、Dynapen、Pathocil(在美国已停用)
乙氧萘(胺)青霉素(新青霉素*III*)(*nafcillin*):Nafcil(在美国已停用)、Nallpen(在美国已停用)、Unipen
苯甲异噁唑青霉素(新青霉素*II*)(*oxacillin*):Bactocill(在美国已停用)、Prostaphlin(在美国已停用)

常用药名:广谱青霉素

羧苄青霉素(*carbenicillin*):羧茚苄青霉素钠(Geocillin)
磺唑氨苄青霉素(*mezlocillin*):Mezlin
哌拉青霉素(*piperacillin*):Pipracil、Pipril
哌拉青霉素和他唑巴坦(*piperacillin and tazobactam*):Tazocin(特治星)、Zosyn
羧噻吩青霉素(*ticarcillin*):铁卡(Ticar)、Ticillin

药物动力学

青霉素在口服后主要由小肠吸收。口服青霉素的吸收情况有所不同。其吸收情况与所服用的青霉素种类、患者胃及肠的pH值和胃肠道中是否有食物有关。青霉素广泛分布于体内多个部位,包括肺、肝脏、肾、肌肉、骨骼和胎盘。尿液中会出现高浓度的青霉素,因此青霉素在治疗尿路感染时有效。青霉素在肝脏中有限地代谢为灭活的代谢物,60%的药物以原型态由肾脏排泄。乙氧萘(胺)青霉素也随胆汁排出。

药效学

青霉素通常通过破坏细菌的细胞壁来杀灭细菌。

药物治疗学

没有哪一种抗生素如青霉素有如此广谱的抗菌作用。当患者不方便口服青霉素或患者的顺应性可疑时,通常通过肌肉注射给药。由于长效的青霉素G制剂(苄青霉素G和青霉素G普鲁卡因)相对来讲都是难溶的,必须通过肌肉注射给药(见青霉素的不良反应)。

青霉素的不良反应

超敏反应是主要的青霉素不良反应,包括:

* 过敏反应
* 血清病 (在注射外来血清1~2周后出现的超敏反应
* 药物热
* 各种皮疹

胃肠道不良反应与口服的青霉素有关,包括:

* 舌炎
* 恶心或呕吐
* 腹泻

氨基青霉素及广谱青霉素可以产生假膜性结肠炎(由于结肠中菌丛的变化或结肠中难以相处的、可产生毒素的顽固的梭状芽孢杆菌菌株的过度生长引起的腹泻)。用苯甲异恶唑青霉素进行治疗也会导致肝中毒。

头孢菌素

近年来用于临床应用的许多种抗生素都属于头孢菌素类。头孢菌素的种类以"代"来划分。划分方法根据其抵抗细菌不同、特性不同和发展阶段的不同而定。

常用药名:第一代头孢菌素

氨羟苄头孢菌素(*cefadroxil*):Apo–Cefadroxil、Duricef、Novo–Cefadroxil
头孢唑啉(头孢菌素V)(*cefazolin*):Ancef、Kefzol
先锋霉素4号(头孢菌素IV)(*cephalexin*):Apo–Cephalex、Biocef、Keflex、Novo–Lexin
头孢雷定(头孢菌素VI)(*cephradine*):Velosef

常用药名:第二代头孢菌素

氯头孢菌素(*cefaclor*):脱–头孢氯、Ceclor
头孢羟唑(*cefamandole*):Mandol
头孢美唑(*cefmetazole*):Zefazone(在美国已停用)
头孢丙烯(*cefprozil*): Cefzil
头孢布烯(*cefbibuten*)
头孢呋辛酯(*cefuroxime axetil*)
头孢呋辛钠(*cefuroxime sodium*)

常用药名:第三代头孢菌素

头孢地尼(*cefdinir*):Omnicef
头孢克肟(*cefixime*):Suprax
头孢哌酮(*cefoperazone*):先锋必(Cefobid)
头孢泊肟酯(*cefpodoxime*):Vantin
头孢他啶(*ceftazidime*):Ceptaz、Fortaz、Tazicef、头孢他啶(Tazidime)
头孢唑肟(*ceftizoxime*):Cefizox
头孢三嗪(*ceftriaxone*):Rocephin

常用药名:第四代头孢菌素

头孢吡肟(*cefepime*):马斯平(Maxipime)
头孢菌素(*cephalosporin*)

氯碳头孢是合成的β内酰胺抗生素。这种抗生素属于一类新的称为抗菌烯(carbacephem)的药物。由于其与第二代的头孢菌素近似,也属于头孢菌素类药物。

由于青霉素和头孢菌素的化学结构相似(它们都称为β内酰胺的分子结构),会有某些交叉过敏反应发生。这意味着约5%对青霉素有不良反应的人也有对头孢菌素产生不良反应的危险。

药物动力学

由于许多头孢菌素不是由胃肠道吸收,所以通过非经肠给药。某些头孢菌素由胃肠道吸收,可以口服,但是食物通常会延迟药物的吸收。药物被吸收后,头孢菌素在体内广泛地分布。许多头孢菌素,包括氯碳头孢,完全不代谢。所有头孢菌素都基本上以原型态由肾脏排出,除头孢哌酮和头孢曲松外,这两种药经胆汁随大便排出。

药效学

头孢菌素通过与称之为青霉素结合蛋白质(PBP)的细菌的酶结合抑制细胞壁结合。这种酶位于细胞膜。当药物通过与PBP结合而破坏细胞壁后,人体内的天然防御机制会消灭细菌(图10-1)。

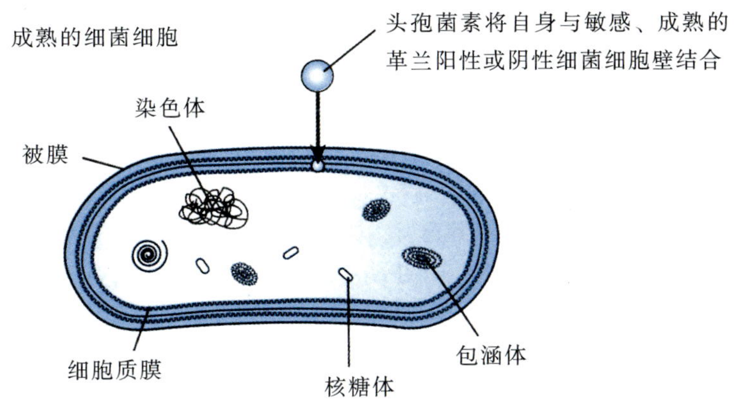

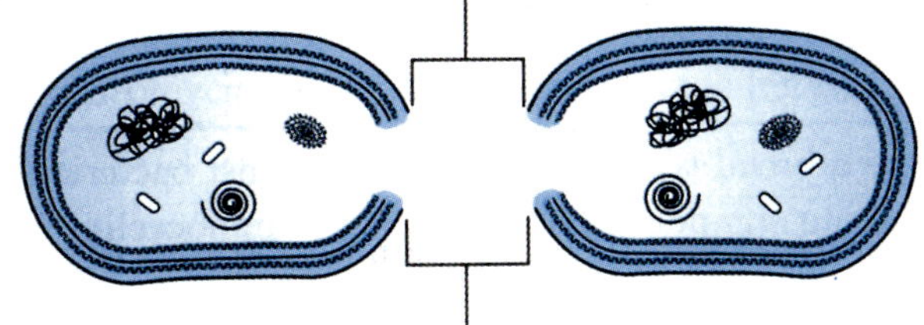

图10-1 头孢菌素攻击细菌的活动

头孢菌素的抗菌作用依赖于其穿透细菌壁并与细胞质膜上的蛋白质结合的能力。

药物治疗学

四代头孢菌素具有不同的治疗用途。第一代头孢菌素用于治疗肺炎、蜂窝织炎(皮肤感染)和骨髓炎(骨髓感染)。第二代头孢菌素的作用是抗击各种细菌。第三代头孢菌素的作用也是抗击更多种细菌。第四代头孢菌素能活跃地抵抗大范围的革兰阳性和阴性细菌(见页边栏"头孢菌素的不良反应")。

头孢菌素的不良反应

头孢菌素的不良反应包括:
* 精神错乱
* 癫痫发作
* 出血
* 恶心
* 呕吐
* 腹泻

头孢菌素最常见的全身不良反应是各种超敏反应,包括:
* 荨麻疹
* 瘙痒
* 看似像麻疹样的皮疹
* 血清疾病(注射异体血清后的反应。其特征为水肿、发热、荨麻疹及血管和关节发炎)
* 过敏性反应(极少数病例)

四环素的不良反应

四环素可产生许多与其他抗生素相同的不良反应，如：

* 重复感染（具耐药性的微生物过度生长）
* 恶心
* 呕吐
* 腹部不适及膨胀
* 腹泻。

其他的不良反应包括：

* 光敏感性反应（暴露于阳光的部位出现红色皮疹）
* 肝毒性
* 肾毒性

四环素

常用药名

去甲金霉素(*demeclocycline*)：去甲金霉素(Declomycin)
强力霉素(*doxycycline*)：五福花(Adoxa)、Apo-Doxy、Doxycin、Monodox、Vibramycin
米诺环素(*minocycline*)：高浓度米诺环素(Alti-Minocyline)、脱-米诺环素、Dynacin、Minocin
四环素(*Tetracycline*)：脱-四环素(Apo-Tetra)、Brodspec、EmTet、Sumycin、Wesmycin

四环素是广谱抗生素。分为短效的合成药(如盐酸金霉素)、中效的合成药(如盐酸去甲金霉素)和长效的合成药(如多西环素和盐酸米诺环素)。

药物动力学

口服时，四环素由小肠吸收。四环素广泛分布于身体的组织和体液，在胆汁中聚集，主要由肾脏排出。

药效学

所有四环素的主要作用是抑制细菌，也就是阻止细菌的生长或繁殖。

药物治疗学

四环素在抵御细菌和其他微生物时有广谱的作用。长效的合成药多西环素和米诺环素比其他的四环素在抵御各种微生物时更有效。四环素也用于治疗落基山斑疹热、Q热和莱姆病。治疗某些尿路感染时也选用此类药物。口服或局部使用的低剂量四环素可有效地治疗痤疮，因为四环素可降低皮脂中的脂肪酸含量(见页边栏“四环素的不良反应”)。

克林霉素

常用药名

克林霉素(*Clindamycin*)：高浓度克林霉素(Alti-Clindamycin)、Cleocin、Clindagel、Lindets、盐酸克林霉素棕榈酸酯干糖浆(Dalacin)

由于克林霉素产生不良反应的概率很高，克林霉素是另一种当医生别无选择时使用的药物。

药物动力学

当口服时，克林霉素吸收效果良好，并广泛分布于体内。克林霉素由肝脏代谢，由肾脏及胆道排出。

药效学

克林霉素主要是抑制多种细菌繁殖(减慢生长或繁殖)的抗生素。

药物治疗学

由于克林霉素有导致严重中毒和引起假膜性结肠炎的可能性(假膜性结肠炎的特征是严重的腹泻、腹部疼痛、发热以及黏液和血便),克林霉素仅有有限的几种临床用途。通常是在找不到更安全的抗生素的情况下使用。克林霉素主要用于治疗腹部和肺部感染。当选择青霉素,而患者对青霉素过敏时,可选择克林霉素(见页边栏“克林霉素的不良反应”)。

> **克林霉素的不良反应**
>
> 使用克林霉素时会发生假膜性结肠炎。这一综合征可以致命,需要立即停用药物。这只是克林霉素的最严重的不良反应,因而限制了它的使用。当然,也会出现其他的不良反应,如:
>
> * 腹泻
> * 口炎(口腔发炎)
> * 恶心
> * 呕吐
> * 过敏反应

大环内酯类抗生素

常用药名

红霉素(*erythromycin*):Akne-Mycin、Erygel、Apo-Erythro Base、Diomycin
无味红霉素(*erythromycin estolate*):Ilosone、Novo-Rhythro
红霉素琥珀乙酯(*erythromycin ethylsuccinate*):Apo-Erythro-ES , E.E.S.、EryPed
葡庚糖酸红霉素(*erythromycin gluceptate*):Ilotycin Gluceptate
乳糖酸红霉素(*erythromycin lactobionate*):红霉素(Erythrocin)
红霉素硬脂酸酯(*erythromycin stearate*):Apo-Erythroc-S、MY-E

大环内酯类抗生素用于治疗一些常见的感染。此类药物也包括前面介绍过的红霉素衍生物。其他的大环内酯类抗生素包括阿奇霉素和克拉霉素。

药物动力学

由于红霉素属于酸敏感,必须有缓冲层或肠衣,以防止药物被胃酸破坏。红霉素由小肠吸收,分布于大部分组织和体液中。红霉素由肝脏代谢,并以较高的浓度随胆汁排出,少量药物随尿液排出。

药效学

大环内酯类抗生素抑制微生物的生长和复制,与克林霉素的作用很相似。

药物治疗学

红霉素有一定范围的治疗用途。红霉素被选用于治疗美国退伍军人疾病。对于青霉素有过敏反应的患者,使用红霉素可有效治疗淋病和梅毒。红霉素也用于治疗较轻的皮肤葡萄球菌感染。其他的大环内酯类抗生素广泛地用于治疗各种感染(见页边栏“大环内酯类抗生素的不良反应”)。

> **大环内酯类抗生素的不良反应**
>
> 尽管红霉素的不良反应很少,但是也会出现以下的情况:
>
> * 上腹部不适
> * 恶心
> * 呕吐
> * 腹泻(特别是服用剂量较大时)
> * 皮疹
> * 发热
> * 嗜酸性粒细胞增多(嗜酸性粒细胞的数量增加,嗜酸性粒细胞是白细胞之一种)
> * 过敏性反应

万古霉素

常用药名

万古霉素(*vancomycin*):稳可信(Vancocin)、Vancoled

盐酸万古霉素越来越多地用于治疗对甲氧苯青霉素有抗药性的金黄色葡萄球菌

感染。金黄色葡萄球菌已成为美国和世界其他国家主要关切的事。由于万古霉素抗药性肠球菌的出现,万古霉素在使用时必须慎重。

万古霉素的不良反应

尽管万古霉素的不良反应极少出现,但是仍然有如下的不良反应:

* 超敏和过敏反应
* 药物热
* 嗜酸性粒细胞增多(嗜酸性粒细胞数量增加。嗜酸性粒细胞是白细胞之一种)
* 嗜中性粒细胞减少(嗜中性粒细胞是另一种白细胞)

当静脉注射万古霉素的速度过快时,会出现严重的低血压现象,并伴随有面部、颈部、胸部和臂部出现红色的扁平或凸起的皮疹。

药物动力学

由于万古霉素由胃肠道吸收效果不好,必须要经过静脉给药来治疗全身性感染。万古霉素向胸膜(肺部周围)、心包(心脏周围)、滑液(关节处)和腹水(腹腔内的)液体中弥散较好。

万古霉素的代谢机制尚不得知。约85%的剂量在24小时内以原型态排出。少量的药经肝脏和胆道排出体外。

药效学

万古霉素抑制细菌细胞壁的合成。当细胞壁被破坏时,人体的天然防御机能会攻击细菌。

药物治疗学

万古霉素能活跃地抗击各种细菌。静脉注射万古霉素用于治疗患严重抗药的葡萄球菌感染,并可用于对青霉素过敏的患者。当万古霉素和氨基糖苷类抗生素一起使用时,也可用于治疗对青霉素过敏患者的心脏感染(见页边栏“万古霉素的不良反应”)。

碳青霉烯类抗生素

常用药名

亚胺培南-西拉司丁钠(*imipenem-cilastatin*):Primaxin(亚胺硫霉素和西拉司丁钠的混合制剂)

美洛培南(*meropenem*): Merrem

碳青霉烯类抗生素属β内酰胺类抗生素。这些药物的杀菌范围比目前所研究的其他抗生素要广。

药物动力学

各种碳青霉烯类抗生素的药物动力学特性稍有不同。亚胺培南必须与西拉司丁钠一起使用,因为单独使用亚胺培南时,药物会在肾小管中快速代谢,表现其被灭活。在非经肠给药后,亚胺培南-西拉司丁钠广泛地分布。此药有多种代谢机制,主要随尿液排泄。

美洛培南在非经肠给药后广泛地分布。它的代谢机制无关紧要。70%的药物以原型态随尿液排出。

药效学

亚胺培南和美洛培南通常用于杀菌剂。

药物治疗学

亚胺培南对于多种皮肤感染和肠道感染有效。也可以用于治疗严重的医院内(在医院获得的)感染或免疫减弱的宿主感染。

建议使用美洛培南治疗腹腔内感染及由敏感细菌引起的细菌性脑膜炎(见页边栏“碳青霉烯类抗生素的不良反应”)。

单环内酰胺类抗生素

常用药名

氨曲南(*aztreonam*):君刻单(Azactam)

氨曲南是单环内酰胺类抗生素家族的第一个成员。其为合成的单环内酰胺类抗生素,抗菌谱较窄,包括许多革兰阴性需氧菌。

药物动力学

在非经肠给药后,氨曲南快速且完全地吸收,并广泛地分布。此药部分代谢,并以原型态主要随尿液排出。

药效学

氨曲南的杀菌作用来自于其抑制细胞壁合成的作用。它更容易和敏感的革兰阴性细菌的青霉素结合蛋白质(PBP-3)结合。因此,细胞壁的分裂被抑制并发生溶解。

药物治疗学

氨曲南用于一定范围病情的治疗。对抵抗各种细菌有效。此药也用于治疗复杂的及不复杂的尿路感染、败血病(血液感染),以及下呼吸道感染、皮肤及皮肤结构感染、腹腔内感染和妇科感染(见页边栏“单环内酰胺类抗生素的不良反应”)。

氟喹诺酮类抗生素

常用药名

阿拉曲沙星(*alatrofloxacin*):曲氟沙星(Trovafloxacin)、Trovan
环丙沙星(*ciprofloxacin*):Ciloxan、Cipro
依诺沙星(*enoxacin*):Penetrex
加替沙星(*gatifloxacin*):Tequin
左氧氟沙星(*levofloxacin*):Levaquin
洛美沙星(*lomefloxacin*):Maxaquin
莫西沙星(*moxifloxacin*):ABC Pack、Avelox
诺氟沙星(*norfloxacin*):Apo-Norflox、Noroxin、Riva-Norfloxacin
氧氟沙星(*ofloxacin*):Floxin、Ocuflox
司帕沙星(*sparfloxacin*):Zagam
曲氟沙星(*Trovafloxacin*):Trovan

氟喹诺酮类抗生素在结构上与合成抗生素相似。它们主要用于治疗尿路感染及上

碳青霉烯类抗生素的不良反应

亚胺硫培南-西拉司丁钠和美洛培南的常见不良反应包括:

* 恶心
* 呕吐
* 腹泻

会出现超敏反应,如皮疹。特别是已知对青霉素过敏的患者更容易出现。

单环内酰胺类抗生素的不良反应

* 腹泻
* 超敏及皮肤反应
* 低血压
* 恶心及呕吐
* 短暂的心电图变化(包括室性心律不齐)
* 短暂的血清肝脏酶水平增高

氟喹诺酮类抗生素的不良反应

多数患者对氟喹诺酮类抗生素的耐受性较好。仅有为数不多的几种不良反应有可能发生：

* 恶心
* 呕吐
* 腹泻
* 腹部疼痛

呼吸道感染、肺炎和淋病。

药物动力学

氟喹诺酮类抗生素口服后吸收效果好。氟喹诺酮类抗生素少量由肝脏代谢，主要随尿液排出。司帕沙星随尿液排泄的量与随粪便排泄的量相同。曲伐沙星主要随粪便排出。

药效学

氟喹诺酮类抗生素通过干扰细菌复制过程中脱氧核糖核酸(DNA)的合成而起作用。因此，可以阻止细菌的复制。

药物治疗学

氟喹诺酮类抗生素可以用于治疗各种各样的感染。此类药物中的某些药有其具体的治疗用途。环丙沙星用于治疗下呼吸道感染、感染性腹泻和皮肤、骨或关节感染。甲磺酸曲伐沙星及其静脉注射剂型、甲磺酸阿拉曲沙星用于治疗在社区和医院感染的肺炎、窦炎、淋病及复杂的糖尿足溃疡。司帕沙星用于治疗细支气管炎和在社区感染的肺炎。洛美沙星也用于治疗下呼吸道感染，并用于使用导尿管(由膀胱引出体外的管子)的患者预防尿路感染。氧氟沙星用于治疗某些性传播疾病、下呼吸道感染、皮肤及皮肤结构感染和前列腺炎(前列腺发炎)。左氧氟沙星也建议用于治疗下呼吸道感染(见页边栏“氟喹诺酮类抗生素的不良反应”)。

氨苯磺胺类抗生素

常用药名

复方新诺明 (*co-trimoxazole*)(磺胺甲恶唑和甲氧苄啶): Bactrium、Septra DS、SMX-TMP、sulfatrium

磺胺嘧啶(*sulfadiazine*): 高浓度柳氮磺吡啶(Alti-Sulfasalazin)、Azulfidine、Salazopyrin, S.A.S

磺胺甲恶唑(*sulfamethoxazole*): Apo-Sulfamethoxazole、Gantanol(在美国已停用)

磺胺异恶唑(*sulfisoxazole*): Gantrisin、Sulfizol、Truxazole

氨苯磺胺类抗生素是最先问世的有效的全身性抗菌药物。

药物动力学

多数的氨苯磺胺类抗生素吸收良好，在体内广泛分布。此类药物在肝脏代谢成灭活的代谢物，由肾脏排出。

药效学

氨苯磺胺类抗生素是抑菌剂，可阻止细菌的生长。

药物治疗学

氨苯磺胺类抗生素常用于治疗急性尿路感染。氨苯磺胺类抗生素也用于治疗由各种细菌引起的感染(见页边栏“氨苯磺胺类抗生素的不良反应”)。

呋喃妥因类抗生素

常用药名

呋喃妥因(*nitrofurantoin*):脱-呋喃妥因(Apo-Nitrofurantoin)、呋喃咀啶(Furandantin)、Macrobid、Macrodantin

呋喃妥因主要用于治疗急性和慢性的尿路感染。

药物动力学

口服后，呋喃妥因由胃肠道快速吸收且吸收效果好。呋喃妥因由肝脏部分代谢，30%~50%的药物以原型态随尿液排出。

药效学

呋喃妥因通常为抑菌剂（减慢生长）。呋喃妥因也可以具备杀菌的功能（杀死细菌）。这种作用与其尿液浓度和感染性细菌的敏感性有关。

药物治疗学

由于吸收的药物聚集在尿液中，呋喃妥因也用于治疗尿路感染。当尿液呈酸性时，呋喃妥因更具抗菌的活性。对于全身性细菌感染，呋喃妥因无效(见页边栏“呋喃妥因的不良反应”)。

按摩的影响及其评估

任何非经肠给药的抗菌药物都在局部禁忌按摩。抗菌药的作用不会因身体接受的途径影响对按摩的反应。不会由于客人使用了抗生素而禁忌按摩。但是，按摩师要考虑客人使用的药物类型、部位和感染的严重程度、抗菌药的毒性及客人的整体身体状况。在某些情况下，是客人的身体状况使按摩成为禁忌。抗菌药的最常见副作用是恶心、呕吐和腹泻。出现更严重的不良反应时要引起重视。此时禁忌按摩，并将出现的副作用立即向医生报告。当出现严重的感染时，按摩师在按摩前要获得医生的许可。

当确定是否可以为出现感染的客人按摩时所使用的最佳评判方法如下：如果客人的感染已得到控制，那么按摩可以进行。如果感染未得到有效控制(感染严重到影响客人发挥正常的功能)，那么就不能进行按摩。

氨苯磺胺类抗生素的不良反应

极大剂量的难溶于水的氨苯磺胺类抗生素会在尿中产生结晶体，并在肾小管中形成磺胺结晶沉淀。使用新的水溶性氨苯磺胺类抗生素则不会发生这样的并发症。会出现超敏反应。反应的程度会随剂量的提高而加剧。

还有可能出现类似血清病的不良反应，造成发热、关节痛、荨麻疹、支气管痉挛和白细胞减少（白细胞数量减少）。氨苯磺胺类抗生素也会引起光敏反应。

呋喃妥因的不良反应

呋喃妥因的不良反应包括：

* 胃肠道不适
* 厌食
* 恶心
* 呕吐
* 腹泻
* 尿液呈深黄色或褐色
* 腹部疼痛
* 寒战
* 发热
* 关节痛
* 过敏性反应
* 超敏性反应，涉及皮肤、肺、血液和肝脏

抗病毒药物

抗病毒药物用于预防和治疗病毒性感染。用于治疗全身性感染的主要药物包括：

* 阿昔洛韦(acyclovir)

* 盐酸三环癸胺(amantadine hydrochloride)
* 去羟肌苷(didanosine)
* 范昔洛韦(famciclovir)
* 膦甲酸钠(foscarnet)
* 更昔洛韦(ganciclovir)
* 奈非那韦(nelfinavir)
* 扎西他滨(zalcitabine)
* 齐多呋啶(zidovudine)

抗疱疹病毒类药物

常用药名

阿昔洛韦(*acyclovir*):脱-阿昔洛韦(Apo-Acyclovir)、Avirax、Zovirax
范昔洛韦(*famciclovir*):Famvir
更昔洛韦(*ganciclovir*):Cytovene、Vitrasert
万乃洛韦(*valacyclovir*):Valtrex

抗疱疹病毒类药阿昔洛韦钠是一种有效的抗病毒药物,对细胞有轻微毒性。阿昔洛韦的衍生物更昔洛韦具有强力抗击单纯疱疹病毒(HSV)和巨细胞病毒(CMV)的作用。

范昔洛韦是药物前体,经过快速的变化,成为活跃的抗病毒合成药喷昔洛韦。它可以进入病毒细胞 (1型和2型单纯疱疹病毒和水痘带状疱疹)。在细胞内抑制病毒的复制。

药物动力学

每一种抗疱疹病毒类药物都经其特有的途径进入人体。当口服时,阿昔洛韦的吸收缓慢,仅有15%~30%被吸收。药物在周身分布,主要在被感染的细胞内代谢。大多数药物随尿液排出。更昔洛韦由于由胃肠道吸收效果差而由静脉给药。90%以上的更昔洛韦不被代谢,并以原型态由肾脏排出。范昔洛韦在肝脏充分代谢,随尿液排出。

药效学

为达到有效的治疗效果,阿昔洛韦和更昔洛韦必须在被疱疹病毒感染的细胞内代谢成它们的活性形式。阿昔洛韦破坏病毒的复制。阿昔洛韦在进入被病毒感染的细胞内后,在那里经过一系列的过程被转化成阿昔洛韦三磷酸盐。当进入被巨细胞病毒感染的细胞,更昔洛韦转化为更昔洛韦三磷酸盐,它也破坏病毒的复制和生长。

药物治疗学

阿昔洛韦用于治疗疱疹病毒导致的感染。口服阿昔洛韦主要用于治疗初期的和复发的生殖器疱疹感染。静脉注射的阿昔洛韦用于治疗患严重的初期疱疹但免疫系统正常的患者、免疫减弱患者初期及复发的皮肤和黏膜疱疹感染、带状疱疹感染(带状疱疹)、免疫减弱患者的播散性水痘、带状疱疹病毒以及免疫减弱患者的水痘感染(水痘)。

更昔洛韦用于治疗患巨细胞病毒视网膜炎的免疫减弱患者,包括患获得性免疫缺陷综合征(AIDS)及其他感染(如脑炎)的患者。

范昔洛韦用于治疗急性带状疱疹及复发的生殖器疱疹。

按摩的影响及其评估

由于抗病毒药通常是经口给药，不必担心按摩对吸收的影响。此类药物均直接作用于受病毒感染的细胞，不会对按摩产生影响。客人的状况（症状的严重程度）会成为按摩禁忌的原因，如开放性的皮肤损伤禁忌按摩。

副作用

头痛是这些药物常见的副作用，轻缓的、放松性的面部和头皮按摩会对客人有帮助。其他的不良反应必须向医生报告，要停止按摩（见页边栏“抗疱疹病毒药物的不良反应”）。

抗疱疹病毒药物的不良反应

每种抗疱疹病毒药物的治疗都会引起特定的不良反应。

阿昔洛韦

快速静脉注射或输注阿昔洛韦会发生可逆的肾损伤。口服阿昔洛韦的常见反应包括头痛、恶心、呕吐和腹泻。静脉注射和口服阿昔洛韦都会发生超敏反应。

更昔洛韦

更昔洛韦最常见的不良反应是粒细胞减少和血小板减少。

范昔洛韦

范昔洛韦最常见的不良反应包括头痛和恶心。

膦甲酸钠类抗生素

常用药名

膦甲酸钠(*foscarnet*)：Foscavir

抗病毒药膦甲酸钠用于治疗艾滋病患者的巨细胞病毒视网膜炎。也用于治疗免疫减弱患者阿昔洛韦耐药性单纯疱疹病毒感染。

药物动力学

对于肾功能正常的患者，膦甲酸钠的大部分以原型态随患者的尿液排出。

药效学

膦甲酸钠可以防止病毒的复制和生长。

药物治疗学

膦甲酸钠的主要治疗用途是治疗艾滋病患者的视网膜炎（眼部感染）。

按摩的影响及其评估

膦甲酸钠的药效不会影响按摩的效果。客人的身体状况会需要按摩师对技法做出调整。

副作用

膦甲酸钠的常见副作用是疲劳、眩晕和神经病。神经病禁忌深部组织按摩。使用更刺激的技法和更快速的全身反射技法，如轻抚法，可帮助客人缓解疲劳和眩晕的症状（见页边栏“膦甲酸钠的不良反应”）。

膦甲酸钠的不良反应

膦甲酸钠的不良反应包括：
* 疲劳、抑郁、发热、精神错乱、头痛、麻木和麻刺、眩晕及癫痫发作
* 恶心和呕吐、腹泻及腹部疼痛
* 粒细胞减少和白细胞减少
* 呼吸困难
* 皮疹
* 肾功能发生变化

金刚烷胺、金刚烷乙胺和流感药物

常用药名

金刚烷胺(*amantadine*):Antadine、Endantadine、Symadine(在美国已停用)、Symmetrel
奥斯他韦(*oseltanmivir*): Tamiflu
金刚(烷)乙胺(*rimantadine*): Flumadine
扎那米伟(*zanamivir*): Relenza

金刚烷胺及其衍生物盐酸金刚(烷)乙胺用于预防或治疗A型流感的感染及其他病毒感染。更新型的、可同时治疗A型和B型流感的药是扎那米伟和奥斯他韦。

药物动力学

在口服金刚烷胺和金刚(烷)乙胺后,这两种药物由胃肠道吸收的效果好,并在全身广泛分布。金刚烷胺主要随尿液排泄;金刚烷乙胺充分代谢,然后随尿液排泄。扎那米伟直接吸入肺中;奥斯他韦仅通过口服给药。

药效学

尽管金刚烷胺的确切作用机制尚不明了,此药似乎可以抑制早期的病毒复制。金刚(烷)乙胺可以抑制病毒复制。

药物治疗学

金刚烷胺和金刚(烷)乙胺用于预防和治疗A型流感病毒引起的呼吸道感染。此类药物可以降低发热的严重程度,缩短发热的时间,并可以缓解已患A型流感病人的其他症状。也可以为处于接受免疫法2周内的患者或由于超敏感不能接种流感疫苗的患者提供保护。金刚烷胺也用于治疗帕金森病和由药物引起的椎体外系统的反应(异常的不随意运动)。金刚烷胺和金刚(烷)乙胺均可用于治疗乙型和丙型肝炎。

在流感发作的2天内使用新研发的药物扎那米伟和奥斯他韦可以减轻症状并将病程缩短1~3天。

按摩的影响及其评估

金刚烷胺和金刚(烷)乙胺均不会影响按摩的效果。是否要对按摩技法做出调整要视客人的状况而定。

副作用

需要引起按摩师注意的主要副作用是疲劳、抑郁、神经紧张和失眠。对于前两个副作用,按摩师可以运用某种更兴奋的按摩方法,特别是可以使用全身反射法来克服。对于后两个副作用,可以使用慢速的、降低兴奋性的全身反射技法。在这种情况下,需要充分地评估客人的状况(见页边栏“金刚烷胺、金刚(烷)乙胺和流感药物的不良反应”)。

金刚烷胺、金刚(烷)乙胺和流感药物的不良反应

金刚烷胺

* 厌食
* 焦虑
* 精神错乱
* 抑郁
* 疲劳
* 健忘
* 幻觉
* 超敏反应
* 失眠
* 易怒
* 恶心
* 神经质
* 精神极度不安

金刚(烷)乙胺的不良反应与金刚烷胺的相似。但是反应的程度较轻。

三氮唑核苷类抗生素

常用药名

三氮唑核苷(*ribavirin*):Rebetol、Tribavirin、Virazole
三氮唑核苷和干扰素(*ribavirin and interferon*):Rebetron

三氮唑核苷类抗生素目前仅有治疗儿童呼吸道和胞体病毒(RSV)感染的药。

特别说明:合成类药Rebetron(三氮唑核苷和干扰素合成)用于治疗丙型肝炎。此类药仅有气雾剂吸入的给药方式。

药物动力学

三氮唑核苷有经鼻吸入或经口吸入的给药方法,两种方式均吸收效果良好。此药在体内的分布有限,且有具体的分布部位。已发现在呼吸道和红细胞(RBC)中浓度最高。三氮唑核苷在肝脏中并被红细胞代谢。主要由肾脏排泄,少量药物随粪便排泄。

药效学

三氮唑核苷的作用机制并不完全清楚。但是此类药物的代谢物会抑制病毒的DNA和RNA的合成,从而使病毒复制中断。

药物治疗学

三氮唑核苷用于治疗严重的婴儿和幼儿的下呼吸道感染。

按摩的影响及其评估

这类药物的作用不会影响人体对按摩的反应。但是,按摩师有必要视客人的身体状况来调整按摩的技法。

副作用

低血压是三氮唑核苷的一种副作用。按摩师需要了解这一点,在按摩结束时使用叩抚法及(或)快速的轻抚法对客人产生刺激。重要的是当客人起身时要给予关照(见页边栏“三氮唑核苷的不良反应”)。

三氮唑核苷的不良反应

* 呼吸暂停 (呼吸短时间停止)
* 心跳停搏
* 低血压
* 气胸(胸膜腔有空气,导致肺萎陷)
* 呼吸功能损害
* 抑制病毒变异

核苷逆转录酶抑制剂

常用药名

阿巴卡韦(*Abacavir*):Ziagen
去羟肌苷(*didanosine*):Videx
扎西他滨(*zalcitabine*): Didoxycytidine、Hivid

齐多呋啶(*zidovudine*): Apo-Zidovudine、AZT、Retrovir

去羟肌苷、阿巴卡韦和扎西他滨都属于核苷逆转录酶抑制剂(NRTI),用于人类免疫缺陷病毒(HIV)感染的治疗。齐多呋啶是另一种核苷逆转录酶抑制剂,是首个获得美国食品药品监管局批准用于治疗艾滋病或艾滋病相关综合征的药物。

药物动力学

每种核苷逆转录酶抑制剂都有其独特的药物动力学特性。齐多呋啶由胃肠道吸收效果好,广泛分布于体内,由肝脏代谢,经肾脏排泄。其代谢机制的确切途径尚不十分清楚。约一半被吸收的药物随尿液排出。口服的扎西他滨在空腹时从胃肠道吸收效果好。当与食物一起服用时,吸收率降低。口服阿巴卡韦后,药物快速且充分地吸收。阿巴卡韦由酶代谢,主要部分随尿液排出,剩余部分随粪便排出。去羟肌苷在胃中的吸收效果较差。其缓冲剂型的吸收率会提高。此药随尿液排出。

药效学

核苷逆转酶抑制剂必须经过转化为活性代谢物的过程才会产生效果。齐多呋啶被细胞酶转化为一种活性形式的齐多呋啶三磷酸盐。齐多呋啶三磷酸盐可以防止HIV(导致艾滋病的病毒)的复制(图10-2)。去羟肌苷和扎西他滨经过细胞酶转化,成为它们的活性抗病毒代谢物,可以抑制阻断病毒的复制。阿巴卡韦转化成可以抑制病毒复制的活性代谢物。

药物治疗学

核苷逆转酶抑制剂用于治疗HIV和艾滋病。静脉注射的齐多呋啶可以为无法口服药物的住院患者使用。也用于预防感染的母亲将HIV传播给胎儿,并治疗与艾滋病相关的痴呆症。口服齐多呋啶是用于治疗HIV感染多种药物措施中的一部分。去羟肌苷是一种早期治疗HIV感染交替使用的药物。扎西他滨和阿巴卡韦与其他的抗病毒逆转录制剂混合使用来治疗HIV感染。

核苷逆转录酶抑制剂的不良反应

每种核苷逆转录酶抑制剂都会产生不良反应

齐多呋啶(zidovudine)

* 与血液相关的不良反应
* 头痛和眩晕
* 肌肉痛、发热和皮疹
* 恶心、呕吐、腹部疼痛、腹泻

去羟肌苷(didanosine)

* 腹泻、恶心、呕吐、腹痛、便秘、口炎、味觉异常或丧失味觉、口干、胰腺炎
* 头痛、周围神经疾病、眩晕
* 肌肉无力、皮疹、瘙痒、肌肉疼痛、脱发

扎西他滨(Zalcitabine)

* 周围神经疾病、口腔溃疡、恶心、皮疹、头痛、肌肉痛、疲劳

阿巴卡韦(Abacavir)

潜在致命的超敏反应

按摩的影响及其评估

这些药物的作用不会影响身体接受各种按摩的反应。不过,要视客人的状况来决定是否应对按摩技法做出调整。

副作用

按摩师需要考虑的副作用有头痛、眩晕、肌肉痛、疲劳和周围神经疾病。当客人有神经疾病时,不能使用深部组织按摩。要根据客人当天的症状来确定对按摩技法的调整。如果客人感觉疲劳和眩晕,可能需要使用全身反射技法做一节时间稍短的、较轻微的兴奋性按摩,可帮助客人平衡消除药物反应(见页边栏“核苷逆转录酶抑制剂的不良反应”)。

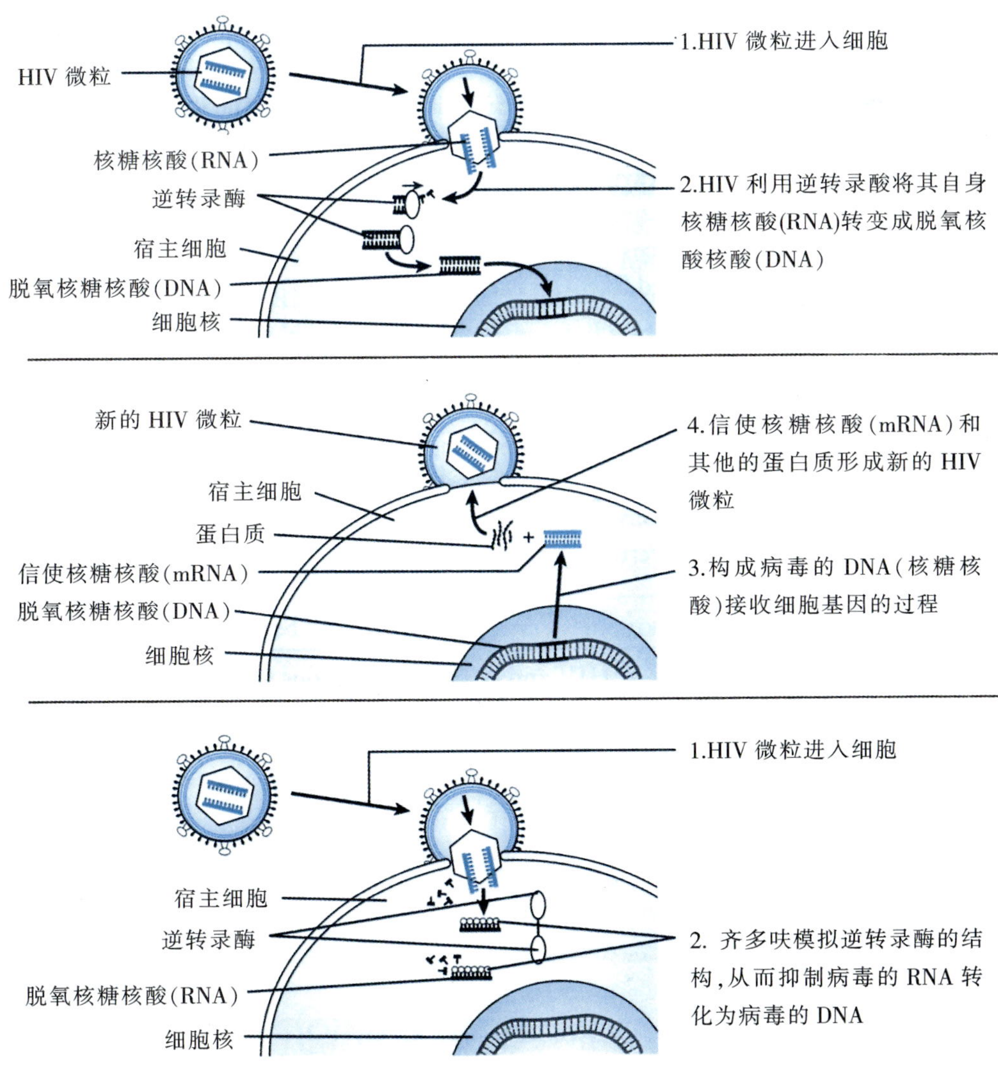

图10-2 齐多呋啶的作用机制

齐多呋啶可以抑制人类免疫缺陷病毒(HIV)的复制。前两个图所示为HIV如何侵入细胞,然后再复制。第三个图显示齐多呋啶如何抑制病毒的转化。

蛋白酶抑制剂

常用药名

茚地那韦(*indinavir*):Crixivan
奈非那韦(*nelfinavir*):Viracept
利托那韦(*ritonavir*):Norvir
沙奎那韦(*saquinavir*):Fortovase、Invirase

蛋白酶抑制剂是抗击蛋白酶的药物,HIV蛋白酶阻止酶将较大的病毒前体蛋白分裂成为病毒完全成熟所需要的活性较小的酶。其结果是不成熟的、无感染性的细胞。

药物动力学

蛋白酶抑制剂有多种不同的药物动力学特性。沙奎那韦和甲磺酸盐沙奎那韦从胃肠道吸收的效果较差。它们广泛分布,由肝脏代谢,并主要由肾脏排泄。利托那韦吸收较好,由肝脏代谢,并被分解成为至少5种代谢物。它主要随粪便排出,有些也由肾脏排出。茚地那韦快速吸收,主要随大便排泄。奈非那韦的生物利用度(在用药后,药物对靶组织可利用所需达到的程度)尚未确定。食物可以提高它的吸收率,此药由肝脏代谢,主要随粪便排出。

药效学

所有这几种药都是抑制HIV的生长和复制。

药物治疗学

蛋白酶抑制剂需要和其他治疗HIV感染的药物一同使用。

蛋白酶抑制剂的不良反应

沙奎那韦(Saquinavir)

* 腹泻
* 腹部不适
* 恶心

利托那韦(Ritonavir)

* 肌肉无力
* 恶心
* 腹泻
* 呕吐
* 厌食
* 腹部疼痛
* 味觉反常

茚地那韦(Indinavir)

* 腹部疼痛
* 肌肉无力
* 疲劳
* 肋腹痛
* 恶心
* 腹泻
* 呕吐
* 反酸
* 厌食
* 口干
* 头痛
* 失眠
* 眩晕
* 味觉反常
* 背痛

按摩的影响及其评估

药物作用于病毒本身,不会影响身体对按摩的接受和反应。

副作用

应引起按摩师注意的蛋白酶抑制剂副作用是疲劳、头痛、反酸、眩晕和失眠。每一种副作用在按摩时的表现都会有所不同。疲劳和眩晕的问题可以使用轻柔的更具兴奋作用的全身反射法来加以平衡。面部及头皮按摩会缓解头痛。对于出现反流的客人,可能需要采用不同的体位。用非常慢节奏的全身反射技法(滚动法和轻抚法)可以缓解失眠症状。按摩师有机会尝试有创新的按摩技法,以满足客人的需要(见页边栏“蛋白酶抑制剂的不良反应”)。

抗结核药物

常用药名

乙胺丁醇(*ethambutol*):Etibi、Myambutol
异烟肼(*isoniazid*):Isotamine、Nydrazid
吡嗪酰胺(*pyrazinamide*):Tebrazid
利福平(*rifampin*):利福定(Rifadin)、Rimactane、Rofact

抗结核药物用于治疗结核分支杆菌引起的结核病。尽管并不总是能治愈,但是这些药物可以终止分支杆菌感染的进一步发展。与多数的抗生素不同,抗结核药物可能需要使用数月。这样会给患者造成如不适应、出现细菌耐药和药物中毒的情况。

从传统意义上讲,异烟肼、利福平和乙胺丁醇是多种治疗结核病药物中的主力军,可以成功地防止出现抗药性。但是,由于目前出现了有抗药性的结核菌株,医生建议使用4药联合进行初期的治疗。一种更新的药,利福贲丁(rifapentine),是一种更长效的药。有时也替代利福平使用。

如果测试显示患者对一种或多种药物有抗药性,那么就应该更改抗结核病药物。如果在医疗机构内(如保健机构或教养院)局部爆发对异烟肼和利福平的结核抗药性,那么建议在早期治疗中,使用5联或6联药。

药物动力学

多数抗结核药物为口服。口服时,药物由胃肠道吸收,在体内广泛分布。主要由肝脏代谢,经肾脏排出。

药效学

抗结核药物专门用于治疗分支杆菌。使用正常剂量时,乙胺丁醇和异烟肼可以抑制结核菌生长,即抑制结核分支杆菌结核菌的生长。与此形成对比,利福平是杀灭结核菌并摧毁分支杆菌的。由于细菌对异烟肼和利福平的抗药性会快速形成,因此需要和其他的抗结核病药物一同使用。

虽然乙胺丁醇的确切药物机制尚不了解,但是我们知道它可以制止细菌繁殖,并使细菌死亡。乙胺丁醇的作用是抵抗细菌的复制。尽管异烟肼的确切的作用机制也不清楚,我们认为它可以破坏细胞壁,从而使复制终止。仅仅是对复制的细菌,而不是对休眠的细菌才被抑制。

利福平在敏感细菌中抑制核糖核酸的合成。这种药的主要作用是抑制复制的细菌,但是也对休眠的细菌有一定的作用。吡嗪酰胺确切的作用机制尚不得知,但是其抗分支杆菌的活性作用似乎与药物转化为活性代谢物吡嗪酸的作用相关。而吡嗪酸会造成酸性环境。

药物治疗学

异烟肼通常与乙胺丁醇、利福平或链霉素一起使用。这是因为混合治疗结核和其他分支杆菌感染的方法可以预防或延迟抗药性的发生。乙胺丁醇和异烟肼及利福平一起使用,用于治疗患非复杂性的肺结核患者。

尽管异烟肼是治疗结核的最重要的药物,如果单独使用,会很快出现细菌抗药性。但是,当单独使用异烟肼来预防已暴露于此病的个体时,不会产生细菌抗药性,也不存在异烟肼和其他抗结核药之间出现交叉抗药性的现象。异烟肼通常为口服,但是,如有必要,也可以通过静脉注射给药。

利福平是治疗肺结核的一线药物,通常和其他的抗结核药物一起使用。目前,也建议将吡嗪酰胺作为治疗结核的一线药物,与乙胺丁醇、利福平和异烟肼一起使用。吡嗪酰胺是高度特异性药物,仅对治疗结核分支杆菌结核病有效。当单独使用吡嗪酰胺时,抗药性会很快出现。

抗结核药物的不良反应

乙胺丁醇

* 瘙痒
* 关节痛
* 胃肠道不适
* 不舒服
* 白细胞减少
* 头痛
* 眩晕
* 麻木
* 肢体末端麻刺感
* 精神错乱

尽管极少出现超敏反应,但还是会出现皮疹及发热的反应。过敏反应也会出现。

异烟肼

最常出现的不良反应是周围神经疾病。

利福平

最常出现的不良反应包括:

* 上腹部疼痛
* 恶心
* 呕吐
* 腹部绞痛
* 肠胃胀气
* 厌食
* 腹泻

吡嗪酰胺

肝毒性是限制应用吡嗪酰胺的主要不良反应。胃肠障碍方面的不良反应包括恶心、呕吐和厌食。

按摩的影响及其评估

抗结核病药物的作用对按摩技法的应用不会有影响。

副作用

此类药物的一些副作用应引起按摩师的注意。副作用包括头痛、眩晕、绞痛、胃肠胀气及周围神经疾病。客人出现周围性神经疾病时，禁忌深部组织按摩。腹部按摩可以帮助缓解绞痛和胀气。如果出现眩晕，按摩师在客人变换体位和从按摩床起来时需给予关照(见上页页边栏“抗结核药物的不良反应”)。

抗真菌药物

常用药名

两性霉素*B*(*amphotericin B*)
氟胞嘧啶(*flucytosine*)
氟康唑(*fluconazole*)
伊曲康唑(*itraconazole*)
酮康唑(*ketoconazole*)
制霉菌素(*nystatin*)(见页边栏“其他抗真菌药物”)

抗真菌药物用于治疗真菌感染。

两性霉素B

常用药名

两性霉素*B*(*amphotericin*):Abelcet、AmBisome、Amphocin、Amphotec、Fungizone

由于两性霉素B的效力，使其成为治疗严重全身真菌感染的最广泛应用的抗真菌药物。

药物动力学

通过静脉给药后，两性霉素B广泛分布于全身，并通过肾脏排出。它的代谢机制尚未确定。

药效学

两性霉素B通常是起到抑制真菌的作用(抑制真菌的生长和繁殖)，但是如果药物在真菌中达到高浓度时，也可以杀死真菌。

其他抗真菌药物

几种其他的抗真菌药物被用于治疗局部真菌感染。

克霉唑(Clotrimazole)

一种咪唑的衍生物，克霉唑的用途包括：

* 治疗局部皮肤真菌和白色念珠菌感染
* 口服，用于治疗口腔念珠菌病
* 阴道栓剂，用于治疗阴道念珠菌病

灰黄霉素(Griseofulvin)

灰黄霉素用于治疗以下部位的真菌感染：

* 皮肤(体癣)
* 足(足癣)
* 腹股沟(股癣)
* 面部胡须部位和颈部(须癣)
* 指甲(甲癣)
* 头皮(头癣)

为预防复发，使用灰黄霉素进行治疗时，在真菌被根除，且感染的部位重新长出新的皮肤和指甲之前需持续用药。

双氧苯咪唑(Miconazole)

咪唑的衍生物有双氧苯咪唑和硝酸双氧苯咪唑两种。用于治疗局部真菌感染(如阴道和阴门念珠菌病)和局部真菌感染(如慢性皮肤和黏膜念珠菌)。双氧苯咪唑的几种给药方式为：

* 静脉或鞘内注射(向蛛网膜下腔内给药)，治疗真菌性脑膜炎
* 静脉注射或冲洗膀胱，治疗膀胱真菌感染
* 局部给药，治疗阴道感染
* 局部给药，治疗皮肤感染

其他局部抗真菌药物

环吡司乙醇胺、硝酸氯苯甲氧咪唑、碘氯苯炔醚、硝酸布康唑、萘替芬、噻康唑、特康唑、托萘酯、布替萘酚、特比萘酚、硫康唑、奥昔康唑、5-氯-7-碘-8-羟基(clioquinol)、triacetin和十一碳烯酸。这些均仅供局部用药。

药物治疗学

两性霉素B通常是用来治疗对药物敏感的真菌引起的严重全身真菌感染及脑膜炎。由于药物毒性大,仅限于为已确诊患致命性感染和正在接受密切的医疗护理的患者使用。

按摩的影响及其评估

两性霉素B的作用不会影响人体对按摩的反应。但是,要根据客人的身体状况来确定如何对按摩技法做出调整。

副作用

此类药物的常见副作用是肌肉和关节疼痛。应对副作用的最佳方式是使用轻柔的局部机械按摩及使用全身反射技法。还可以在肌腱部位使用按压法或摩擦法来提高内啡肽的生成(见页边栏“两性霉素B的不良反应”)。

两性霉素B的不良反应

几乎所有静脉注射两性霉素B的患者,特别是开始低剂量治疗的患者都会感觉到如下不良反应:

* 寒战
* 发热
* 恶心
* 呕吐
* 厌食
* 肌肉和关节疼痛
* 消化不良

多数患者会出现正色素性(每个红细胞中都有充足的血色素)或正常红细胞性贫血(红细胞极少)。贫血使血球容积极大地降低。会出现低镁血症和低血钾症,造成心电图的变化,需要进行替代电解质的治疗。约80%的患者会出现某种程度的肾中毒,导致肾脏丧失尿浓缩的能力。

氟康唑

常用药名

氟康唑(*fluconazole*):Apo-Fluconazole、Diflucan

氟康唑属于合成的广谱bistriazole抗真菌药物。

药物动力学

口服氟康唑后,约90%的药物被吸收。药物会分布于全身体液,而80%以上的药物以原型态随尿液排出。

药效学

氟康唑造成真菌细胞壁脆弱,这使得真菌会很容易地被人体免疫系统摧毁。

药物治疗学

氟康唑用于治疗口腔、咽喉和食道念珠菌病和严重的全身念珠菌感染,包括尿路感染、腹膜炎(腹部感染)和肺炎,也用于治疗隐球菌性脑膜炎。

氟康唑的不良反应

* 腹部疼痛
* 腹泻
* 眩晕
* 头痛
* 肝酶增高
* 恶心和呕吐
* 皮疹

按摩的影响及其评估

氟康唑不会对按摩的效果有任何影响。

副作用

除头痛外,此药物没有其他的副作用。对于头痛,按摩师在进行头部和头皮按摩时,应予以注意(见页边栏“氟康唑的不良反应”)。

氟胞嘧啶

常用药名

氟胞嘧啶(*flucytosine*):Ancobon、5-FC

氟胞嘧啶是唯一的起到抗真菌作用的抗代谢物(抗代谢物是一种类似于天然生成的代谢物的物质。身体需要这样的代谢物来维持正常的生理功能。这种物质有相反的作用并会干扰生理功能)。此药主要与另一种抗真菌药物(如两性霉素B)一起使用,用于治疗全身性真菌感染。

药物动力学

口服后,氟胞嘧啶由胃肠吸收的效果良好,并广泛分布。此药进行极少的代谢,主要通过肾脏排出。

药效学

氟胞嘧啶会穿透真菌细胞, 在真菌细胞内转化为氟胞嘧啶的活性代谢物氟尿嘧啶。氟尿嘧啶可导致真菌细胞死亡。

药物治疗学

尽管单独使用两性霉素B即可有效治疗念珠菌和隐球菌脑膜炎,但是,两性霉素B也和氟胞嘧啶一起使用,以降低使用的剂量和中毒的风险。治疗隐球菌脑膜炎时,选择使用这样的混合疗法。氟胞嘧啶也可单独使用,治疗下尿路的念珠菌感染,因为这种药物可以在尿中达到较高的浓度。

按摩的影响及其评估

氟胞嘧啶的作用不会影响按摩技法的应用方式。

副作用

氟胞嘧啶的常见副作用是头痛、困倦和眩晕。当客人变换体位或从按摩床起来时，按摩师要给予关照。同时在按摩结束时，要使用兴奋的按摩方法(见页边栏“氟胞嘧啶的不良反应”)。

氟胞嘧啶的不良反应

氟胞嘧啶会产生无法预料的不良反应，包括：
* 精神错乱
* 头痛
* 困倦
* 眩晕
* 出现幻觉
* 呼吸困难
* 呼吸抑制
* 皮疹
* 恶心
* 呕吐
* 腹部胀气
* 腹泻
* 厌食

伊曲康唑

常用药名

伊曲康唑(*itraconazole*)：Sporanox

伊曲康唑属于一类称为合成的三唑类药物。它抑制麦角固醇的合成。麦角固醇是真菌细胞膜中与生命有关的成分。

药物动力学

当伊曲康唑和食物一起服用时，其口服的生物利用度最高。此药由肝脏充分地代谢成为大量的代谢物，代谢物随粪便排出。

药效学

伊曲康唑干扰真菌细胞壁合成，使得真菌对人体的免疫系统敏感。

药物治疗学

伊曲康唑用于治疗各种各样的真菌感染。

按摩的影响及其评估

伊曲康唑对按摩的效果没有影响。

副作用

此药可能会出现的副作用是眩晕。当服用此药的客人变换体位时，按摩师要给予关照(见页边栏“伊曲康唑的不良反应”)。

伊曲康唑的不良反应

* 眩晕
* 头痛
* 高血压
* 肝脏功能损害

酮康唑

常用药名

酮康唑(*ketoconazole*)：Apo-Ketoconazole、Nizoral

酮康唑是有效的口服广谱抗真菌药物。

药物动力学

当口服时,酮康唑的吸收效果因人而异。药物在体内广泛分布。酮康唑在肝脏进行充分代谢,并通过胆汁和粪便排出体外。

药效学

酮康唑在真菌细胞内破坏细胞膜,这样可以抑制真菌细胞的生长。酮康唑通常可以有抑制真菌生长的作用。但是,在某些条件下,也可以杀死真菌。

药物治疗学

酮康唑用于治疗由敏感真菌引起的局部感染和全身感染。其中包括皮肤真菌和多数其他类型的真菌。

酮康唑的不良反应

酮康唑最常出现的不良反应是恶心和呕吐。不常出现的不良反应包括:
* 过敏反应
* 关节疼痛
* 寒战
* 发热
* 耳鸣
* 阳痿
* 畏光

肝毒性极少出现。当停药后,中毒反应可逆转。

按摩的影响及其评估

酮康唑不会影响人体对按摩的反应。

副作用

酮康唑没有需要按摩师担心的副作用。如出现任何不良反应,应向医生报告,并停止按摩(见页边栏"酮康唑的不良反应")。

制霉菌素

常用药名

制霉菌素(*Nystatin*):Bio-Statin、Candistatin、Nilstat、Nyaderm、Nystat-Rx

制霉菌素仅用于局部或口服,治疗局部的真菌感染。因为当非经肠道给药时,此药极具毒性。

药物动力学

口服的制霉菌素极少量地或完全不吸收、分布或代谢。制霉菌素以原型态随大便排出。局部应用制霉菌素不通过皮肤或黏膜吸收。

药效学

根据所检出的真菌的种类,制霉菌素可以起到杀灭或抑制真菌的作用。

药物治疗学

制霉菌素主要用于治疗真菌对皮肤的感染。此药对治疗念珠菌感染有效。局部使用制霉菌素以治疗皮肤或黏膜念珠菌感染,如鹅口疮、尿布疹、阴道或阴门念珠菌病及各层皮肤褶皱间的念珠菌病。口服制霉菌素也用于治疗胃肠道感染。

按摩的影响及其评估

局部用制霉菌素由于吸收和局部感染而禁忌局部按摩，但是此药的作用不会对按摩效果产生影响。

副作用

制霉菌素不会产生按摩师需担心的副作用。如出现任何不良反应,应向医生报告,并停止按摩(见页边栏“制霉菌素的不良反应”)

制霉菌素的不良反应

制霉菌素极少出现不良反应。但是如果剂量大的话，也会出现：

* 腹泻
* 恶心
* 呕吐
* 腹部疼痛
* 口苦

局部用制霉菌素会引起对皮肤的刺激。口服或局部用制霉菌素也有可能引起超敏反应。

抗疟药和抗原虫药物

疟疾是一种疟原虫属感染的疾病,可引起恶寒战栗、发热和大量出汗。疟疾是由被感染的雌性按蚊通过叮咬而传播的。

抗疟药

常用药名

氯喹(*chloroquine*):Aralen、Chlorquin
羟(化)氯喹(*hydroxychlorquine*): Plaquenil
甲氟喹(*mefloquine*): Lariam
伯氨喹(*primaquine*): Prymaccone
乙胺嘧啶(*pyrimethamine*): Daraprim
奎尼丁(*quinidine*): Biquin Durules、Cardioquin(在美国已停用)、Cin-Quin、Kinidin Durules、Quinaglute、Quinalan(在美国已停用)、Quinate(在美国已停用)

(注释:磺胺药物、砜和四环素可以和以上药物联合使用)。

药物动力学

抗疟药口服后吸收效果良好,并在全身广泛分布。这些药物的代谢程度有所不同,代谢物主要随尿液排出。

药效学

这些抗疟药的作用也有所差异。据认为,氯喹和羟(化)氯喹可以杀死寄生虫。其他的抗疟药也有相似的作用。奎宁的抗疟作用是由于其与寄生虫DNA的结合,从而使寄生虫灭活。它的作用也来自于其对寄生虫的氧气吸收和碳水化合物代谢作用的抑制。此外,奎宁还可以起到骨骼肌松弛剂的作用、局部麻醉作用以及退热和止痛的作用,从而缓解疟疾的症状。甲氟喹抗疟作用的确切机制依然尚不知道。由于甲氟喹在结构上与奎宁类似,因此它也可能有类似的药效。

药物治疗学

每种抗疟药对于不同病原体的抗击作用也有所不同。氯喹仍然是预防和治疗各种疟原虫选用的口服剂型。但是这种药不用于治疗氯喹抗药性病原体或多种药物抗药性病原体。当无法获得氯喹时,可以使用羟化氯喹来代替。当治疗由于氯喹抗药性病原体或多种药物抗药性病原体引起的疟疾时,可以选择使用奎宁,并辅以缓慢起作用的抗疟药。伯氨喹是选择和氯喹一起联合使用来治疗个别疟疾病原体的药物。甲氟喹用于治疗由抗药病原体引起的疟疾,它也可以用于预防疟疾感染。奎尼丁是非经肠道给药的抗疟药,用于治疗不能耐受口服治疗的疟疾患者。

抗疟药的不良反应

氯喹和羟(化)氯喹
* 腹部不适和痉挛
* 厌食
* 恶心
* 呕吐
* 腹泻

甲氟喹
* 呕吐
* 眩晕
* 肌肉疼痛
* 恶心
* 发热
* 头痛
* 寒战
* 腹泻
* 皮疹
* 腹部疼痛
* 疲劳
* 食欲缺乏
* 耳鸣

伯氨喹
* 恶心
* 呕吐
* 腹部不适和绞痛

乙胺嘧啶
* 厌食
* 呕吐
* 腹部绞痛

奎宁
* 金鸡纳中毒,常引起恶心、呕吐、腹泻、出汗、视觉模糊、耳鸣和听力减退。

按摩的影响及其评估

这些药物直接作用于感染血液的寄生虫,不会影响人体对各种按摩的反应。

副作用

抗疟药的常见副作用是绞痛、肌肉疼痛和疲劳。按摩师可以通过使用轻柔的局部机械技法和全身反射技法来帮助客人克服这些副作用(见页边栏“抗疟药的不良反应”)。

其他抗原虫药物

常用药名

阿托伐醌(*atovaquone*):Malarone(阿托喹酮和氯胍的混合制剂)、Mepron(N一羟甲基蛋氨酸钙)

呋喃唑酮(*furazolidone*):Furoxone(痢特灵之一种)

双碘喹啉(*Iodoquinol*):Diodoquin(另一种双碘喹啉药)、Diquinol

甲硝(哒唑)(*metronidzole*):Apo-甲硝哒唑、灭滴灵(Flagyl)、Metro-Gel、Nortate(甲硝唑类抗生素)

戊烷脒(*pentamidine*):NebuPent、Pentacarinat、Pertam

三甲氧蝶呤(*trimetrexate*):Neutrexin

尽管还有许多其他用于治疗原虫感染的药物,但是容易找到的药却很少。最常用的药是甲硝哒唑、两性霉素B、巴龙霉素和复方新诺明有时也用做抗原虫药物。

药物动力学

这些抗原虫药物的药物动力学特性有所不同。阿托伐醌口服后的吸收情况因人而异,当与食物一起服用时,其生物利用度增加三倍。阿托伐醌不被代谢,并主要随粪便排出。双碘喹啉的吸收效果较差，但是其发挥的作用局限于下胃肠道。它的代谢机制尚不知道，并主要随粪便排出。戊烷脒气雾剂在给药后吸收有限，但是肌肉注射给药后吸收效果好。其代谢机制尚不了解，并以原型态随尿液排出。呋喃唑酮口服后吸收效果较差，在肠内药物被灭活。呋喃唑酮约5%的剂量以原型态和代谢物形式随尿液排出。甲硝(哒)唑口服后大部分可以吸收。甲硝哒唑在体内广泛地分布，并在肝脏部分代谢，随尿液排出，并有少部分随粪便排出。

药效学

抗原虫药物通过各种作用产生效果。阿托伐醌被认为可以抑制原虫的生长和繁殖。呋喃唑酮可以杀死细菌和原虫。双碘喹啉是一种接触性杀阿米巴药，可直接杀死胃肠道中的原虫。甲硝(哒)唑可杀死细菌、阿米巴原虫和滴虫。戊烷脒和三甲氧蝶呤可以使细胞死亡。三甲氧蝶呤必须和亚叶酸同时使用，以保护患者的正常细胞。

药物治疗学

抗原虫药物可用于由于单细胞寄生物侵入人体的许多部位所造成的各种病症。

按摩的影响及其评估

抗原虫药物对按摩没有影响。对于非经肠道注射给药或局部给药的患者禁忌局部按摩。

副作用

抗原虫药物的常见副作用是便秘。按摩师可以通过腹部按摩来帮助缓解便秘(见页边栏“抗原虫药物的不良反应”)。

快速问答题：

1. 你的客人说她由于尿路感染，三天来一直在服用复方新诺明。她说尿频依然存在，但是没有其他症状。药物没有副作用。那么你应该怎么做？

2. 一位新客人来见你。他的健康史表明这位客人患有肺结核，在过去的两个月一直在服用4联药(异烟肼、利福平、吡嗪酰胺和乙胺丁醇)。他已经回去上班，但是很容易感觉疲劳，并在行动时感觉气短。你为他可以进行按摩吗？

3. 一位客人患有皮肤真菌感染，并局部使用制霉菌素进行治疗。皮疹出现在乳房下部、腹部和腹股沟处。你可以为他进行按摩吗？

抗原虫药物的不良反应

抗原虫药物会导致各种各样的不良反应

阿托伐醌

* 皮疹
* 恶心和呕吐
* 腹泻
* 头痛
* 发热
* 咳嗽

呋喃唑酮

* 恶心和呕吐

双碘喹啉

* 厌食
* 呕吐
* 腹泻
* 腹部绞痛
* 便秘
* 肛门周围瘙痒

戊烷脒

* 肾脏毒性
* 注射部位疼痛或硬结
* 肝功能检测值升高
* 白细胞减少
* 恶心
* 厌食
* 支气管痉挛和咳嗽

第十一章　抗炎药、抗过敏药和免疫抑制剂

药物和免疫系统

免疫和炎症反应是保护身体不受外来物质侵害的机能。这些反应可以由某些药物进行改善。抗组胺药可阻断靶组织对组胺的反应。皮质类固醇抑制免疫反应并减轻炎症的症状。非皮质类固醇免疫抑制剂可防止移植器官的排异反应，并能够治疗自体免疫疾病。促尿酸排泄药可预防或控制痛风性关节炎的发作频率。

抗组胺药物

抗组胺药物的主要作用是抑制出现在速发型(I型)超敏反应中的组胺作用。速发型(I型)超敏反应也称为过敏反应。抗组胺药物可单独用药或与其他药物联合用药，可由医生开具处方或在药店购买非处方药(OTC)。

组胺1受体拮抗剂

常用药名：乙醇胺

氯马斯汀(*clemastine fumarate*)：Tavist、Dayhist
乘晕宁(*dimenhydrinate*)：Apo-乘晕宁、Calm-X、Dramamine、Gravol、Hydrate、Triptone
盐酸苯海拉明 (*diphenhydramine hydrochloride*)：Acot-Tussin、Alercap、Allerdryl、Benadryl、Dephenadryl、Hydramine

常用药名：乙(撑)二胺

吡拉明马来酸盐(*pyrilamine*)
曲吡那敏(*tripelennamine citrate*)：PBZ
盐酸曲吡那敏(*tripelennamine hydrochloride*)：PBZ-SR、Pelamine、Pyribenzamine

常用药名：烷基胺

马来酸溴苯那敏(*brompheniramine maleate*)：Colhist Solution、Dimetane、Dimetapp、Lodrane
马来酸氯苯那敏 (*chlorpheniramine maleate*)：Aller-Chlor、Chlor-Trimeton、Chlor-Tropolon、(含羟苯基乙酰胺时，名称为柯利西锭Coricidin)

右旋-缩苯果酸氯非安明*(dexchlorpheniramine maleate)*：保乃风定锭(Polaramine)
曲普利啶 *(triprolidine,* 通常与伪黄碱联合使用)：Actanol、Actifed、Allerfed、Aphedrid、Triacin

常用药名：吩噻嗪

盐酸甲地嗪(*Methdilazine hydrochloride*)
盐酸异丙嗪(*promethazine hydrochloride*)：Anergan、Phenergan
异丁嗪酒石酸盐*(trimeprazine tartrate)*：Panectyl(仅在加拿大使用)

常用药名：哌啶(氮杂环己烷)

马来酸阿扎他啶*(azatadine maleate)*：Optimine(含伪黄碱)、Rynatan、Trinalin
西替利嗪*(cetirizine)*：Zyrtec、Zyrtec-D
盐酸赛克利嗪*(cyclizine hydrochloride)*：Marezine(赛克利嗪)(在美国已停止使用)
盐酸二苯环庚啶*(cyproheptadine hydrochloride)*：Periactin
地洛他定*(desloratadine)*：Clarinex
盐酸非索非那定*(fexofenadine hydrochloride)*：Allergra、Allergra-D
氯雷他定*(loratadine)*：Alavert、Claritin、Claritin-D、Claritin RediTab
盐酸敏克静*(meclizine hydrochloride)*：Antivert、Bonamine、Bonine、Dramamine II、Meni-D

常用药名：其他药品

氮卓斯汀*(azelastine)*：Astelin(鼻腔喷雾抗组胺剂)
盐酸羟嗪*(hydroxyzine hydrochloride)*：Atarax、Hyzine-50、Restall
盐酸帕默阿特*(hydroxyzine pamoate)*：Vistacot、Vistaril

抗组胺剂指起到组胺1受体拮抗剂作用的药物。也就是说，此类药物在身体各部位和组胺竞争与H_1受体结合的机会。但是，它们不会代替已经和受体结合的组胺。

药物动力学

H_1受体抑制拮抗剂在通过口腔或非经肠道给药后吸收效果好。某些药物也可以通过直肠给药。除氯雷他定外，其他的抗组胺剂在体内和中枢神经系统广泛分布。非索非那定、氯雷他定、地洛他定和西替利嗪(非镇静型抗组胺药)会少量透过血脑屏障。因此，极少量的药物会在中枢神经系统分布，比其他的抗组胺药在中枢神经系统的反应要少。抗组胺剂由肝酶代谢，随尿液排出，少量药物随乳汁排出。非索非那定属于例外，此药随粪便排出。

药效学

H_1受体拮抗剂在效应器细胞(即引起过敏反应的细胞)上与组胺争夺H_1受体、阻止组胺产生反应(见图11-1)。H_1受体拮抗剂通过以下方式产生作用：

* 在小血管上阻断组胺的作用
* 减轻细动脉扩张和组织充血

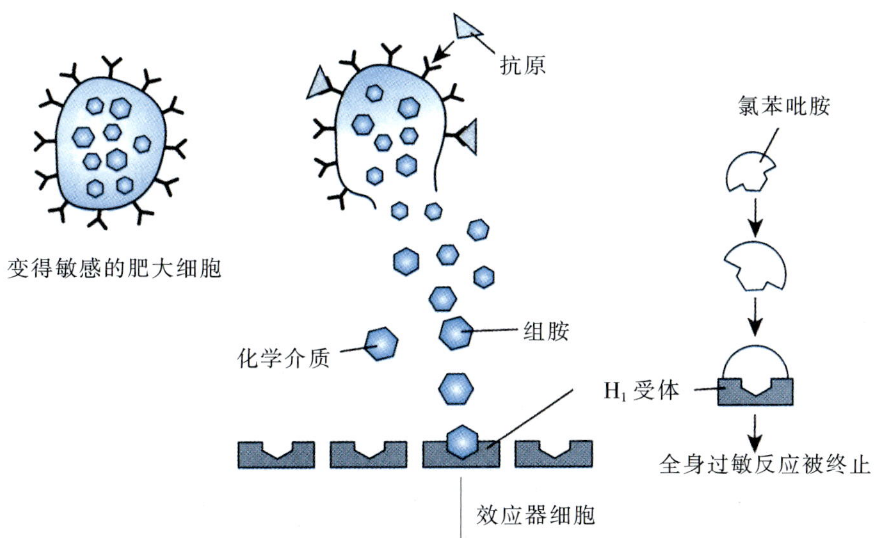

呼吸反应	心血管反应	胃肠道反应	内分泌反应	体被(皮肤)反应
● 支气管收缩和支气管痉挛	● 血压下降	● 胃壁细胞分泌增加	● 肾上腺素和去甲肾上腺素释放量增加	● 血管性水肿(荨麻疹及皮肤、黏膜或内脏器官肿胀)
● 肺活量下降	● 心跳加速	● 平滑肌收缩加剧		● 颜面潮红
● 鼻和喉发痒	● 血管舒张加剧			● 瘙痒
● 鼻溢(流鼻涕)	● 毛细血管渗透性增强			
● 打喷嚏				

图11-1 使用氯苯吡胺来终止过敏反应

尽管氯苯吡胺不能逆转过敏反应的症状,但是可以阻止过敏的进一步发展。当肥大细胞对抗原(引起过敏反应的物质)敏感时,肥大细胞通过释放化学介质对再次出现的抗原产生作用。这些介质中的一种组胺,与出现在效应器细胞(引起过敏症状的细胞)的组胺1(H_1)受体结合。这样会造成过敏反应。过敏反应会影响呼吸、心血管、胃肠道、内分泌和体被(皮肤)系统。氯苯吡胺与组胺争夺效应器细胞的H_1受体位置。通过抢先与这些受体结合,氯苯吡胺可预防组胺与效应器细胞的结合,并防止新的过敏症状出现。

* 减少血浆蛋白和体液从毛细血管中渗漏(毛细血管渗透性),从而减轻水肿

* 最大限度抑制组胺引起的平滑肌反应(特别是阻止支气管、胃肠道和血管平滑肌的收缩)

* 通过作用于受组胺刺激引起潮红和瘙痒的皮肤神经来缓解症状

* 抑制泪腺和唾液腺的分泌

几种抗组胺剂都对大脑中的H_1受体有强大的吸引力,并利用其对中枢神经的镇静作用。这些药物包括苯海拉明、乘晕宁、异丙嗪和各种哌啶衍生物。

药物治疗学

抗组胺剂用于治疗I型超敏反应的症状,如过敏性鼻炎(局部过敏反应引起的流鼻涕和眼部发痒)、血管舒缩性鼻炎(不是由于过敏或感染引起的鼻炎)、过敏性结膜炎(眼结膜发炎)、荨麻疹和血管性水肿(手、脸、足黏膜下肿胀)。

抗组胺剂还有其他的治疗用途。许多抗组胺剂可起到止吐药的作用(控制恶心和

呕吐)。这些药物也可用于辅助治疗在严重的症状得到控制后可能出现的过敏反应。苯海拉明还有助于治疗帕金森病及由药物引起的椎体外系统反应(异常的不随意运动)。由于此类药物的抗5-羟色胺的特性,二苯环庚啶也可用于治疗库欣(Cushing's diseace)病、与5-羟色胺相关的腹泻、血管簇性头痛和神经性厌食。

H_1受体拮抗剂的不良反应

副作用

* 眩晕
* 疲乏
* 共济失调
* 肌肉无力
* 上腹部不适
* 食欲减退
* 恶心和呕吐
* 便秘
* 腹泻
* 口、鼻、喉干涩
* 低血压
* 高血压
* 心跳加快

不良反应

* 心律不齐
* 过敏反应

按摩的影响及其评估

H_1受体拮抗剂在身体中有多种作用。如果通过非经肠给药(通过注射),注射后2~4小时内在注射部位禁忌按摩。口服时,其吸收比率不会受到按摩的影响。这些药物可以阻断组胺、减轻血管扩张和渗透、降低平滑肌的反应和皮肤神经的敏感性,并终止某种内分泌和外分泌物质的释放。在皮肤症状出现时,如荨麻疹或皮疹,在病变的部位禁忌按摩。按摩会机械地加剧血管扩张,促进血液向组织的流动。因此,按摩会引起与药物相反的作用,加剧客人的症状。如果客人使用这些药物来预防这样的反应,治疗呼吸的症状或是治疗其他全身性的问题,需更多考虑的是按摩与药物的副作用之间的关系,而不只是与药物作用之间的关系。

副作用

按摩师应关注的H_1受体拮抗剂的副作用是对中枢神经的抑制。会出现眩晕、嗜睡、低血压和便秘等副作用。在客人变换体位时,按摩师应给予关照,并且在按摩过程中要采用更具刺激性的全身按摩技法,如快速的轻抚法和叩抚法。在少数病例,此类药物也会导致客人出现高血压。对客人的血压进行监测很重要。血压升高时,要向医生报告,不应继续进行按摩(见页边栏"H_1受体拮抗剂的不良反应")。

皮质类固醇

皮质类固醇抑制免疫并减轻炎症症状。皮质类固醇有天然和合成两种。天然皮质类固醇是由肾上腺皮质产生的激素。多数皮质类固醇药物是这些激素的合成形式。天然和合成的皮质类固醇是根据其生物活性分类的。糖皮质激素,如醋酸可的松和氟美松,可影响碳水化合物和蛋白质的代谢。盐皮质激素,如醛固酮和醋酸氟氢可的松,调节电解质和水分的平衡。

糖皮质激素

常用药名

倍氯米松 (*beclomethasone*): 高浓度倍氯米松 (Alti-Beclomethasone)、Beconase、Propaderm、QVAR、Vancenase、Vanceril

倍他米松 (*betamethasone*): Alphatrex、Betaderm、Betamethacot、Beta-Val、Betnovate、Prevex、Valisone

可的松(*cortisone*)：Compound E、Cortone

氟美松 (*dexamethasone*)：高浓度氟美松 (Alti-Dexamethasone)、Decadron、Dexacort、Dexasone、Dexone、Hexadrol

氢化可的松 (*hydrocortisone*)：A-HydroCort、Anusol、Suppositories、Cortef、Hydrocortone、SoluCortef

甲强龙(*methylprednisolone*)：A-methaPred、Depo-Medrol、Depopred、Medrol、Solu-Medrol

氢化强的松龙 (*prednisolone*)：Delta-Cortef、deltacortisone、Orapred、Inflamase Forte、Key-Pred-SP、Pred Forte、Prednicot、Prednisol、Predlone

强的松(*prednisone*)：Deltasone、Prednicot、Apo-Prednisone、Sterapred、Winpred

去炎松 (*triamcinolone*)：Aristocort、Aristospan、Azmacort、Kenalog、Nasacort、Tac-3、Triam Forte、Trinasal

多数糖皮质激素是合成的物质，与肾上腺皮质分泌的激素类似。这些药物可以发挥抗炎、代谢和免疫抑制剂的作用。

药物动力学

糖皮质激素在通过口服给药时，吸收效果良好。肌肉注射给药后，可以完全吸收。糖皮质激素在肝脏代谢，经肾脏排出。

药效学

糖皮质激素可抑制过敏和免疫反应。我们对此作用发生的过程完全不了解。糖皮质激素可抑制由于炎症反应引起的皮肤发红、水肿、发热和触痛(图11-2)。

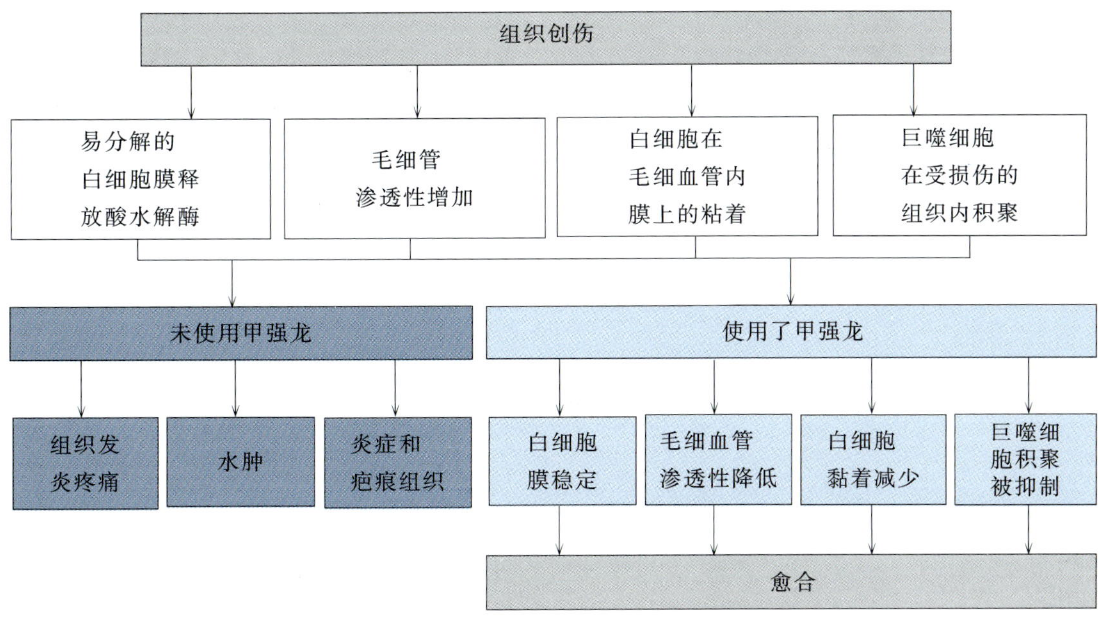

图11-2 甲强龙的作用机制

组织创伤通常会导致组织疼痛、水肿、发炎，并形成疤痕组织。甲强龙可以消除组织损伤的初期反应，并促进愈合。

药物治疗学

糖皮质激素除可作为治疗肾上腺皮质机能不全患者的替代药物外，还可作为免疫抑制剂使用，并由于其对血液和淋巴系统所起的作用，可用于减轻炎症。

按摩的影响及其评估

口服糖皮质激素的吸收效果不会受到按摩的影响。但是，注射的部位在几小时内应避免按摩。我们对这些药物的作用尚不全面了解。这些药物对代谢、细胞活动、液体平衡和组织密度有多样的作用。如果是由于急性的炎症反应或过敏反应而短期使用，则不必担心药物对身体组织较大的影响。按摩是否应禁忌（皮肤出现皮疹），或是否可以进行轻柔的、辅助性的按摩，要视客人的身体状况而定。当糖皮质激素长期用于治疗慢性疾病，身体组织会出现多种主要变化。会出现多余的脂肪组织沉积、结缔组织变薄弱和肌肉消瘦的现象，还会出现骨密度降低。此时，应禁忌深部的组织按摩。

由于局部的机械按摩技法可能无法带来效果，甚至会给客人带来伤害，通常情况下最佳的按摩方式是为客人使用全身反射技法，如有节奏的、轻柔的轻抚法和滚动法。这样可以帮助客人的身体平衡。每位客人的反应都会不尽相同。这与客人使用糖皮质激素的时间和剂量有关。是否可以使用如揉捏法、按压法和摩擦法这样的机械性技法要视客人的反应而定。在我们明确客人对这些技法的反应之前，要小心谨慎。为长期使用糖皮质激素的客人进行按摩之前，要征得医生的同意。

副作用

糖皮质激素有许多副作用。按摩师应注意的副作用包括高血压、体液潴留、骨质疏松、库欣症候群（满月脸、水牛背）、易淤伤和损伤组织再发。如果高血压和体液潴留症状严重，应该禁忌按摩。在继续进行按摩前，应征询医生的意见。如果副作用较轻，使用轻柔的、有节奏的轻抚法可以帮助减轻出现的副作用。

禁忌进行深部组织按摩。如果出现严重的淤伤、组织变薄弱或骨质疏松的症状，禁忌使用肌筋膜技法和牵引法（见页边栏“糖皮质激素的不良反应”）。

糖皮质激素的不良反应

* 失眠
* 钠和水潴留症状加剧
* 免疫和炎症反应被抑制

不良反应

* 骨质疏松
* 肠穿孔
* 消化性溃疡
* 影响伤口愈合
* 糖尿病
* 高脂血症
* 肾上腺萎缩
* 下丘脑垂体轴抑制
* 出现库欣症候群迹象（水牛背、满月脸及血糖升高）

盐皮质激素

常用药名

醛固酮（*aldosterone*）
醋酸氟氢可的松（*fludrocortisone acetate*）：Florinef

盐皮质激素影响电解质和水分的平衡。醋酸氟氢可的松是肾上腺皮质分泌的激素合成物。醛固酮是天然的盐皮质激素。由于醛固酮价格昂贵且较难获得，故很少使用。

药物动力学

醋酸氟氢可的松吸收效果好，在全身各器官分布。此药由肝脏代谢成灭活的代谢物，由肾脏排出。

药效学

醋酸氟氢可的松通过作用于肾脏来影响体液和电解质平衡，增加钠的再吸收并增加钾和氢的分泌。

药物治疗学

醋酸氟氢可的松作为肾上腺皮质机能不全(糖皮质激素、盐皮质激素和雄激素分泌减少)患者的替代治疗药物使用。醋酸氟氢可的松也可用于治疗盐分缺失的先天性肾上腺性征综合征(其特点是缺乏皮质醇和醛固酮生成不足)。治疗前应首先为患者恢复电解质平衡。

按摩的影响及其评估

按摩不会影响口服盐皮质激素的吸收。药物作用于肾脏，增加钠和水分的潴留。这些药物对按摩技法的采用没有影响。

副作用

盐皮质激素的主要副作用是水肿和高血压。也常出现易淤伤的症状。与糖皮质激素的情况相同，如果出现严重的水肿和高血压，则禁忌按摩，并通知医生。如果副作用程度较轻，使用有节奏的轻抚法会对客人的症状有缓解作用。禁忌进行深部组织按摩。对使用这些药物的患者在进行按摩之前，要先获得医生的许可(见页边栏“盐皮质激素的不良反应”)。

盐皮质激素的不良反应

副作用

* 钠和水分潴留
* 淤伤
* 出汗

不良反应

* 高血压
* 心脏肥大
* 水肿
* 心衰
* 低钾血症
* 荨麻疹
* 过敏性皮疹

其他免疫抑制剂

常用药名

硫唑嘌呤(*azathioprine*)：Alti-Azathioprine、Imuran
环孢霉素(*cyclosporine*)：Gengraf、Neoral、Sandimmune
淋巴细胞免疫球蛋白(*lymphocyte immune globulin*)(马的*ATG*)：Atgam
莫罗莫那-*CD3*(*muromonab-CD3*)：Orthoclone(单克隆抗体药物)、单克隆抗体-OKT3
他克莫司(*tacrolimus*)：Prograf、Protopic

以上药物由于具有免疫抑制的作用，用于治疗正在进行同种异体器官移植(在两个同种异卵双胎之间进行的器官移植)。这些药也用于进行自体免疫疾病治疗试验(由于对自身不恰当的免疫反应引发的疾病)。

尽管环磷酰胺属于烷化类药物,但是也可作为免疫抑制剂使用。环磷酰胺主要用于治疗癌症。

药物动力学

不同类别的免疫抑制剂进入人体的途径不同。当通过口服给药时,硫唑嘌呤轻易地被胃肠道吸收,环孢霉素的吸收情况则不同且不完全。ATG和莫罗莫那-CD3只有静脉注射给药的方式。

硫唑嘌呤在人体内的分布情况尚未完全明了。环孢霉素和莫罗莫那-CD3在体内广泛分布。ATG在人体内的分布情况也不十分清楚。

硫唑嘌呤和环孢霉素由肝脏代谢。莫罗莫那-CD3被在血液中循环的T细胞吞噬掉。ATG的代谢机制也不得而知。硫唑嘌呤和ATG随尿液排出。环孢霉素主要随胆汁排出。莫罗莫那-CD3的排泄途径尚不清楚。

药效学

各种免疫抑制剂如何起到预期治疗效果尚有待精确地确定。硫唑嘌呤、环孢霉素和ATG的确切的作用机制尚不清楚。但是,可以通过以下的药物表现来解释:

* 硫唑嘌呤拮抗氨基酸嘌呤的代谢,因此,可以抑制核糖核酸和脱氧核糖核酸的结构和合成。它也可以抑制辅酶的形成及其功能
* 环孢霉素,据信,可以抑制辅助性T细胞和抑制性T细胞。
* ATG可以消除血液中T细胞的抗原反应,改变T细胞的功能或两个作用兼备。

对于接受异体肾移植的患者,硫唑嘌呤可以抑制细胞介质的超敏反应,并在抗体产生中引起各种变化。莫罗莫那-CD3是一种单克隆抗体,可以阻止T细胞的功能。

药物治疗学

免疫抑制剂主要用于预防器官移植的患者出现排异反应。

其他免疫抑制剂的不良反应

硫唑嘌呤

* 骨髓抑制
* 恶心和呕吐
* 肝毒性

环孢霉素

* 肾毒性
* 高钾血症
* 感染
* 肝毒性
* 恶心和呕吐

淋巴细胞免疫球蛋白

* 发热和寒战
* 白细胞或血小板减少
* 感染
* 恶心和呕吐

莫罗莫那-CD3

* 发热和寒战
* 恶心和呕吐
* 震颤
* 肺水肿
* 感染

按摩的影响及其评估

我们尚未清晰地了解免疫抑制剂的作用。但是,从我们已知的部分来看,尚未发现对按摩的效果会产生影响。重要的是,我们应了解这些客人患有危及生命的疾病,非常容易被感染。在确定不同的客人对按摩的具体反应之前,要万分地谨慎。按摩之前,必须获得医生的许可。

副作用

免疫抑制剂会引起多种严重的不良反应。通常,不良反应会与对感染的易感(染)性和血液变化相关。要谨防客人暴露于任何感染。出现任何不良反应的迹象都要立即报告医生。在医生进行诊断之前,不可进行按摩(见页边栏“其他免疫抑制剂的不良反应”)。

促尿酸排泄药和其他抗痛风药

促尿酸排泄药与其他抗痛风药通过它们的抗炎作用发挥其影响。

促尿酸排泻药

常用药名

羧苯磺(丙)胺(*probenecid*):Benuryl
苯磺唑酮(*sulfinpyrazone*):Anturane、Apo-Sulfinpyrazone、Nu- Sulfinpyrazone

促尿酸排泄药的作用是增加尿液中尿酸的排泄,使用促尿酸排泄药的主要目的是预防或控制痛风性关节炎的发作频率。

药物动力学

促尿酸排泄药由胃肠道吸收。这两种药都在体内广泛分布。药物在肝脏代谢,主要由肾脏排泄。仅有少量的药物随粪便排出。

药效学

羧苯磺(丙)胺和苯磺唑酮减少肾脏中尿酸的再吸收。这会导致尿液中尿酸的排泄,降低血清尿酸盐水平。

药物治疗学

羧苯磺(丙)胺和苯磺唑酮建议用于治疗慢性痛风性关节炎和痛风石性痛风(痛风石或尿酸盐结晶在皮下及关节内沉积)。羧苯磺(丙)胺也用于为高尿酸血症的患者促进尿酸排泄。在急性痛风发作期间,不可使用羧苯磺(丙)胺和苯磺唑酮。如果在急性发作期使用,这些药物会导致炎症期延长。由于当使用羧苯磺丙胺或苯磺唑酮开始治疗时,及每当血清尿酸盐水平快速变化时,使用这些药物会增加急性痛风发作的机会,因此,在治疗开始的3~6个月期间,要同时使用秋水仙碱。

按摩的影响及其评估

促尿酸排泄药的吸收不会受到按摩的影响。由于这些药物直接作用于肾脏,对按摩的效果也不会产生影响。如果关节或皮肤下仍有尿酸结晶,应禁忌局部按摩。在这种情况下,不可进行深部组织按摩或使用摩擦法按摩,仅可在局部使用轻缓的轻抚法。

副作用

使用促尿酸排泄药可能会出现的副作用是眩晕和低血压。在按摩结束时使用兴奋性技法有助于预防副作用可能带来的问题。有时会发生脱发症,遇此情况,应避免头皮按摩。如出现其他的不良反应,应向医生报告(见页边栏“促尿酸排泄药的不良反应”)。

促尿酸排泄药的不良反应

羧苯磺(丙)胺

* 头痛
* 厌食
* 恶心和呕吐
* 超敏反应

苯磺唑酮

* 恶心
* 消化不良
* 胃肠道疼痛
* 胃肠道失血

其他抗痛风药物

常用药名

别嘌呤醇*(allopurinol)*：Aloprim、Apo-Allopurinol、Zyloprim
秋水仙碱*(colchicines)*：Colchicine MR、Colgout

别嘌呤醇用于减少尿酸的生成，从而预防痛风的发作。秋水仙碱用于治疗急性痛风的发作。

药物动力学

别嘌呤醇和秋水仙碱进入体内的途径有某些不同。当通过口服给药时，别嘌呤醇由胃肠道吸收。别嘌呤醇和它的代谢物氧基嘌呤在体内各处分布。别嘌呤醇由肝脏代谢，随尿液排出。

秋水仙碱也由胃肠道吸收。秋水仙碱部分由肝脏代谢，然后，此药及其代谢物通过胆汁的分泌重新进入肠道。经肠再次吸收后，秋水仙碱分布于各个组织。此药主要随大便排泄，少量药物随尿液排出。

药效学

别嘌呤醇及其代谢物氧基嘌呤可抑制黄嘌呤氧化酶的活动。黄嘌呤氧化酶与尿酸的生成有关。通过减少尿酸的形成，别嘌呤醇可以消除高尿酸尿的危险。

秋水仙碱似乎具备减轻沉积在关节组织中的单钠尿酸盐结晶引发的炎症反应。秋水仙碱可以通过抑制白细胞向发炎的关节处的移动来发挥药物作用。这样可以减少吞噬作用的发生及由白细胞产生的乳酸，从而减少尿酸盐结晶的沉积，减轻炎症。

药物治疗学

别嘌呤醇用于治疗初期的痛风。因此，也寄希望此药有助于预防急性痛风的发作。当每一种药的需要剂量较小时，医生会使用促尿酸排泄药。此类药物也用于治疗由于血液出现异常及在肿瘤或白血病治疗期间出现的痛风或血尿酸过多症状；用于治疗原发或继发的尿酸性肾病（伴有或不伴有痛风症状）；用于治疗和预防复发的尿酸结石的生成。此外，此类药物也用于治疗使用极限剂量的抗尿酸尿药无效的患者，或对促尿酸排泄药有过敏反应或不耐受的患者。

秋水仙碱用于缓解急性痛风关节炎发作的炎症反应。如果及时使用，对于缓解疼痛非常有效。此外，如果在使用羧苯磺（丙）胺、别嘌呤醇或苯磺唑酮进行治疗的开始数月时同时使用秋水仙碱，可以预防在使用上述药物时通常会出现的急性痛风发作。

按摩的影响及其评估

按摩不会影响这些药物的吸收。这些药物的作用不会影响身体对各种按摩技法的反应。由于客人不同的情况，可能会需要局部禁忌按摩，因为炎症症状可能会很严重，也会很疼痛。如果为客人实施按摩，在尿酸结晶和炎症症状得以缓解之前，应禁忌在局部使用深部组织按摩和摩擦法按摩。

副作用

按摩师需要注意的副作用只有脱发。如果有此症状出现，应避免头皮按摩。所有会出现的其他不良反应，应立即向医生报告，并停止按摩（见页边栏“其他抗痛风药物的不良反应”）。

其他抗痛风药物的不良反应

副作用

* 恶心和呕吐
* 腹泻
* 腹部疼痛
* 皮疹

不良反应

* 骨髓抑制

快速问答题：

1. 你的客人告诉你，由于严重的过敏反应，她在过去5天一直服用苯海拉明。她的叙述是：胳膊和胸部遍布皮疹，但是现在“基本上消退”，仅仅感到有些痒。目前仅在腿部有少量皮疹。你可以为她进行按摩吗？如果可以，你应该使用何种技法？

2. 你在一间美容店从事按摩工作。某天接待了一位新客人。他说，在两个半月前刚刚进行了肝脏移植。他的伤口愈合良好，他自己整体的感觉也很好。他目前在使用的药物是强的松、环孢霉素和淋巴细胞免疫球蛋白。他希望做一次放松性按摩。那么你应该怎么做？

第十二章 精神科药物

精神障碍与药物

本章将对用于治疗各种睡眠障碍和精神心理障碍(如焦虑症、抑郁症和精神病性障碍)的药物进行讲述。

镇静和催眠药

镇静药可减少活动并降低兴奋,使用后通常伴发不同程度的嗜睡。镇静药可用作催眠药,这时要给予较大剂量,从而形成类似于自然睡眠的状态。用于镇静和催眠的三大类合成药物为苯二氮䓬类、巴比妥类和非苯二氮䓬非巴比妥类的其他药物。另外还包括酒精和非处方类睡眠辅助药物。

苯二氮䓬类药物

常用药名:镇静药/催眠药

艾斯唑仑(*estazolam*):ProSom
氟西泮(*flurazepam*):Apo-Flurazepam,Dalmane
劳拉西泮(*lorazepam*):Apo-Lorazepam,罗拉(Ativan),Novo-Lorazepam,Nu-loraz,Riva-Lorazepam
夸西泮(*quazepam*):Doral
替马西泮(*temazepam*):Apo-Temazepam,Gen-Temazepam,Novo- Temazepam,Restoril
三唑仑(*triazolam*):Gen-Trizolam,海尔神(Halcion)

常用药名:抗焦虑药

阿普唑仑 (*alprazolam*):Alprazolam Intensol,Alti-Alprazolam,Apo-Alpraz,Novo-Alprazol,Nu-Alprax,Xana TS,Xanax
氯氮䓬(*chlordiazepoxide*):Apo-Chlordiazepoxide,利眠宁(Librium),methaminodiazepoxide
二钾氯氮䓬(*clorazepate dipotassium*):Apo-Clorazepate,Novo-Clopate,Tranxene
地西泮(*diazepam*):安定(Valium),Apo-Diazepam,Diastat,Diazemuls,Diazepam Intensol
哈拉西泮(halazepam),Paxipam
劳拉西泮(*lorazepam*):Apo-Lorazepam,罗拉(Ativan),Novo-Lorazepam,Nu-Loraz,Riva-

Lorazepam

奥沙西泮(*oxazepam*):Apo- Oxazepam,Serax

苯二氮䓬类药可产生多种治疗效果,具有日间镇静、麻醉前镇静、诱导睡眠、缓解焦虑和紧张、骨骼肌肉松弛和抗惊厥活性的作用。此类药在多种临床状况下使用,并产生基础或辅助镇静催眠效果。用于基础镇静催眠作用的苯二氮䓬类药包括:

* 艾斯唑仑
* 盐酸氟西泮(flurazepam hydrochloride)
* 劳拉西泮
* 夸西泮
* 替马西泮
* 三唑仑

用于焦虑症基础治疗的苯二氮䓬类药包括:

* 阿普唑仑
* 盐酸氯氮䓬(chlordiazepoxide hydrochloride)
* 二钾氯氮䓬
* 地西泮
* 哈拉西泮
* 劳拉西泮
* 奥沙西泮
* 普拉西泮(prazepam)

药物动力学

苯二氮䓬类药能较好地通过胃肠道吸收并在体内广泛分布,有些药物也可经胃肠外给予。所有苯二氮䓬类药都在肝脏代谢且大部分随尿液排出。

药效学

研究者认为苯二氮䓬类药通过将大脑内与觉醒和注意力相关的γ-氨基丁酸(GABA)受体激活而起效(图12-1)。低剂量使用时,苯二氮䓬类药通过对边缘系统和大脑内帮助调节情绪活动的其他区域起作用而减少焦虑。药物通常可使患者平静或镇静却不会引起嗜睡。以较高剂量使用时,此类药物可诱导睡眠,其原因可能是对大脑产生了抑制作用。苯二氮䓬类药使整体睡眠时间增加,并且导致深度睡眠而使精力恢复。

药物治疗学

苯二氮䓬类药的临床指征包括:在手术前一天或手术当天使患者放松,治疗失眠,产生静脉麻醉,治疗酒精戒断综合征、焦虑症和癫痫发作,以及产生骨骼肌松弛作用。

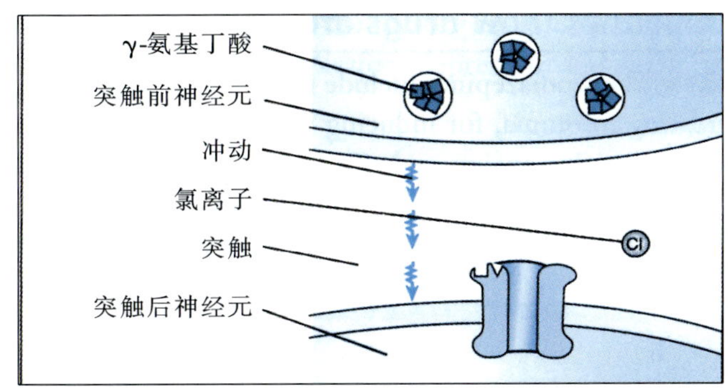

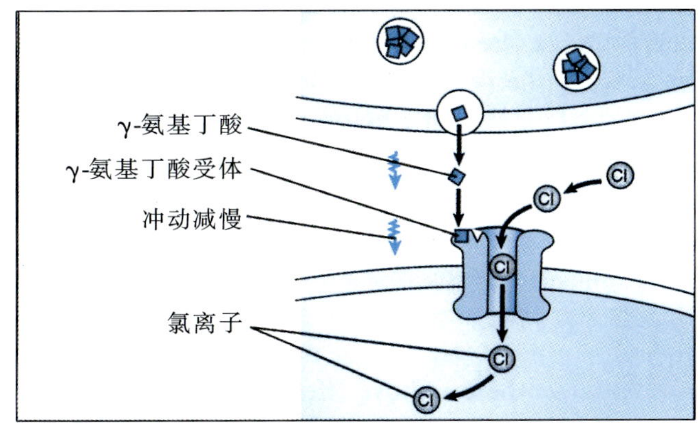

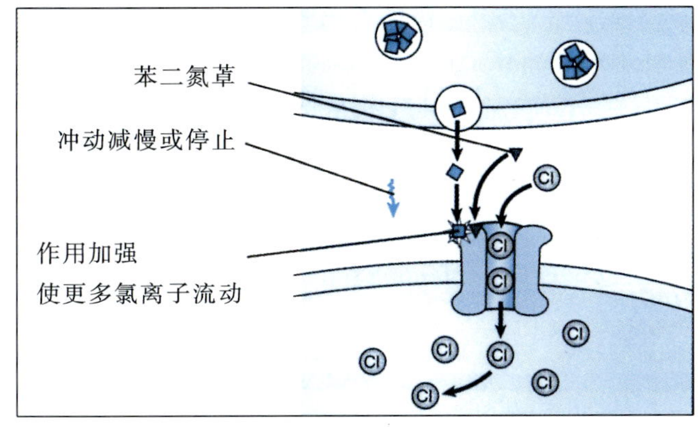

图12-1 苯二氮䓬类药物的作用机制

突触前神经元越过突触的冲动速度受突触后神经元中氯离子数量的影响。氯离子穿过并进入突触后神经元要依靠抑制性神经递质的作用，该递质为γ-氨基丁酸(GABA)。当γ-氨基丁酸从突触前神经元释放时，便移动并越过突触与突触后神经元上的γ-氨基丁酸受体相结合。这种结合使氯离子流入突触后神经元并导致神经冲动减慢。其结果为冲动的减慢刺激了神经。苯二氮䓬类药与γ-氨基丁酸受体上方或周围的受体相结合，从而加强了γ-氨基丁酸的作用并且使更多的氯离子流入突触后神经元。这就抑制了神经的冲动，使其减慢或停止。

苯二氮䓬类药的不良反应

副作用

- 疲劳
- 肌无力
- 口干
- 恶心和呕吐
- 头晕
- 日间镇静
- 宿醉反应(残留的嗜睡和清醒时反应时间减少)
- 失眠复发

不良反应

- 遗忘
- 共济失调
- 药物滥用
- 药物耐受
- 药物依赖

按摩的影响及其评估

苯二氮䓬类药最常用的方法为口服给药,按摩对药物的吸收无影响。若采用注射给药,则至少2小时内不应对注射部位进行按摩。此类药物的作用是减慢或抑制包括运动皮质在内的大脑中某些受体的活动。通过局部反射和局部力学作用的按摩动作更加有效,其中包括揉捏法、按压法、振动法和肌筋膜按摩法。通过全身反射动作的按摩对药物的中枢神经系统抑制具有相加作用。可采用更加刺激的手法如轻抚法和叩抚法实施按摩,来减少这些相加作用。

副作用

与按摩师有关的苯二氮䓬类药的副作用为疲劳、头晕、嗜睡和低血压,如上所述。按摩期间和结束前的兴奋作用和全身反射应当可以缓解各种问题。这些药物的作用可以持续12~24小时。因此,即使患者正在服用药物用于夜间辅助睡眠,其效果也显而易见,并可以通过日间按摩促进疗效(见页边栏"苯二氮䓬类药的不良反应")。

巴比妥类药

常用药名

异戊巴比妥(***amobarbital***):阿米妥(Amytal)
布塔巴比妥(***butabarbital***):布的索(Butisol)
甲基巴比妥(***mephobarbital***):梅巴蜡耳(Mebaral)
戊巴比妥(***pentobarbital***):南布特(Nembutal)
苯巴比妥(***phenobarbital***):鲁米那(Luminal)
司可巴比妥(***secobarbital***):塞克诺(Seconal)

巴比妥类药主要的药理学作用是降低中枢神经系统的整体警觉性,主要用作镇静催眠药。

低剂量巴比妥类药抑制大脑中的感觉和运动皮层而导致嗜睡,高剂量用药因能够抑制所有中枢神经系统可能导致呼吸抑制和死亡。

药物动力学

巴比妥类药在胃肠道吸收良好,快速分布,在肝脏代谢,随尿液排出。

药效学

巴比妥类药为镇静催眠药,抑制大脑的感觉皮质,降低运动活性,并产生嗜睡、镇静和催眠作用。

药物治疗学

巴比妥类药具有多种临床指征,包括日间镇静(仅为短期,通常少于2周)、对失眠患者的催眠、手术前的镇静和麻醉、缓解焦虑以及抗惊厥的作用。长期使用巴比妥类药时，患者可产生耐药性和躯体与心理性药物依赖。相比而言，苯二氮䓬类药更加有效和安全，因此已替代巴比妥类药作为镇静催眠药。

按摩的影响与评估

巴比妥类药具有很强的中枢神经系统抑制作用。与苯二氮䓬类药相同，全身反射性按摩动作和松弛效果有所增加。用于产生刺激效果时，要延长全身反射性动作才能达到理想效果。按摩结束前采用快速轻抚法和叩抚法。肌肉对局部反射和力学作用的反应良好。

副作用

巴比妥类药的副作用为嗜睡、昏睡、头晕和低血压。这些副作用可以通过采用上述按摩动作得到缓解。其他不良反应必须上报医生，并且在能够对患者进行评估前减少按摩(见页边栏“巴比妥类药的不良反应”)。

巴比妥类药的不良反应

副作用

* 嗜睡
* 昏睡
* 头痛
* 轻度心动过缓
* 低血压
* 眩晕
* 恶心和呕吐
* 腹泻
* 上腹痛

不良反应

* 抑郁
* 肺换气不足
* 喉和支气管痉挛
* 呼吸抑制
* 变态反应

非苯二氮䓬和非巴比妥类药物

常用药名

水合氯醛(*chloral hydrate*)：Aquachloral,PMS-Chloral hydrate, Somnote
乙氯维诺(*ethchlorvynot*)：普热西地尔(Placidyl)
扎莱普隆(*zaleplon*)：索纳塔(Sonata)
唑吡坦(*zolpidem*)：安万特(Ambien)

非苯二氮䓬和非巴比妥类药物用于单纯失眠的短期治疗。此类药不具备优于其他镇静药的特点。除了扎莱普隆的药效可持续35天以外，此类镇静催眠药在治疗的第2周末期都会失去疗效。

药物动力学

此类药从胃肠道快速吸收，在肝脏代谢并随尿液排出。

药效学

此类药物的作用机制尚未完全明确，但会产生类似于巴比妥类药的抑制作用。

药物治疗学

此类药通常用于单纯性失眠的短期治疗、手术前镇静和脑电图检查前的镇静。

非苯二氮䓬和非巴比妥类药物的不良反应

副作用

* 恶心和呕吐
* 胃刺激
* 宿醉效应
* 昏睡
* 低血压
* 嗜睡
* 头晕

不良反应

* 呼吸抑制
* 呼吸停止

按摩的影响及其评估

虽然此类药物的作用尚未完全明确，但具有与苯二氮䓬类和巴比妥类药物相似的中枢神经系统抑制活性。按摩师可采用刺激性全身反射性动作(叩抚法和快速轻抚法)以减弱按摩和药物的相加作用。

副作用

此类镇静药的副作用为嗜睡、低血压、头晕和昏睡，可采用上述方法予以缓解(见页边栏“非苯二氮䓬和非巴比妥类药物的不良反应”)。

抗抑郁药和抗躁狂药

抗抑郁药和抗躁狂药用于治疗情感障碍，即以抑郁或情感高涨为特征的情绪障碍。双相障碍，以临床抑郁期为特征，采用单胺氧化酶(MAO)抑制剂、三环类抗抑郁剂或其他抗抑郁剂治疗。

双相障碍的特征为躁狂行为和临床抑郁期的交替出现，其治疗采用锂盐。

单胺氧化酶抑制剂

单胺氧化酶抑制剂根据其化学结构分为两类：肼类药，其中包括硫酸苯乙肼；非肼类药，其中包括单药和硫酸反苯环丙胺。

常用药名：肼类药

异唑肼(*isocarboxazid*)：闷可乐(Marplan)
吗氯贝胺(*moclobemide*，仅在加拿大生产)：Alti-Moclobemide,Manevix
苯乙肼(*phenelzine*)：纳地尔(Nardil)

常用药名：非肼类药

反苯环丙胺(*tranylcypromine*)：帕内特(Parnate)

药物动力学

单胺氧化酶抑制剂经胃肠道快速而完全地吸收并在肝脏代谢，主要从胃肠道排出，少部分由肾脏排出。

药效学

单胺氧化酶抑制剂的确切作用机制尚不明确。药物似乎通过抑制单胺氧化酶而起效，单胺氧化酶通常代谢神经递质去甲肾上腺素和5-羟色胺。这样一来，这些药物就会产生更多的去甲肾上腺素和5-羟色胺,从而缓解抑郁症状。

药物治疗学

单胺氧化酶抑制剂是治疗非典型性抑郁症的选择用药,非典型性抑郁症的征象与典型性抑郁症相反。在非典型性抑郁症的病例中,患者的体重增加,无自杀倾向,性驱力增加。当典型性抑郁症经其他治疗无效或对其他治疗禁忌时可采用单胺氧化酶抑制剂进行治疗。还可用于治疗恐怖性焦虑、神经性皮炎(焦虑、神经质的个体中发现的一种瘙痒性皮肤病)、疑病症(对健康的不正常关注)以及难治性发作性睡眠(突发性睡眠发作)。

某些食物可与单胺氧化酶抑制剂相互作用而产生严重的反应。严重的高血压危象最常见并且可危及生命。可导致最严重反应的食物包括富含酪胺的食品(如红酒、过期的乳酪和蚕豆)和拟交感神经药物。可偶尔食用含中度酪胺的食品(如酸奶和熟透的香蕉)但须谨慎。由于严重的副作用和多种药物与食物具有相互作用,因此除非其他治疗无效,否则几乎不使用单胺氧化酶抑制剂。

按摩的影响及其评估

单胺氧化酶抑制剂经口服给药,因此,按摩对药物的吸收速度无影响。药物作用于中枢神经系统的一个酶上。药物并不影响按摩动作的效果。

副作用

单胺氧化酶抑制剂具有多种常见副作用。如果患者存在烦躁不安和失眠,可采用全身反射性按摩动作(如缓慢的有节奏的轻抚、摇动或轻触)使患者放松并平静下来。如果患者存在嗜睡、头晕或低血压,则更适宜采用比较刺激的全身反射性按摩动作(快速轻抚、叩抚或晃动)。若存在便秘的副作用,腹部按摩有助于将其消除。某些患者可能出现皮肤和黏膜挫伤,或者可能有皮下出血。若较为严重,则按摩为禁忌。若为轻度,则不应进行深层组织按摩或极其小心地进行按摩(见页边栏“单胺氧化酶抑制剂的不良反应”)。

单胺氧化酶抑制剂的不良反应

副作用

* 直立性高血压
* 烦躁不安
* 嗜睡
* 头晕
* 头痛
* 失眠
* 便秘
* 厌食
* 恶心和呕吐
* 无力
* 关节痛
* 口干
* 视力模糊
* 外周水肿
* 尿潴留
* 暂时性阳痿
* 皮疹
* 皮肤和黏膜出血

不良反应

* 高血压危象
* 呼吸停止
* 心搏停止

三环类抗抑郁药

常用药名

阿米替林(*amitriptyline*):Apo-Amitriptyline,盐酸阿米替林(Elavil),Emitrip(美国已停用),Endep,Enovil(美国已停用),Levate,Novotriptyn,Vanatrip

氯氧平(*amoxapine*):氯哌氧䓬(Asendin,美国已停用)

氯米帕明(*clomipramine*):安拿芬尼(Anafranil),Apo-Clomipramine,Gen-Clomipramine

地昔帕明 (*desipramine*):Alti-Desipramine,盐酸去甲丙咪嗪 (Norpramine),Novo-Desipramine

多虑平(*doxepin*):Alti-Doxepin,Apo-Doxepin,盐酸多虑平(Sinequan)

丙咪嗪(*imipramine*):Apo-Imipramine,盐酸丙咪嗪(Tofranil)

去甲替林(*nortriptyline*):Alti-Nortriptyline,Apo-Nortriptyline,盐酸去甲替林(Aventyl),Norventyl,拍美尔(Pamelor)

普罗替林(*protripline*):丙氨环庚烯(Vivatil)

曲米帕明(*trimipramine*):Apo-Trimip,Novo-Tripramine,Rhotrimine,马来酸三甲丙咪嗪(Surmontil)

三环类抗抑郁药用于治疗抑郁症。

药物动力学

三环类抗抑郁药在肝脏广泛代谢并最终作为非活性化合物随尿液排出(仅有少量的活性药物被排出)。这类药物具有极强的脂溶性,在体内广泛分布,排泄缓慢并且半衰期长。

药效学

研究者认为三环类抗抑郁药通过阻止其在突触前神经元的再摄取而使去甲肾上腺素、5-羟色胺或使二者的数量增加。神经递质完成其任务之后的结局有几种可能,其中一种是快速地再次进入曾将它释放的神经元中(称为再摄取)。阻止再摄取导致这些神经递质在突触中的增多,从而使抑郁缓解。

药物治疗学

三环类抗抑郁剂用于治疗严重性抑郁症的发作。对于有体重下降、厌食或失眠的抑郁症隐袭性发作的治疗尤其有效。躯体征象和症状经1~2周的治疗后好转,心理症状则在2~4周后好转。

三环类抗抑郁剂对于疑病症、非典型性抑郁症或伴有妄想的抑郁症患者的疗效要差得多,而对于治疗抑郁症的急性发作可能有效。

当前对三环类抗抑郁药用于抑制偏头痛,治疗恐惧症、尿失禁、注意缺陷障碍、十二指肠或消化性溃疡病以及糖尿病性神经病的研究正在进行中。

三环类抗抑郁药的不良反应

副作用

* 直立性低血压(站立时血压下降)
* 镇静
* 皮疹
* 光过敏反应
* 细微静止性震颤
* 性欲减退
* 射精抑制

不良反应

* 暂时性嗜酸细胞增多
* 白细胞减少
* 粒细胞减少
* 心悸
* 心传导减慢
* 心搏加速

按摩的影响及其评估

三环类药物的吸收不受按摩影响，并且在中枢神经系统突触中的作用不影响身体对各种按摩动作的反应。

副作用

镇静和低血压的副作用可能随三环类药物的使用而出现，尤其当患者刚开始治疗时。注意按摩部位的改变和结束前的刺激手法,可以避免由于按摩产生的放松效果而导致的副作用恶化的各种问题(见页边栏“三环类抗抑郁药的不良反应”)。

选择性5-羟色胺再摄取抑制剂

常用药名

西酞普兰(*citalopram*):Celexa
艾司西酞普兰(*escitalopram*):Lexapro
氟西汀(*fluoxetine*):Alti-Fluxetine,Apo-Fluxetine,盐酸氟西汀(Prozac),Rhoxal-fluoxetine,Sarafem
氟伏沙明(*fluvoxamine*):Alti-Fluvoxamine,Apo-Fluvoxamine,Luvox
帕罗西汀(*paroxetine*):Paxil
舍曲林(*sertraline*):Apo-Sertraline,左洛复(Zoloft)

选择性5-羟色胺再摄取抑制剂(SSRI)是被研制开发用于治疗抑郁症而副反应更少的药物,其化学成分与三环类抗抑郁药和单胺氧化酶抑制剂不同。

药物动力学

选择性5-羟色胺再摄取抑制药在口服给药后几乎完全被吸收,并且主要在肝脏代谢,随尿液排出。

药效学

选择性5-羟色胺再摄取抑制剂,抑制神经递质5-羟色胺的神经再摄取。5-羟色胺的增加使抑郁症状减少。

药物治疗学

选择性5-羟色胺再摄取抑制剂与三环类抗抑郁药相同,用于治疗严重的抑郁发作,并且疗效相当。氟伏沙明、氟西汀、舍曲林和帕罗西汀也用于治疗强迫症。氟西汀还用于治疗社交焦虑障碍。此类药还可用于治疗恐惧症、进食障碍、人格障碍、冲动控制障碍和经前期综合征。

按摩的影响及其评估

按摩对选择性5-羟色胺再摄取抑制剂的吸收速度无影响。由于此类药物作用于大脑突触以抑制5-羟色胺的再摄取,因此药物对于身体对各种按摩动作的反应无影响。

副作用

与按摩师有关的选择性5-羟色胺再摄取抑制剂的副作用包括直立性低血压、嗜睡、焦虑和失眠。按摩要根据患者(如果存在)的副作用实施。采用缓慢而有节奏的轻抚和摇动两种全身反射性动作来解决焦虑和失眠问题。低血压和嗜睡需采用更刺激的全身反射性动作,如叩抚法来解决(见页边栏“选择性5-羟色胺再摄取抑制剂的不良反应”)。

选择性5-羟色胺再摄取抑制剂的不良反应

副作用

* 焦虑
* 失眠
* 瞌睡
* 心悸
* 直立性低血压
* 便秘

不良反应

* 极度激越
* 自杀意念
* 自残
* 自杀未遂

混合型抗抑郁药

常用药名

丁氨苯丙酮(*bupropion*):Wellbutrin,载班(Zyban)
麦普替林(*maprotiline*):盐酸麦普替林(Ludiomil)
米氮平(*mirtazapine*):瑞美隆(Remeron)
奈法唑酮(*nefazodone*):奈法唑酮(Serzone)
三唑酮(*trazodone*):Alti-Trazodone,Apo-Trazone,氯哌三唑酮(Desyrel),曲唑酮(Trazorel)
文拉法辛(*venlafaxine*):盐酸文拉法辛(Effexor)

丁氨苯丙酮为多巴胺再摄取阻滞剂。麦普替林和米氮平为三环类抗抑郁药。奈法唑酮是一种苯哌嗪制剂。三唑酮是一种三唑吡啶制剂。文拉法辛为5-羟色胺—去甲肾上腺素再摄取抑制剂。

药物动力学

这些抗抑郁药经过体内的途径各不相同。麦普替林和米氮平从胃肠道吸收,在体内广泛分布,在肝脏代谢,由肾脏排出。丁氨苯丙酮的吸收途径不明,可能在肝脏代谢并主要随尿液排出。文拉法辛经口服给药后快速吸收,部分进入血浆蛋白,在肝脏代谢并随尿液排出。三唑酮在胃肠道吸收良好,在体内广泛分布,并在肝脏代谢,大约75%随尿液排出,其余随粪便排出。奈法唑酮吸收迅速而完全,并随尿液排出。

药效学

关于这些药物的起效情况已完全了解。麦普替林和米氮平可能主要通过阻滞去甲肾上腺素、5-羟色胺或二者在突触前神经元(神经末端)的再摄取而使其在中枢神经系统中的数量增加。丁氨苯丙酮已证实可以抑制神经递质多巴胺的再摄取。文拉法辛被认为可以抑制5-羟色胺和去甲肾上腺素的神经再摄取。三唑酮的效果虽然尚不明确,但认为它可以通过抑制去甲肾上腺素和5-羟色胺在突触前神经元的再摄取而发挥抗抑郁的作用。奈法唑酮的作用尚不完全明确,它抑制5-羟色胺和去甲肾上腺素的神经元再摄取,并且占据5-羟色胺和α_1肾上腺素能的位置。

药物治疗学

这些混合型药物都用于治疗抑郁症。三唑酮对于治疗冲动型行为和恐惧症也有效。

按摩的影响及其评估

与其他抗抑郁药一样,此类药对身体各种按摩动作的反应无影响。

副作用

此类抗抑郁药的副作用为直立性低血压、便秘、头晕和嗜睡。如果副作用严重则需要在按摩后期或整个按摩期间都采用刺激性全身反射性动作(快速轻抚、叩抚、摇动)。腹部按摩有助于缓解便秘(见页边栏“混合型抗抑郁剂的不良反应”)。

混合型抗抑郁药的不良反应

麦普替林
* 癫痫
* 发作性直立性低血压
* 心动过速
* 心电图改变

米氮平
* 震颤
* 意识模糊
* 恶心
* 便秘

丁氨苯丙酮
* 头痛
* 意识模糊
* 震颤
* 激越
* 心动过速
* 厌食
* 恶心和呕吐

文拉法辛和奈法唑酮
* 头痛
* 嗜睡
* 头晕
* 恶心

三唑酮
* 嗜睡
* 头晕

锂

常用药名

碳酸锂 (*lithium carbonate*)：Carbolith，Duralith，Eskalith，Lithane，Lithizine，Lithobid，lithonate(美国已停用)，Lithotabs(美国已停用)

枸橼酸锂(*lithium citrate*)

碳酸锂和枸橼酸锂是预防和治疗躁狂症的选择用药。锂的发现是躁狂症和双相障碍治疗进展的里程碑。

药物动力学

口服用药时，锂被快速而完全地吸收并在体内分布。作为一种活性药物，锂不经代谢而毫无变化地从体内排出。

药效学

躁狂症患者在治疗中要经受儿茶酚胺过量的刺激。双相障碍的患者要经受躁狂症治疗中儿茶酚胺过量和抑郁症治疗中儿茶酚胺减少刺激的双重影响。

锂通过增加去甲肾上腺素和5-羟色胺的摄取，减少去甲肾上腺素在突触前神经元中的释放，或者抑制去甲肾上腺素在突触后神经元中的作用，可以调节儿茶酚胺在中枢神经系统中的释放。

药物治疗学

锂主要用于治疗躁狂的急性发作和预防双相障碍的复发。锂的其他用途正在研究当中，其中包括预防双相障碍和偏头痛，治疗抑郁症、酒精依赖性中性粒细胞减少、神经性厌食症和抗利尿激素分泌失调综合征(肾脏无法排出足量液体的状况)。

锂的治疗安全范围很小，血液浓度略高于治疗浓度就可能具有危险性。

按摩的影响及其评估

按摩对锂的吸收速度无影响。药物的作用尚不完全明确，但似乎并不直接影响身体对各种按摩动作的接受和反应。然而由于此药的安全范围小，在进行任何方式的按摩之前最好先与患者的医生商量并得到其允许。

副作用

锂的安全范围很小，使得服用此药的患者出现许多问题。副作用经常发生并且多种多样。按摩期间与按摩师有关的副作用包括低血压、头晕、嗜睡、无力、反射反应改变和皮疹。

皮疹为按摩的局部禁忌并且必须上报医生。多种中枢神经系统反应与反射过度可降低局部反射性按摩的效果。神经系统的部分副作用为迟钝，其他副作用为过度兴奋。最好的方法是采用全身反射性按摩动作，当患者抑郁或昏昏欲睡时动作略快些，而当患者较为烦躁不安和焦虑时则动作稍慢并使患者放松。患者的症状或其他不良反应出现变化时必须立即上报医生并停止按摩(见页边栏“锂的不良反应”)。

锂的不良反应

副作用

* 嗜睡
* 震颤
* 头晕
* 共济失调
* 低血压
* 金属味觉
* 口干
* 视力模糊
* 耳鸣
* 消化不良
* 脱发
* 痤疮
* 可逆性心电图改变
* 口渴
* 多尿
* 白细胞增多

不良反应

* 意识模糊
* 嗜睡
* 言语不清
* 反射反应增多
* 癫痫
* 精神运动阻滞
* 木僵
* 一时性黑矇
* 昏迷
* 言语中断
* 心律失常
* 肾毒性
* 白细胞增多
* 甲状腺功能减退
* 低钠血症
* 感觉减退或缺失

抗焦虑药

抗焦虑药,有些在美国是最常用的处方药,主要用于治疗焦虑障碍。主要的三类抗焦虑药为苯二氮䓬类(已在上一节中讲述)、巴比妥类(也已在上一节中讲述)和丁螺环酮。

丁螺环酮

常用药名

丁螺环酮(*buspirone*):Apo-Buspirone, BuSpar, Buspirex, Gen-Buspirone

盐酸丁螺环酮(buspirone hydrochloride)是azaspirodecanedione衍生物类药物中第一种抗焦虑药。药物结构与作用机制与其他抗焦虑药不同。丁螺环酮具有以下几种优势:镇静作用较小,与酒精或镇静催眠药同时使用时不会增加对中枢神经系统的抑制作用,并且药物滥用的可能性较小。

药物动力学

丁螺环酮的吸收快速,随尿液和粪便清除。

药效学

丁螺环酮的作用机制尚不明,但已知它并不影响γ-氨基丁酸受体,如苯二氮䓬的作用。丁螺环酮似乎可对中脑产生各种作用,如同中脑的调节器,原因可能是它对5-羟色胺受体具有高亲和力。

药物治疗学

丁螺环酮用于治疗广泛性焦虑状态。尚未服用苯二氮䓬类药的患者经丁螺环酮治疗后似乎效果更好。由于起效较为缓慢,因此丁螺环酮对于需要立即缓解的焦虑是无效的。

按摩的影响及其评估

丁螺环酮药物对身体对于按摩动作的反应没有什么影响,因此无需改变按摩方法。

副作用

此药物的主要副作用为头晕和嗜睡,但也有患者出现烦躁不安和失眠。可采用全身反射性动作对头晕和嗜睡予以刺激。而对于烦躁不安和失眠,则最好采用缓慢而放松的全身反射性动作使神经系统趋于平静(见页边栏“丁螺环酮的不良反应”)。

丁螺环酮的不良反应

副作用

* 头晕
* 轻度反应迟钝
* 失眠
* 心率加快
* 心悸
* 头痛

抗精神病药物

抗精神病药可以控制精神病的症状,例如在精神分裂症、躁狂症和其他精神疾病中可能出现的妄想、幻觉和思维障碍。精神疾病的治疗药物有几种不同的名称,包括:

·抗精神病药,因其能够消除精神疾病的征象和症状

·强安定剂,因其能使激越的患者平静下来

·精神安定剂,因其具有导致异常躯体活动的神经生物学作用。

无论称为哪种药名,所有的抗精神病药都归属于两大类的其中之一:典型抗精神病药(其中包括酚噻嗪类和非酚噻嗪类)和非典型抗精神病药(其中包括新型药物、氯氮平、奥兰扎平和利培酮)。

典型抗精神病药

常用药名:酚噻嗪类药

氯丙嗪(*chlorpromazine*):Chlorpromanyl,盐酸氯丙嗪(Largacytil),索拉嗪(Thorazine)

氟非那嗪癸酸酯 (*fluphenazine decanoate*): 氟奋乃静癸酸酯 (Modecate,Prolixin Decanoate)

氟非那嗪庚酸酯(*fluphenazine enanthate*):庚奋乃静(enanthate,Moditen),氟奋庚酯(Prolixin Enanthate)

盐酸氟非那嗪 (*fluphenazine hydrochloride*): 羟哌氯丙嗪 (Anatensol),Apo-Fluphenazine,氟奋乃静(Permitil,Prolixin)

苯磺酸美索哒嗪(*mesoridazine becylate*):Secentie

奋乃静(*perphenazine*):Trilafon,Apo-Perphenazine

甲硫哒嗪(*thioridazine*):Apo-Thioridazine,盐酸甲硫哒嗪(Mellaril)

三氟拉嗪(*trifluoperazine*):Apo-Trifluperazine,盐酸三氟拉嗪(Stelazine)

常用药名:非酚噻嗪类药

氟哌啶醇(*haloperidol*):Apo-Haloperidol,Haldol,Novo-Peridol,派力多(Peridol)

琥珀酸洛沙平(*loxapine succinate*):洛克沙平(Loxapac),克塞平(Loxitane)

吗啉酮(*molindone*):吗啉吲酮(Modan)

哌迷清(*pimozide*):匹莫齐特(Orap)

氨砜噻吨(*thiothixene*):Navane

典型抗精神病药分为酚噻嗪类和非酚噻嗪类,还可再细分为几小类。

因为酚噻嗪类药可产生各种不良反应, 许多临床医生认为应将其明确地分为三类。脂肪族主要导致镇静和抗胆碱能的副作用。此类药物具有中度药效,其中有盐酸氯丙嗪和盐酸普马嗪。哌嗪类药主要导致椎体外系反应,其中包括乙酰酚噻嗪复合物、氟非那嗪癸酸酯、氟非那嗪庚酸酯、盐酸氟非那嗪、奋乃静和盐酸三氟拉嗪。哌啶类药主要导致镇静的副作用,其中包括苯磺酸美索哒嗪和盐酸甲硫哒嗪。

根据非酚噻嗪类药的化学结构,可将其分为以下几类:丁酰苯类药,如氟哌啶醇和

氟哌啶醇癸酸酯；二苯并氧氮䓬，如琥珀酸洛沙平；二氢吲哚酮，如盐酸吗啉酮；二苯丁哌啶，如哌迷清；噻吨类药，如氯普噻吨、氨砜噻吨和盐酸氨砜噻吨。

药物动力学

虽然酚噻嗪类药的吸收不稳定，但会分布到多种组织并在大脑高度集中。非酚噻嗪类药与之类似，吸收也不稳定，在各组织中分布并高度集中于大脑。

所有酚噻嗪类药都在肝脏代谢并随尿液和胆汁排出。由于脂肪组织将聚积的酚噻嗪代谢物缓慢释放入血浆中，因此在停用酚噻嗪类药物后，其药物作用可长达3个月。非酚噻嗪类药也在肝脏代谢并随尿液和胆汁排出。

药效学

虽然对酚噻嗪类药的作用机制尚不完全了解，但研究人员认为这些药物通过阻滞大脑中的突触后多巴胺能受体而起效。非酚噻嗪类药与酚噻嗪类药的作用机制相似。

药物治疗学

酚噻嗪类药主要用于治疗精神分裂症，使焦虑或激越的患者平静下来，改善患者的思维过程，以及减轻妄想和幻觉。除此之外，酚噻嗪类药还具有其他治疗作用。可将其用于治疗其他精神病性障碍，例如短暂反应性精神病、非典型性精神病、分裂情感性精神病、自闭症和伴有精神疾病的重型抑郁症。可与锂剂结合，在起效较慢的锂产生疗效前用于治疗双相障碍。此类药也用于使有精神问题的儿童和激越的老年患者，尤其是伴有痴呆的患者安静下来，酚噻嗪类药可加强镇痛药的效果。此类药物还有助于治疗癌症患者的疼痛、焦虑和恶心症状。

非酚噻嗪类药是用于治疗精神病性障碍的一类药物。氨砜噻吨也用于控制急性激越症状。氟哌啶醇和哌迷清还可用于治疗抽动秽语综合征(Tourette´s syndrome)。

按摩的影响及其评估

注射给予各种抗精神病药都表明按摩对于注射部位为禁忌。禁忌时间的长短取决于所用药物。了解所用药物肌肉注射的峰值起效时间可提示对于注射部位应禁忌多长时间。

由于采用这些药物治疗的精神疾病都具有严重性的特征，并且药物对于中枢神经系统具有多种作用，因此在实施按摩前必须得到医生的允许。由于这些药物影响神经递质多巴胺，许多神经肌肉通路也会受影响。这些作用被看做是药物副作用或不良反应，通常为剂量依赖性。按摩方法的改变在下面随副作用一起讲述。

副作用

在使用典型抗精神病药对神经病性副作用最常见。肌强直经常发现。迟发性运动障碍和椎体外系症状也会出现。局部反射性按摩动作不太有效。最好的方法是采用局部机械性动作(揉捏法、摩擦法和肌筋膜按摩法)和全身反射性动作使神经系统平静下来。一旦发现患者出现严重的症状或改变应立即上报医生并停止按摩(见页边栏“典型抗精神病药的不良反应”)。

典型抗精神病药的不良反应

* 椎体外系症状
* 迟发性运动障碍
* 抗精神病药恶性综合征
* 末梢椎体外症状
* 严重的体温升高
* 高血压
* 心率加快
* 呼吸衰竭
* 心血管衰竭

非典型抗精神病药

常用药名

阿立哌唑(*aripiprazole*):Abilify
氯氮平(*clozapine*):Clozaril
奥兰扎平(*olanzapine*):Zyprexa
奎硫平(*quetiapine*):思瑞康(Seroquel)
利培酮(*risperidone*):Risperdal
盐酸齐拉西酮(*ziprasidone*):齐拉西酮(Geodon)

非典型抗精神病药是用于治疗精神分裂症的新型药物。

药物动力学

非典型抗精神病药经口服给予后被吸收,在肝脏代谢并随尿液排出,其中小部分随粪便排出。

药效学

非典型抗精神病药除了阻滞5-羟色胺受体活动之外,通常还阻滞多巴胺受体(但不如典型抗精神病药有效)。药物的这些联合作用是非典型抗精神病药对精神分裂症的阳性和阴性症状治疗有效且副作用少的原因。

药物治疗学

非典型抗精神病药用于治疗经典型抗精神病药治疗而症状无改善的精神分裂症患者。由于经典型抗精神病药治疗而出现椎体外系反应患者的减少,其使用日趋广泛。

按摩的影响及其评估

非典型抗精神病药经口服给予。因此,按摩对药物的吸收速度无影响。使用此类药物与使用典型抗精神病药存在相同的问题。按摩须经医生允许。

副作用

非典型抗精神病药的副作用与典型抗精神病药相同,但不如典型抗精神病药的副作用常见或不如其严重。这些副作用出现的原因是药物对多巴胺的作用和神经或肌肉的反应。副作用出现时,按如上所述采用与典型抗精神病药副作用相同的处理方法由按摩师完成。须将症状的各种变化立即上报医生并停止按摩(见页边栏“非典型抗精神病药的不良反应”)。

非典型抗精神病药的不良反应

* 粒细胞缺乏(白细胞的异常减少)
* 癫痫发作
* 椎体外系反应

快速问答题:

1. 当一名新的患者给你打电话说他正在服用氟哌啶醇和劳拉西泮治疗精神分裂症和焦虑,他过去曾因精神病发作而住院,但近2年一直较稳定,你将如何答复?

2. 一名75岁的妇女来找你做放松按摩。她告诉你她现在每天晚上服用氟西泮才能睡觉。你发现她趴在桌子上很快就睡着了，并且按摩后还叫不醒。她站起来时有头晕现象。你将如何处理?

第十三章　内分泌疾病药物

药物与内分泌系统

内分泌系统由以细胞群为特征的腺体和因刺激而由腺体分泌的化学递质组成。内分泌系统与中枢神经系统共同调节和参与身体的代谢活动并保持内稳态(身体的内环境稳定)。治疗内分泌系统疾病的药物种类包括自然激素及其合成类似物、激素样物质和刺激或抑制激素分泌的药物。

抗糖尿病药和高血糖素

胰岛素(一种胰腺激素)和口服抗糖尿病药因其降低血糖水平而归类于降血糖药物。高血糖素,另一种胰激素,因其升高血糖水平而归类于升血糖药物。胰岛素是血葡萄糖(血糖)进入身体细胞所需的一种激素,并且是产生能量的燃料。

糖尿病是一种胰岛素缺乏或抵抗的慢性疾病,其特征为糖、蛋白质和脂肪代谢的紊乱。这种紊乱导致体内血糖(葡萄糖)水平的升高。糖尿病主要分为两种类型。1型糖尿病,即胰岛素依赖性糖尿病;2型糖尿病,即非胰岛素依赖性糖尿病。

胰岛素

常用药名

联合胰岛素(*combination insulins*):Actraphane HM,优泌林50/50(Humulin 50/50),优泌林 70/30(Humulin 70/30),诺和灵 70/30(Novolin 70/30)

结晶锌胰岛素(*crytalline zinc insulin*):中性人胰岛素(Actrapid HM),优泌林 R(Humulin R),因苏林(Iletin),诺和灵 R(Novolin R),Velosulin

胰岛素类似物(*insulin analog*):优泌乐(Humalog)

甘精胰岛素(*insulin glargine*):来得时(Lantus)

胰岛素锌悬液(*insulin zinc suspension*):优泌林 L(Humulin L),Lente Iletin,慢胰岛素锌悬液(Lente Insulin),Monotard HM,诺和灵 L(Novolin L)

长效胰岛素锌混悬液(*insulin zinc suspension extended*):优泌林 U(Humulin U),特慢胰岛素锌悬液(ultralente Insulin),Ultratard HM

中性胰岛素悬液(*isophane insulin suspension*)中性精蛋白锌胰岛素(*neutral protamine Hagedorn insulin [NPH]*):优泌林 N(Humulin N),Insulatard,低精蛋白胰岛素(Isophane),诺和灵 N (Novolin N),NPH-胰岛素(NPH Insulin),NPH-因苏林(NPH

Iletin),鱼精蛋白锌人胰岛素(Protaphane HM)

1型糖尿病患者需要其他形式的胰岛素控制血糖水平,胰岛素也可用于治疗2型糖尿病患者。2型糖尿病患者尚能产生部分胰岛素,可能只需要改变饮食并服用药物(口服抗糖尿病药)以刺激胰岛素产生并降低细胞中胰岛素的抵抗。

药物动力学

胰岛素在口服使用时不太有效,原因是当其进入血流之前胃肠道已将蛋白分子分解。但是所有的胰岛素都可经皮下注射给予。皮下注射胰岛素的吸收情况因注射部位、供血情况以及注射部位组织肥大的程度不同而异。

胰岛素给药的新技术正在开发当中。有些患者已经使用了含有所用胰岛素的注射泵,此泵通过皮下埋针在一天之内将胰岛素以很小量给予。注射后针可在皮下组织停留72小时。近期的研究重点是胰岛素的鼻喷雾剂形式。虽然尚未采用,但研究结果是肯定的。胰岛素的支气管吸入剂也在研究当中。

胰岛素在吸收进入血流之前在整个体内分布。对胰岛素敏感的组织位于肝脏、脂肪组织和肌肉中。胰岛素主要在肝脏代谢,一少部分在肾脏和肌肉代谢,并随粪便和尿液排出。

药效学

胰岛素是一种合成代谢(或组织形式)激素,促使肝脏内储备的葡萄糖转化为糖原,增加蛋白和脂肪合成,放慢糖原、蛋白和脂肪的分解以及使体液和电解质平衡。虽然胰岛素具有抗利尿的作用,但可以通过降低血糖水平改善因高糖所致的多尿(排尿过多)和烦渴(过度口渴)。胰岛素还会促进钾从细胞外液进入细胞的运动(图13–1)。

药物治疗学

胰岛素用于治疗对于其他方法控制血糖失败或禁忌的1型和2型糖尿病患者,在情感或躯体应激(如感染和手术)期间血糖水平升高的2型糖尿病患者,以及因妊娠或过敏反应而口服抗糖尿病药禁忌的2型糖尿病患者。

胰岛素还用于治疗糖尿病的两种并发症:糖尿病酮症酸中毒(在1型糖尿病患者中较常见)和高渗性高血糖非酮症高渗综合征(在2型糖尿病患者中较常见)。这两种并发症都是因血糖水平太高或血液酸度的改变而导致的结果,如果不加以治疗都会导致昏迷和死亡。胰岛素也用于治疗无糖尿病患者中的严重性高钾血症(血清钾水平升高)。钾随葡萄糖从血液进入细胞,从而降低血清钾水平。

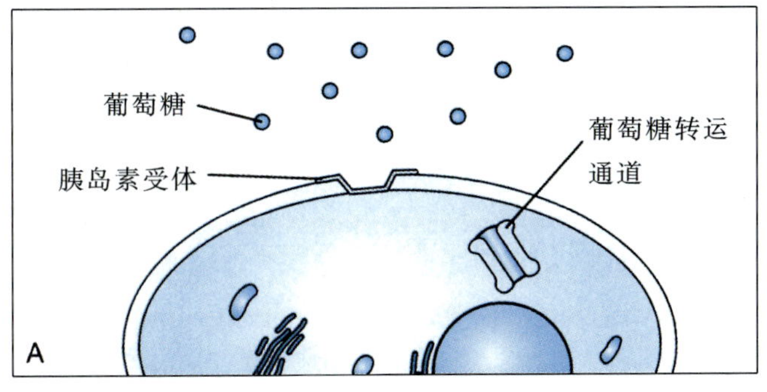

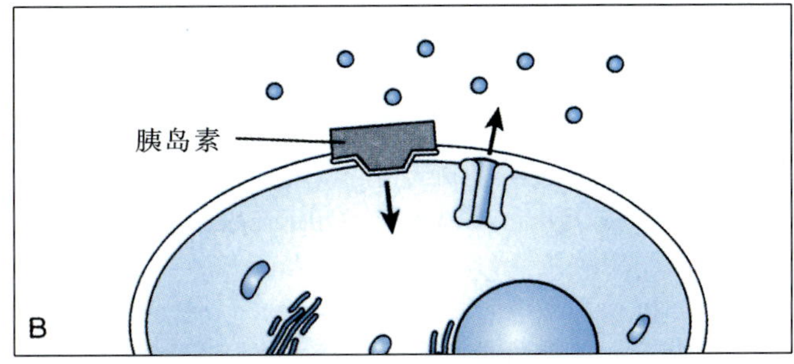

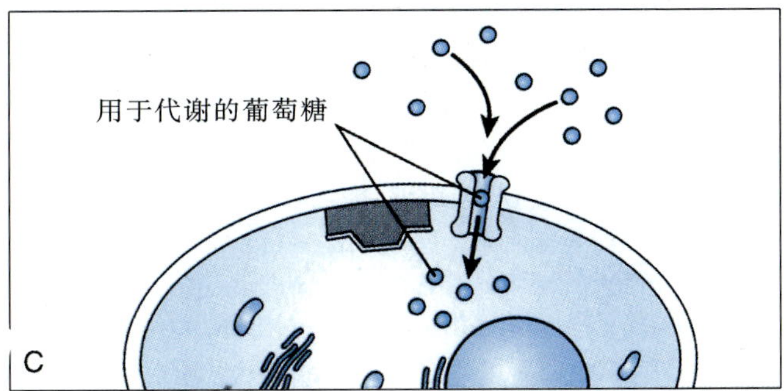

图13–1　胰岛素辅助葡萄糖吸收

此图显示胰岛素怎样使细胞采用葡萄糖作为能量。(A)没有胰岛素的帮助葡萄糖不能进入细胞。(B)胰岛素通常由胰腺的β细胞产生，与靶细胞表面的受体相结合。胰岛素及其受体首先进入细胞内，这便促使葡萄糖转运通道移至细胞表面。(C)这些通道使得葡萄糖进入细胞，然后细胞将葡萄糖用于代谢。

按摩的影响及其评估

胰岛素对身体有多种广泛的作用。对于疾病、药物、起效峰值的差异以及按摩师如何做相应的改变都应予以了解。患者可以在任何地方一日内注射一至数次胰岛素，并且可将几种不同形式的胰岛素同时或分开使用。胰岛素的吸收方式和峰值起效时间各不相同。健康状况一直良好以及完整的药物筛查是基本条件。所有胰岛素都通过注射给予，大多数采用皮下注射。根据所用胰岛素的类型，注射部位对于按摩的禁忌时间为数小时至一天(表13–1)。

胰岛素直接作用于血流和身体细胞以使血糖减少或被使用掉。按摩的作用类似于运动，使有效血糖和胰岛素较快地消耗掉，从而导致胰岛素反应或低血糖发生。这种作用受以下几种因素影响：患者最后一餐到当前的时间，在一些其他场合按摩时患者出现不良问题的频繁程度，患者当天感觉如何，按摩的速度或刺激程度，还有患者的情绪状况。然而胰岛素本身的作用并不影响按摩方法的使用，对于身体缺乏适应血糖变化的能力也不起作用。为了预防各种反应，要了解以下注意事项。虽然患者不应在充分进食后立即接受按摩，但是在按摩前2~3小时内吃饭或在按摩前1小时之内吃一次加餐是个好办法。按摩师应向患者索要其家庭电话和医生的急诊电话号码。如果患者随身携带葡萄糖片或糖块，按摩师应知道放在何处并保证能够随手可取，或者按摩师应该在办公室放一些糖。糖的种类包括橘汁糖、普通苏打糖或普通(非特殊)硬糖，使患者一旦发生低血糖时可在体内快速吸收。虽然高血糖和低血糖的症状极其相似(见下面的副作用)，但糖尿病患者发生低血糖的情况更为常见。无论是哪种情况，如果给患者吃糖不能很快地缓解症状，并且(或者)患者出现意识不清或昏睡，按摩师必须立即拨打急救电话。按摩师无需做其他事情，护理人员来得越快越好。

糖尿病有多种并发症(如神经疾病)，因而按摩方式也需相应改变。这是遵循病理生理学书中的理论。如果糖尿病患者尚未出现任何并发症，按摩可有助于预防部分并发症的产生，减少应激并保护免疫系统。按摩是维护糖尿病患者健康的一种很好的方法。只需了解一点点常识，各种形式的按摩都可以采用。但是按摩前必须得到医生的允许，并且对于患者的用药或病情变化要保持交流。

副作用

胰岛素的主要副作用与胰岛素反应或低血糖反应有关。这些副作用包括头晕、嗜睡、意识不清、视力模糊、言语不清、无力、晕厥、震颤、皮肤湿冷或出汗增多。如果出现这些症状，应立即停止按摩并给予患者易于吸收的糖块。如果症状改善，按摩师可与患者共同决定是否感觉良好并能够继续按摩。症状出现后患者应尽快吃些多样化的小食品。因此，如果症状在按摩刚开始后发生或者症状尚未完全消失，最好停止或重新安排按摩时间。

胰岛素注射部位偶尔可能出现青肿，适当的做法是使实施于这些部位的按摩动作轻些。长期糖尿病患者经常注射胰岛素的部位有时会出现筋膜组织变硬的现象。振动和摩擦按摩法可有助于缓解。

按摩师的检查范围不应逾越至使用血糖监测器(即使患者自备)检查血糖水平或者注射胰岛素。如果患者自己不能实施这些方法，或者出现意识不清，或者吃糖无效，按摩师必须立即打电话求救(见页边栏“胰岛素的不良反应”)。

胰岛素的不良反应

副作用

* 低血糖
* 注射部位青肿
* 注射部位皮肤变硬

不良反应

* 胰岛素休克
* 索蒙基伊效应(Somogyi effect)(高血糖反弹后的低血糖)
* 过敏反应
* 脂肪代谢障碍(脂肪沉积失调)
* 胰岛素抵抗

表格13-1 各类胰岛素的起效时间、峰值时间和作用持续时间

胰岛素种类	起效	峰值	持续	结论
快速型(无名称)	0~15分钟	30~90分钟	不超过5小时	多用于急症
短效型(普通型或R型)	30~45分钟	2~4小时	5~7小时	通常根据血糖值使用
中效型(慢型、L型或N型)	1~4小时	6~14小时	18~24小时	大多使用常规剂量的一部分
长效型(特慢型或U型)	4~6小时	18~26小时	大约30小时	可能每日只需1次

口服抗糖尿病药

常用药名

阿卡波糖(*acarbose*):波莱索斯(Precose)
醋酸乙脲(*acetohexamide*):乙酰磺环乙脲(Dimelor),Dymilo
氯磺丙脲(*chlorpropamide*):特泌胰(Diabinese),Apo-Chlorpropamide,Novo-Propamide
格利美脲(*glimepiride*):亚莫利(Amaryl)
格列吡嗪(*glipizide*):瑞易宁(Glucotrol),美吡哒(Minidiab)
格列本脲(*glyburide*):达安疗(DiaBeta),优降糖(Micronase),优尔康(Euglucon),Apo-Glyburide,Gen-Glybe,Novo-Glyburide,Glynase
二甲双胍(*metformin*):库鲁化(Glucophage)
米格列醇(*miglitol*):米格(Glyset)
那格列奈(*nateglinide*):唐力(Starlix)
吡格列酮(*pioglitazone*):艾可拓(Actos)
瑞格列奈(*repaglinide*):瑞格(Prandin)
罗格列酮(*rosiglitazone*):文迪雅(Avandia)
妥拉磺脲(*tolazamide*):妥拉磺脲(Tolinase)
甲苯磺丁脲(*tolbutamide*):甲糖宁(Orinase),甲磺丁脲(Mobenol),Apo-Tolbutamide,Novo-Butamide

许多口服抗糖尿病药已在美国批准使用,其种类如下:(1)第一代磺酰脲类,其中包括醋酸乙脲、氯磺丙脲、妥拉磺脲和甲苯磺丁脲;(2)第二代磺酰脲类,其中包括格列吡嗪和格列本脲;(3)非磺酰脲类、噻唑烷酮类抗糖尿病药,其中包括吡格列酮和罗格列酮;(4)一种双胍药物,即二甲双胍;(5)一种α葡萄糖苷酶抑制剂,即阿卡波糖;(6)格列奈类;(7)那格列奈类。

药物动力学

口服抗糖尿病药从胃肠道吸收良好，并且经全身血流分布。此类药主要在肝脏代谢，大多随尿液排出，部分随胆汁排出。格列本脲一半随尿液排出，一半随粪便排出，罗格列酮大部分也从尿液和粪便排出。

药效学

口服抗糖尿病药在胰内和胰外共同起效以调节血糖。对于胰腺功能很差的患者，口服抗糖尿病药也许能够刺激胰β细胞释放胰岛素，此类药产生数种胰外作用以降低并控制血糖。它们在肝脏内起效并减少葡萄糖的产生(糖原异生作用)。药物还通过增加周围组织中胰岛素受体的数量，使细胞有更多机会与胰岛素充分结合，使葡萄糖进入细胞的活动增加，从而作为能源消耗掉。

其他口服抗糖尿病药产生特殊作用。吡格列酮和罗格列酮改善对胰岛素的敏感性。二甲双胍减少肝脏内葡萄糖的产生，降低葡萄糖在肠内的吸收并且改善细胞内对胰岛素的敏感性。阿卡波糖抑制酶的产生，延迟葡萄糖在胃肠道的吸收。

药物治疗学

口服抗糖尿病药用于经饮食和运动疗法控制血糖水平无效的2型糖尿病患者。这些药物对于1型糖尿病患者无效，其原因是胰β细胞的功能丧失。

口服抗糖尿病药和胰岛素的联合治疗可用于对其中任何一种单独治疗无效的部分患者。

口服抗糖尿病药的不良反应

副作用

* 低血糖
* 潮红
* 胀气
* 心口灼热
* 腹泻
* 恶心/呕吐
* 金属味觉
* 头痛
* 疲劳
* 光敏感

不良反应

* 胆囊功能障碍
* 皮疹
* 巨幼细胞贫血
* 血液异常

按摩的影响及其评估

口服抗糖尿病药物作用于胰、肝和胰岛素受体部位，对于躯体对按摩的承受能力和反应无影响。特别需要注意的是诊断为2型糖尿病的患者通常也患有其他的内科疾病。对服用此类药物的所有患者在实施按摩前必须征得内科医生的同意。

副作用

口服抗糖尿病药不存在与胰岛素有关的低血糖或高血糖反应的高度危险性。但是，在服用此类药物的部分患者中仍有可能出现低血糖的副作用。可以在吃快餐或饭后按原计划照常按摩，如果副作用症状出现可通过吃糖或喝橙汁缓解。需要注意的是如果患者出现任何糖尿病的长期并发症，例如神经疾病，则按摩对于深部组织为禁忌。必须将其他不良反应上报医生(见页边栏“口服抗糖尿病药的不良反应”)。

高血糖素

常用药名

高血糖素(*glucagon*)：胰高血糖素(glucaGen)

高血糖素是一种用于使血糖水平升高的高血糖药物，是由胰腺内的朗格汉(Langerhans)胰岛的α细胞产生的一种激素。

药物动力学

高血糖素经皮下、肌内或静脉内注射后快速吸收，并在全身分布，但主要在肝脏起效。高血糖素大部分被肝、肾和血液降解，经肝和肾排出体外。

药效学

高血糖素通过糖原分解(糖原通过肝脏转变回葡萄糖)、糖异生(从游离脂肪酸和蛋白质成为葡萄糖)和脂解作用(脂肪酸从脂肪组织释放而转化为葡萄糖)，来调节葡萄糖产生的速度。

药物治疗学

高血糖素用于严重性低血糖(血糖水平低)的急症治疗，也用于在胃肠道放射检查期间减少胃动力。

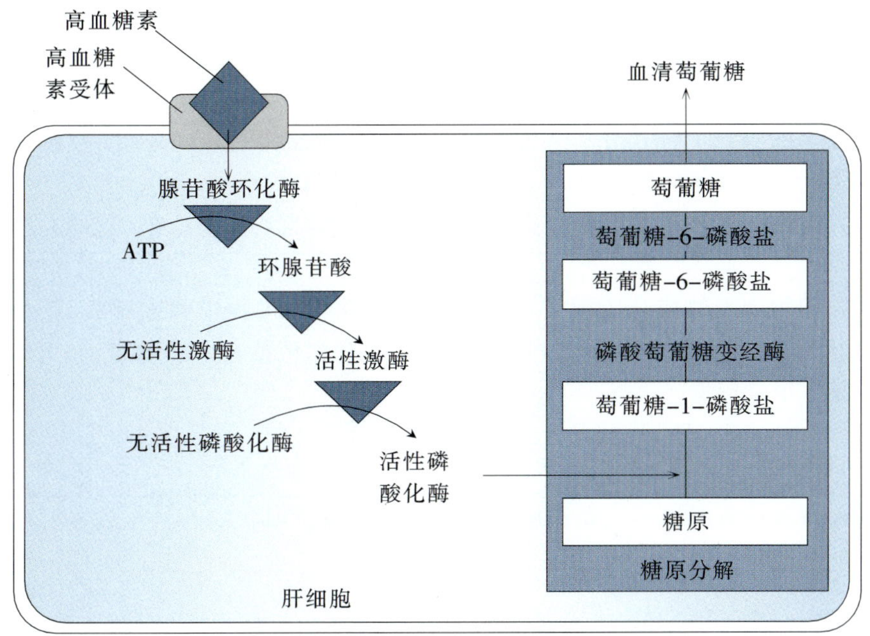

图13-2　高血糖素升高葡萄糖水平

对于严重的低血糖患者，当糖原储备充足时，高血糖素可升高葡萄糖水平。其过程如下：(1)首先，高血糖素刺激肝细胞内腺苷酸环化酶的形成。(2)然后，腺苷酸环化酶将三磷酸腺苷(ATP)转化为环腺苷酸。(3)环腺苷酸的产生引发一系列反应，最终导致活性磷酸化葡萄糖分子的形成。(4)在这种磷酸化形式下，大葡萄糖分子无法穿过细胞膜。(5)通过糖原分解(糖原的破裂，葡萄糖的储备形式)，肝脏消除磷酸盐产物，使葡萄糖得以进入血流，使血液葡萄糖水平升高，以满足短期内的能量需要。

高血糖素的不良反应

* 恶心
* 呕吐
* 过敏反应

按摩的影响及其评估

高血糖素用于急症情况下和特定的内科检查时的胃肠外给予，都不适合做按摩。

副作用

高血糖素的主要副作用是恶心和呕吐(见页边栏“高血糖素的不良反应”)。

甲状腺和抗甲状腺药物

甲状腺药物的作用是矫正甲状腺激素缺乏(甲状腺功能减退),抗甲状腺药物的作用则是矫正甲状腺激素过量(甲状腺功能亢进)。

甲状腺药物

常用药名

甲状腺粉(*disiccated thyroid extract*):干甲状腺(Armour Thyroid),天然甲状腺(Nature-Throid),Thyroid USP,Westhroid

左甲状腺素钠(*levothyroxine sodium*):左甲状腺素钠(Eltroxin levo-T,Levothroid,Levoxyl,Novothyrox,Synthroid),甲状腺素(T_4),促甲状腺素(thyroxine),左甲状腺素钠(Unithroid)

三碘甲状腺氨酸钠(*liothyronine sodium*):三碘甲状腺氨酸钠(Cytomel),三碘甲状腺氨酸(T_3),甲状腺原氨酸(thyronine),三碘甲状腺氨酸(Triostat)

复方甲状腺素(*liotrix*):三碘甲状腺氨酸(T_3)/甲状腺素(T_4),三碘合剂(Thyrolar)

甲状腺药物为天然或合成激素。天然甲状腺药物由动物甲状腺制成,其中包括甲状腺USP(干燥剂型)和甲状腺球蛋白。合成甲状腺药物包括左甲状腺素钠、三碘甲状腺氨酸钠和复方甲状腺素。

药物动力学

甲状腺激素从胃肠道不定量吸收并在血液中分布。甲状腺药物主要在肝脏代谢并毫无变化地从粪便中排出。

药效学

主要的药理学作用是身体组织中代谢速度的加快。甲状腺激素影响蛋白质和碳水化合物的代谢并刺激蛋白质的合成。药物能够促使糖原异生(从游离脂肪酸和蛋白质形成葡萄糖),并增加糖原储备的使用。甲状腺激素也会加快心率并增加心排出量(每分钟从心脏排出的血量)。最终还会增加至肾脏的血流以及尿排出量。

药物治疗学

甲状腺药物作为替代激素，用于治疗各种形式的甲状腺功能减退，（与抗甲状腺药物并用）预防甲状腺肿的形成（甲状腺变大）和甲状腺功能减退，在诊断检查时鉴别原发性与继发性甲状腺功能减退，以及治疗甲状腺癌。

左甲状腺素是甲状腺激素替代物和甲状腺刺激激素抑制治疗的药物选择。

按摩的影响及其评估

甲状腺药物为口服给药，因此吸收良好。此类药对身体组织的作用方式与我们自身甲状腺激素是相同的。对于甲状腺激素的作用尚未完全明确。曾经一直服用甲状腺药物且身体状况良好的患者，完全可以接受按摩治疗而无需格外注意。但是，刚刚开始药物治疗或存在甲状腺疾病症状的患者需谨慎。按摩能否实施取决于疾病的症状，而非药物，在以上情况下都应当征求医生的意见。

副作用

与按摩师有关的主要副作用为紧张不安和失眠。当这些问题出现时，缓慢而有节奏的轻抚法、摇动法以及其他使整个身体放松的按摩方法是最有帮助的。其他不良反应出现时应上报医生，如果问题严重则停止按摩（见页边栏“甲状腺药物的不良反应”）。

甲状腺药物的不良反应

甲状腺药物的不良反应大多因其毒性所致。胃肠系统的不良反应包括：

* 腹泻
* 腹部痉挛
* 体重下降
* 食欲增加

心血管系统的不良反应包括：

* 心悸
* 出汗
* 心率加快
* 血压升高
* 心绞痛
* 心律失常

中毒剂量的常见表现为：

* 头痛
* 震颤
* 失眠
* 紧张不安
* 发热
* 怕热
* 月经不调

抗甲状腺药物

常用药名

甲巯咪唑（*methimazole*）：甲巯咪唑（Tapazole）
丙硫氧嘧啶（*prophythiouracil*）：丙硫氧嘧啶（Propyl–Thyracil）；
放射性碘（*radioactive iodine*）：碘化钠（Iodotope），碘化钠（sodium iodide）

有许多药物被用作抗甲状腺药物或甲状腺拮抗剂。用于甲状腺功能亢进患者的药物有硫酰胺类（其中包括丙硫氧嘧啶和甲巯咪唑）和碘化物（其中包括稳定性碘和放射性碘）。

药物动力学

硫酰胺类和碘化物通过胃肠道吸收，在甲状腺集中，最后随尿液排出。

药效学

这些药物通过不同的途径起到治疗甲状腺功能亢进的作用。硫酰胺类阻断甲状腺激素的合成。稳定性碘抑制激素的合成和甲状腺激素的释放。放射性碘通过破坏甲状腺组织减少激素的分泌。

药物治疗学

抗甲状腺药物通常用于治疗甲状腺功能亢进，尤其是治疗格雷夫斯病(Grave's disease)(因自体免疫所致的甲状腺功能亢进)。格雷夫斯病占全部甲状腺功能亢进的85%。

甲状腺功能亢进可以通过手术切除或放射消除甲状腺腺体进行治疗。手术前，采用稳定性碘将甲状腺体固定并减弱其血流供应以便手术切除。稳定性碘也用在放射性碘治疗后，当放射起作用时控制甲状腺功能亢进的症状。

与甲巯咪唑相比，丙硫氧嘧啶降低激素水平的速度较快，常用于严重性甲状腺功能亢进的快速改善，并且其快速作用在穿过胎盘时减弱，因此也较多地用于妊娠妇女。由于甲巯咪唑能较长时间地阻滞甲状腺激素的形成，因此更适用于轻度至中度甲状腺功能亢进的患者，每日给药一次。治疗可持续12~24小时，直至症状缓解。

抗甲状腺药物的不良反应

副作用

* 头痛
* 嗜睡
* 眩晕
* 腹泻
* 恶心和呕吐
* 怕冷
* 关节痛
* 肌痛
* 淋巴结增大
* 金属味觉
* 口中烧灼感
* 唾液腺增大

不良反应

* 血液学紊乱
* 抑郁
* 肝细胞毒性
* 急性过敏反应

按摩的影响及其评估

这些口服药物的吸收速度不受按摩的影响。药物通过抑制甲状腺激素的合成，并且(或者)通过破坏产生激素的甲状腺组织而起效。虽然药物并不影响按摩的实施，但疾病本身可能需要按摩的相应改变。必须咨询内科医生，尤其对于病情尚未控制和甲状腺激素的产生尚未稳定的患者。放射性碘的治疗需要特别注意。任何人与患者亲密接触(如按摩时)的时间必须加以限制。妊娠和哺乳期妇女应保持1~6天与患者无接触。医生可以将必要的注意事项告知按摩师。

副作用

对按摩师而言，此类药物除了放射性药物治疗的副作用外，几乎无副作用。不良反应有时比较严重，此时需向医生报告，按摩应停止(见页边栏“抗甲状腺药物的不良反应”)。

垂体药物

垂体药物是模拟由垂体腺生成激素的天然或合成药物。垂体药物分为两大类。垂体前叶药物用于在诊断治疗时控制其他内分泌腺的功能，这些内分泌腺包括甲状腺、肾上腺、卵巢和睾丸等。垂体后叶药物用于在某些临床情况下进行体液容量的调节和刺激平滑肌的收缩。

垂体前叶药物

常用药名：促肾上腺皮质类

促肾上腺皮质激素(*corticotropin*)：促皮质素(ACTH，Acthar)
长效促肾上腺皮质激素(*corticotropin repository*)：促皮质素凝胶(ACTH Gel，Acthar Gel)

促肾上腺皮质激素氢氧化锌(*corticotropin zinc hydroxide*)
廿四肽促皮质素(*cosyntropin*):合成促皮质激素(Cortrosyn)

常用药名:生长激素

人蛋氨酸生长素(*somatrem*):人生长激素(Protropin)

常用药名:促性腺类

绒毛膜促性腺激素(*chorionic gonadotropin*):吲哚菁绿(CG),Chorex,人绒毛膜促性腺激素(HCG),绒毛膜促性腺激素(Novarel,Pregnyl,Profasi)
尿促性素(*menotropin*),喜美康(*Humegon*),尿促性素(*Pergonal*)

常用药名:促甲状腺素

甲状腺刺激激素(*thyroid stimulating hormone*):促甲状腺激素(TSH)
促甲状腺激素(*thyrotropin*):促甲状腺激素(Thyrogen Thytropar)

药物动力学

垂体前叶药物因在胃肠道被破坏而不能口服给予。部分激素可局部给药,但大多数需要注射给予。天然激素的吸收、分布和代谢通常较快。垂体前叶激素药物在受体部位以及肝和肾代谢。激素主要随尿液排出。

药效学

垂体前叶药物对身体的生长和发育发挥重要作用。下丘脑控制着脑垂体的分泌。反过来,脑垂体分泌出调节其他腺体的分泌或功能的激素。

激素在血液中聚集有助于确定激素产生的速度。激素水平的增加抑制其他器官激素的产生。激素水平的降低增加其他器官激素的产生和分泌。

药物治疗学

垂体前叶激素药物的临床指征为诊断和治疗性应用。促肾上腺皮质激素和廿四肽促皮质素在诊断上用于鉴别肾上腺皮质的原发性和继发性衰竭。肾上腺皮质激素也用于治疗肾上腺功能不全。人蛋氨酸生长素用于治疗垂体性侏儒(生长激素缺乏)、慢性肾病和获得性免疫缺陷综合征(AIDS)。

按摩的影响及其评估

由于此类药物大多通过注射(或局部用药)给予,因此注射部位为按摩禁忌。药物的起效和峰值时间即为注射部位避免按摩的时间。这些药物的作用是恢复身体应有的状态,但这一作用不是独立的。药物本身不影响按摩的实施,但由于需要此类药物治疗的疾病可能比较严重和复杂,因此必须征得医生的同意,并且按摩师必须完全了解疾病对身体有何影响。

垂体前叶药物的不良反应

垂体前叶药物的主要不良反应为过敏反应。促肾上腺皮质激素的长期使用可导致库欣综合征(Cushing's syndrome)。

副作用

此类药物的副作用与按摩师有关的是随促肾上腺皮质激素的长期使用而出现。促肾上腺皮质激素的长期使用可导致库欣综合征。按摩时这些患者的作用与促肾上腺皮质激素的长期使用相同。促肾上腺皮质激素的详细描述见第11章(见页边栏“垂体前叶药物的不良反应”)。

垂体后叶药物

常用药名

抗利尿激素(*antidiuretic hormone*):ADH
去氨加压素乙酸盐(*desmopression acetate*):去氨加压素(DDVAP),依他停(Octostim),Stimate
赖氨加压素(*lypressin*)
催产素(*oxytocin*):缩宫素(oxytocin citrate,PIT,Pitocin),塞因托西农(Syntocinon)
血管加压素(*vasopression*):必压生(Pitressin,Pressyn)

垂体后叶激素在下丘脑合成并储存于垂体后叶,反过来向血液内分泌激素。这些药物包括所有形式的抗利尿激素(ADH)(如去氨加压素乙酸盐、赖氨加压素和血管加压素),催产药物催产素和缩宫素。

药物动力学

由于胃肠道中的酶可能破坏所有的蛋白质激素,因此这些药物不能口服给予。垂体后叶药物可通过注射或鼻内喷雾给予。

与其他天然激素一样,催产药物通常吸收、分布和代谢较快。胃肠外给予催产素吸收快速。但鼻内给药时吸收不稳定。

药效学

垂体后叶激素影响子宫、膀胱和胃肠道的平滑肌收缩;通过肾脏水的再吸收影响体液平衡;通过对动脉壁肌肉的刺激影响血压。抗利尿激素通过肾脏增加水的再吸收。高剂量抗利尿激素刺激血管的收缩,使血压升高。去氨加压素减少排尿增多并促使其凝集。对于妊娠妇女,催产素可刺激尿液的浓缩。此药物还可通过对乳腺的作用刺激泌乳(乳汁产生)。

药物治疗学

抗利尿激素用于神经源性尿崩症 (因脑部病变或损伤而导致的尿液过量丢失,影响抗利尿激素的合成与释放)患者的激素替代治疗。但此药不能有效治疗肾原性尿崩症(因抗利尿激素的肾小管抵抗所致)。

去氨加压素和赖氨加压素是治疗慢性抗利尿激素缺乏的选择药物,并且为鼻内给药。这些药物特别用于对动物来源的血管加压素过敏的患者。

短期抗利尿激素治疗用于颅脑损伤或手术后的暂时性尿崩症患者;先天性激素缺乏患者的治疗可能是终生的。用作短期治疗时血管加压素使血管紧张性缺乏造成的低血压患者的血压升高。它还可以缓解手术后的气体扩张。

催产药用于引产和完成不完全流产;治疗子痫前期、子痫和子宫内胎儿周围胎盘的过早破裂;控制产后出血和子宫舒张;促进产后子宫收缩;刺激泌乳(乳汁产生)。

按摩的影响及其评估

由于这些药物大多都是通过注射给予,因此注射部位为按摩局部禁忌。通过鼻内给药的吸收不受按摩影响。药物本身不会影响对身体的按摩动作。但是,对于病程的完全了解是必不可少的,并且可能需要改变按摩计划。必须征得医生的同意。

使用催产药的病例中,药物主要作用于乳腺、子宫、膀胱和胃肠道的肌肉。按摩的实施要根据病情和药物的使用原因。例如,对于子痫前期和子痫,按摩可能为禁忌。但因引产而使用催产药时,按摩有助于患者放松并帮助婴儿的产出。

副作用

头晕、低血压和焦虑是与按摩师有关的主要副作用。当患者体位改变时必须格外注意。按摩的最后阶段采用刺激性全身反射性按摩动作。其他不良反应必须上报医生,并且在症状得到控制前按摩为禁忌(见页边栏“垂体后叶药物的不良反应”)。

垂体后叶药物的不良反应

过敏反应是对垂体后叶药物的最常见的不良反应。

天然抗利尿激素

注射后可能出现过敏反应。天然抗利尿激素还可导致以下症状:

* 耳鸣
* 焦虑
* 低钠血症(血清钠水平低)
* 尿蛋白
* 子痫发作
* 瞳孔扩张
* 暂时性水肿

合成抗利尿激素

产生于合成抗利尿激素的不良反应少见。合成催产素可导致妊娠妇女的不良反应,其中包括:

* 产后出血
* 胃肠紊乱
* 出汗
* 头痛
* 头晕
* 耳鸣
* 严重性水中毒

雌激素

雌激素仿效自然产生的女性性激素的作用。雌激素用于矫正雌激素缺乏状态,并可作为口服避孕药预防妊娠。

雌激素种类

常用药名:合成雌激素(Synthenic Estrogens)

结合雌激素(*conjugated estrogens*):CES,拨玛琳(Premarin)
已烯雌酚(*diethylstibestrol*):DES,Honvol,Stibestrol,Stilphostrol
酯化雌激素(*esterified estrogens*):Estratub,美奈思(Menest),新雌酮(Neo-Estrone)
环戊丙酸雌二醇(*estradiol cypionate*):depGynogen注射剂(美国已停用),Depo-Estradiol,Dura-Estrin,E-Cypionate,Estro-Cyp(美国已停用),诺坤复(Estrofem)
戊酸雌二醇酯 (*estradiol valerate*): 戊酸雌二醇(Delestrogen),Dioval,Duragen,Estadol LA,Estra-L(美国已停用),Femogex,Gynogen L.A.注射剂(美国已停用),Menaval

雌酚酮(*estrone*):Ogen,Ortho-Est
炔雌醇(*ethinyl estradiol*):Estinyl

常用药名:同生物源雌激素

雌二醇(*estradiol*):康美华(Climara),爱斯特斯(Estrace),爱斯特得(Estraderm),雌二醇环(Estring),雌二醇经皮贴剂(Vivelle)
雌三醇(*estriol*):Estriol
雌酮(*estrone*),雌二醇(*estradiol*),雌三醇(*estriol*):Tri-Est,Triestrogen

用于治疗内分泌系统疾病的雌激素包括:

* 同生物源产品:结合雌激素物质、雌三醇、雌二醇和雌酮(与女性体内产生的激素化学结构相同)

* 合成雌激素:氯烯雌醚(chlorotrianisene)、双烯雌酚(dienestrol)、乙烯雌酚、二磷酸乙烯雌酚(diethylstilbestrol diphosphate)(实验室制剂,与体内激素的化学结构略有不同,对身体具有类雌激素作用)

* 酯化雌激素:环戊丙酸雌二醇、戊酸雌二醇酯、炔雌醇和炔雌醚(quinestrol)(也是合成激素)。

需特别注意的是:化学结构改变的合成激素应用最为广泛。由于不是天然生成,因此可获得专利从而费用较高。此类激素已由药物公司大量生产。天然或同生物源激素则由于产自天然而不能申请专利,因此费用较低。女性使用者正在开始互相告知可以多重选择。医生也在逐步了解。

药物动力学

雌激素吸收良好,且在全身分布。在肝脏代谢,并且代谢物主要通过肾脏排出。

药效学

雌激素确切的代谢作用尚不完全清楚,但已证实可增加女性乳房、尿道和生殖器官中雌激素反应组织的脱氧核糖核酸(DNA)、核糖核酸(RNA)和蛋白质的合成。

药物治疗学

雌激素主要用于绝经后妇女的激素替代治疗,以缓解因卵巢功能丧失而导致的症状。对于原发性卵巢衰竭或女性性腺功能减退(卵巢分泌激素减少),以及曾经接受过卵巢手术摘除的妇女,则较少以雌激素作为激素的替代治疗。雌激素还用于绝经后妇女不宜手术的晚期乳腺癌和男性前列腺癌的姑息治疗。

需特别注意的是:美国国立卫生研究院2002年的研究引起了对合成雌激素和孕激素使用的极大关注,因为研究显示使用后可增加心脏病、肿瘤、中风和凝血的危险。其使用现已减少,并且关于合成激素与同生物源/天然激素的对比及其益处和长期效果需要进一步研究。研究仅采用倍美力(Prempro),一种合成雌激素与黄体酮片剂的结合药物。大多数内科医生仍为绝经前后和绝经期的妇女开具激素处方,但建议短期使用(4年内)。激素治疗也建议用于严重的骨质疏松症的高危妇女。

按摩的影响及其评估

药物本身对于躯体对按摩的反应无任何影响。近期局部用药后注射部位避免按摩2~4小时。

副作用

虽然雌激素的副作用多种多样，但并不影响按摩的实施。应按患者的需要确定如何给予最好的按摩。大多数情况下，按摩具有放松作用，采用全身反射性动作有助于患者的身体平衡和减轻副作用。其他相关的副作用为凝血和静脉炎发生增多。其体征包括发红、发热、肿胀和疼痛，大多发生在腿部。如发生任何可疑症状，在医生能确定凝血是否出现之前，按摩为完全禁忌(见页边栏“雌激素的不良反应”)。

雌激素的不良反应

副作用

* 双侧重击性头痛
* 复发性阴道真菌感染
* 乳房肿胀并触痛
* 恶心和呕吐
* 腿部痉挛
* 胃气胀
* 皮肤发黄

不良反应

* 高血压
* 血栓栓塞（因凝血所致的血管阻塞）
* 血栓性静脉炎（与凝血形成有关的血管炎症）
* 抑郁
* 阴道大量出血

黄体酮类

常用药名：合成孕激素类

安宫黄体酮(*medroxyprogesterone acetate*)：醋酸甲羟孕酮(Amen)(美国已停用)，醋酸甲羟孕酮(Provera)
安宫黄体酮与结合马雌激素 (*medroxyprogesterone with conjugated equine estrogens*)
醋酸甲羟孕酮与妊娠雌酮(*Provera and Premarin*)：倍美安(Prempro)
炔诺酮乙酸盐(*norethindrone acetate*)：炔诺酮(Aygestin)

常用药名：同生物源黄体酮

黄体酮微粒(*micronized progesterone*)：黄体素(Prometrium)
黄体酮(*progesterone*)：黄体酮栓(Crinone)，孕酮(Gesterol)，黄体酮节育器(Progestasert)

黄体酮药物用于降低激素黄体酮的作用。此激素的作用是使准备孕育胎儿的子宫更加强健，同时也是子宫肌肉的松弛剂。黄体酮使妊娠延续。黄体酮水平的下降导致月经期来临和经期的子宫出血。黄体酮的作用能够使雌激素在体内的作用保持平衡。它还可与雌激素联合治疗子宫完好妇女的绝经期症状(单独使用雌激素会增加子宫癌的危险性)。黄体酮还可用于治疗经前期综合征(PMS)，并可与雌激素联合用作避孕药。

需特别注意的是：与雌激素相同，黄体酮的化学合成改变形式与类黄体酮的作用一致，其同生物源形式与体内产生的激素化学结构一致。植物型黄体酮如薯蓣乳膏为自购药物。这些剂型的黄体酮实际含量差别很大，有的甚至不含黄体酮。而2%的黄体酮乳膏为可用型，其中含美国药典规定的黄体酮标准量。因此必须仔细查看标签。

药物动力学

黄体酮吸收良好并随尿液排出。

药效学

黄体酮的作用机制尚未完全明确,其作用目标为生殖器官并给予刺激作用。它对全身还有许多其他作用。

药物治疗学

黄体酮用于绝经前和绝经期妇女的激素替代治疗以控制症状, 用于治疗生育问题,治疗中重度经前期综合征,治疗严重的子宫出血,用于避孕和治疗闭经(无月经出血)。

黄体酮的不良反应

副作用

* 头痛
* 嗜睡
* 抑郁
* 恶心和呕吐
* 突破出血
* 乳房触痛
* 体重增加和胃气胀
* 性欲减退
* 忧郁

不良反应

* 高血压
* 血栓性静脉炎
* 栓塞
* 黄疸
* 高血糖

按摩的影响及其评估

激素并不影响身体对按摩动作的反应,无需改变按摩的实施。用药2~4小时局部避免按摩。如果药物治疗的目标是生育问题和(或)提高妊娠概率,则在征得医生同意前按摩为禁忌。

副作用

与按摩师有关的副作用主要由合成激素引起。这些副作用包括乳房触痛、胃气胀和凝血危险性增加。前两种副作用只需采用轻柔的按摩方法,并且采用轻抚法可减少这些副作用。与凝血有关的问题或症状(发红、肿胀、疼痛、四肢发热)对于按摩为禁忌,并应立即上报医生(见页边栏“黄体酮的不良反应”)。

快速问答题:

1. 你的新病人22岁,患有1型糖尿病。她从14岁起患糖尿病并自述一直控制良好,很少发生低血糖或高血糖,每日服用优泌林70/30两次。你将采取何种按摩方式?

2. 一位46岁的男性来按摩。他自述患有尿崩症,并且使用鼻内去氨加压素每日3次,你将怎样做?

第十四章　体液和电解质平衡药物

药物和内环境稳定

内环境稳定机制帮助保持体液和电解质正常平衡状态，而疾病很容易将其破坏。食欲缺乏、药物、呕吐、手术和诊断试验等情况也可改变这种难以保持的平衡状态。好在有多种药物可用于矫正这种不平衡状态，并使身体恢复内环境稳定。

电解质替代药物

电解质是一种化合物或元素，当其在水中分解时导致电荷产生。电解质替代药物为矿物质盐，可纠正电解质水平的下降或缺乏，从而有助于保持内环境稳定(身体体液成分和容量的稳定)。这其中包括钾，主要的细胞内液(ICF)电解质；钙，主要的细胞外液(ECF)电解质；镁，细胞内液中保持内环境稳定的基础电解质；钠，细胞外液中保持内环境稳定的另一种必要的电解质。

钾

常用药名

碳酸氢钾(*potassium bicarbonate*)：K Care，K-Ide，Klor-Con，K-Lyte

氯化钾 (*potassium chloride*)：Cena-K，Kaochlor，Kaon-Cl，K-Dur，K-Lease (美国已停用)，K-Lor，斯娄凯(Slow-K)，麦可(Micro-K)

葡萄糖酸钾 (*potassium gluconate*)：Glu-K，Kaon，Kaylixir，K-G Elixir (美国已停用)，Potassium-Rougier

磷酸钾(*potassium phosphate*)：Neutra-Phos-K

钾是细胞内液(细胞内体液)中的主要正电离子(阳离子)。由于体内不能储存钾，因此必须每天足量摄入。如果不可能做到，可口服或静脉内给予钾替代物和钾盐，如碳酸氢钾、氯化钾、葡萄糖酸钾或磷酸钾。

药物动力学

口服钾从胃肠道很快吸收。吸收到细胞外液内(细胞外部和周围的体液)之后，几乎所有的钾都进入细胞内液。肾脏保持钾的正常水平，并将大部分过量摄入的钾排出，其余的钾随粪便和汗液排出。

药效学

钾能够快速进入细胞内液以恢复下降的钾水平并重建平衡。钾对于所有神经和肌肉细胞的正常功能以及神经冲动传递都是必不可少的，对于组织生长和修复以及保持酸碱平衡也是必要的。

药物治疗学

钾替代治疗可矫正低钾血症，即血液中钾的水平低。低钾血症常出现在钾的排出或消耗增加的情况下，如呕吐或腹泻、排尿过量、某些肾病、囊性纤维变性、烧伤、抗利尿激素过量时，或者采用排钾利尿剂的治疗、碱中毒、因饥饿而钾摄入不足，以及给予糖皮质激素、静脉内给两性霉素B，或静脉内给液钾含量不足。

钾还用于降低地高辛的毒性作用。其原因是钾抑制心脏的兴奋性，低钾水平可促进地高辛的毒性作用。

钾的不良反应

大多数钾的不良反应与给药方法有关。

* 口服钾有时导致恶心、呕吐、腹痛和腹泻。肠溶片剂可导致小肠溃疡、狭窄、出血和梗阻。
* 钾制剂的静脉输注可导致注射部位的疼痛和静脉炎（静脉炎症）。静脉给予较快时可导致心脏停搏。对于尿量减少的患者，钾的输注可增加高钾血症的危险性。

按摩的影响及其评估

按摩不影响钾的吸收。钾的作用实际上有助于躯体对按摩产生适当的反应。低钾水平可干扰神经系统的反射信号并使按摩对肌肉的作用降低。使用此药时无需改变按摩的应用。

副作用

与按摩师有关的副作用并不存在。若出现不良反应，则停止按摩并上报医生（见页边栏“钾的不良反应”）。

钙

常用药名

碳酸钙 (*calcium carbonate*)：Apo-Cal，Calci-Chew，Calcite，Cal-Plus，Caltrate，Fem Cal，Florical，Os-Cal，Oystecal，Rolaids Calcium，Tums

氯化钙(*calcium chloride*)：Calciject

枸橼酸钙(*calcium citrate*)：Citracal

葡乳醛酸钙(*calcium glubionate*)：Calcium-Sandoz，Neo-Calglucon

葡萄糖酸钙(*calcium gluconate*)：Calfort，Cal-G

乳酸钙(*calcium lactate*)：Calbon，Cal-Lac，Ridactate

钙是细胞外液中的主要阳离子（离子是丢失了一个或多个电子的原子；在体液中它们被称为电解质，并且可带电）。体内几乎全部(99%)的钙储存在骨骼中，必要时释放到血液中。当日常代谢不足以满足代谢需要时，则储存在骨骼中的钙减少。骨质疏松症中钙储备下降。长期的钙摄入不足可导致矿物质在血液中的过量释放，使骨骼变脆弱。

可口服或静脉内给予钙盐替代钙，其中包括如碳酸钙、氯化钙、枸橼酸钙、葡乳醛酸钙、葡萄糖酸钙或乳酸钙。

药物动力学

口服钙从小肠吸收。pH(血液酸性浓度)为5~7，甲状旁腺激素和维生素D都有助于钙的吸收。其吸收还依赖于饮食因素。钙主要在骨骼中被破坏。钙盐主要随粪便清除，其余的随尿液排出。

药效学

钙快速进入细胞外液以恢复钙水平，并重建平衡。钙在体内有多种重要作用。细胞外离子钙对正常神经和肌肉的兴奋性具有必不可少的作用。钙对心脏、肾和肺的正常功能非常必要，并且影响血液凝集速度。钙是神经递质和激素活动、氨基酸代谢、维生素B_{12}吸收和胃泌素(刺激胃分泌胃酸以消化食物的激素)分泌的主要因素。钙对于正常骨骼和牙齿形成也具有重要作用。

药物治疗学

钙有助于治疗镁过量(可导致心率和血压下降，甚至导致心搏停止)。钙还有助于去纤颤(采用电休克恢复正常心律)后使心肌组织更强健，或增强复苏术期间对肾上腺素的反应。妊娠和母乳喂养使钙的需求增加，儿童和青少年期的骨骼生长也增加钙的需要量。

静脉内钙输注的主要临床指征是急性低钙血症(血清钙水平低)，此时需要快速增加血清钙水平。导致这种钙需求的情况包括手足搐搦、心搏停止、维生素D缺乏、甲状旁腺手术和碱中毒。静脉内钙输注还用于在交换输血期间预防低钙血症反应。

口服钙常用于钙缺乏饮食的补充和骨质疏松的预防。由慢性甲状旁腺功能减退(甲状旁腺激素缺乏)、骨软化(骨骼变软)、佝偻病和维生素D缺乏等情况导致的慢性低钙血症也采取口服钙治疗。

按摩的影响及其评估

使用钙替代药物时，按摩的实施不会导致任何问题。钙与钾一样，可改善神经和肌肉对全身和局部反射性按摩动作的反应。

副作用

钙几乎不会导致瞌睡。如果这种副作用出现，在按摩即将结束时需特别注意对患者的刺激。必须将不良反应上报医生，严重时应停止按摩(见页边栏“钙的不良反应”)。

钙的不良反应

钙制剂可导致高钙血症（血清钙水平升高)。早期征象包括：

* 瞌睡
* 嗜睡
* 肌无力
* 头痛
* 便秘
* 金属味觉

随血清钙水平升高出现的心电图改变包括QT间期缩短和心传导阻滞。严重的高钙血症可导致心律失常、心搏停止和最终昏迷。

镁

常用药名

氯化镁(*magnesium chloride*):斯娄迈格(Slow-Mag)
枸橼酸镁(*magnesium citrate*):柠檬酸镁(Citro-Mag)
葡萄糖酸镁(*magnesium gluconate*):Magonate
氧化镁(*magnesium oxide*):Mag-Ox,Mag-Gel
硫酸镁(*magnesium sulfate*):泻盐(Epsom salts)

镁是仅次于钾的细胞内液中最丰富的阳离子。对于神经冲动向肌肉的传递和碳水化合物和蛋白质代谢所需酶的活性,镁是必不可少的。镁通过激活甲状旁腺激素的分泌而调节细胞内液中钙的水平。镁还可帮助细胞代谢和钠与钾的经细胞膜运动。

镁储备的下降由以下因素导致:镁的吸收障碍、长期腹泻、长期利尿剂治疗、鼻胃管抽吸、不含镁的静脉液体长期治疗、醛固酮过多症、甲状旁腺功能减退或亢进,以及肾上腺皮质激素的过量释放。镁通常以硫酸镁的形式替代。

药物动力学

硫酸镁在全身广泛分布。静脉内硫酸镁的作用迅速;肌肉内硫酸镁在给药后30分钟内起效。硫酸镁不经代谢,毫无变化地随尿液排出,部分随乳汁排出。

药效学

硫酸镁补充并预防镁缺乏,还可通过阻滞神经肌肉传递预防或控制癫痫发作。

药物治疗学

硫酸镁是镁缺乏替代治疗的选择药物,还用于治疗癫痫发作、严重的毒血症和儿童急性肾炎。

镁的不良反应

硫酸镁的不良反应,有可能威胁生命,其中包括:
* 低血压
* 循环性虚脱
* 潮红
* 反射下降
* 呼吸麻痹
* 腹泻

按摩的影响及其评估

与其他电解质一样,使用镁制剂时无需改变按摩的实施。镁的使用还会促进肌肉对局部或全身反射性按摩动作的反应。

副作用

镁的使用中与按摩师有关的副作用不存在。可能出现部分副作用或不良反应。出现任何不良反应都必须上报医生停止按摩(见页边栏“镁的不良反应”)。

钠

常用药名

氯化钠(*sodium chloride*):生理盐水(normal saline),盐(salt)

钠是细胞外液中主要的阳离子。钠具有多种功能。它保持血压和细胞外液的浓度、酸碱平衡和水平衡,维护神经传导和神经肌肉的功能,对腺性分泌起重要作用。

在钠快速消耗的情况下,如胃肠体液的过量丢失和大量出汗时,钠的替代是必须的。利尿剂和清水灌肠也会消耗钠,特别是当体液被普通水所代替时。在创伤或外伤引流、肾上腺功能不全、肝硬化伴腹水、抗利尿激素分泌不足综合征、无其他溶液的长期葡萄糖溶液静脉注入的情况下,也会失钠。钠的替代通常使用氯化钠。

药物动力学

口服和胃肠外给予氯化钠吸收快速且全身广泛分布。氯化钠一般不经代谢,而主要随尿液清除,也随汗液、眼泪和唾液排出。

药效学

氯化钠溶液使钠和血浆中氯离子的缺乏状态恢复正常。

药物治疗学

对于因电解质丢失或严重的氯化钠消耗所致的低钠血症的患者,氯化钠被用作水和电解质的替代补充。严重的症状性的钠缺乏可采用含氯化钠的溶液予以静脉输注治疗。

按摩的影响及其评估

药物钠的使用绝对不会影响按摩的实施,反而会促进神经和肌肉对按摩的反应。

副作用

与钠有关的副作用不存在。须将不良反应上报医生并停止按摩(见页边栏“钠的不良反应”)。

钠的不良反应

钠的不良反应包括:
* 肺水肿(如果给予过快或过量)
* 高钠血症
* 失钾

碱化和酸化药物

碱化和酸化药物的作用是矫正血液中的酸碱平衡。这些酸碱失衡状态包括代谢性酸中毒,因细胞外液中氢离子过多导致的血清pH(酸/碱水平)降低,采用碱化药物治疗;代谢性碱中毒,因细胞外液中碳酸氢盐过多导致的血清pH(酸/碱水平)升高,采用酸化药物治疗。

碱化药物和酸化药物具有相反的作用。碱化药物使血液pH升高(使其更加碱化)。酸化药物使pH降低(使其更加酸化)(血液正常pH为7.4,呈弱碱性。低于7.4表明更加酸性化,而高于7.4表明更加碱性化)。

这类药物中的部分药物也可改变尿pH,因而对治疗某些泌尿道感染和药物过量有效。

碱化药物

常用药名

碳酸氢钠(*sodium bicarbonate*):Citrocarbonate Neut
枸橼酸钠(*sodium citrate*):Polycitra
乳酸钠(*sodiun lactate*)

这些药物用于增加血液pH。碳酸氢钠还用于增加尿的pH。

药物动力学

所有碱化药物经口服给予都吸收良好。枸橼酸钠和乳酸钠代谢成为活性成分碳酸氢。碳酸氢钠不经代谢。氨基丁三醇(tromethamine)不经代谢或代谢很少,毫无变化地随尿液排出。

药效学

碳酸氢钠在血液中分离出碳酸氢离子,用于血液缓冲系以减少氢离子的浓度并使血液pH升高。碳酸氢离子由尿排出,使尿的pH升高。枸橼酸钠和乳酸钠在转化成碳酸氢盐后,以相同方式使血液和尿碱化。

药物治疗学

碱化药物常用于治疗代谢性酸中毒。其他用途还包括增加尿pH以帮助清除某些物质,如苯巴比妥过量后的清除。碳酸氢钠也可用作抗酸剂。

碱化药物的不良反应

碱化药物的不良反应多种多样。

碳酸氢钠

* 碳酸氢盐过量
* 脑功能障碍、组织缺氧和乳酸中毒(治疗糖尿病酸中毒的快速给药时)
* 水潴留和水肿

枸橼酸钠

* 代谢性碱中毒、手足搐搦或已存在的心脏疾病的加重(过量使用时)
* 导泻作用(口服给药时)

乳酸钠

* 代谢性碱中毒(过量使用时)
* 外渗
* 水潴留或水肿(肾病或心脏衰竭患者)

按摩的影响及其评估

碱化药物在酸中毒的各种严重情况下使用。在这些情况下或患者的状态尚未稳定时,不适宜实施按摩。如果作为抗酸剂使用,身体对各种按摩动作的反应无影响(见页边栏“碱化药物的不良反应”)。

酸化药物

常用药名

氯化铵(*ammonium chloride*)
抗坏血酸和氯化铵(*ascorbic acid and ammonium chloride*)
盐酸(*hydrochloric acid*)

氯化铵和盐酸用于矫正代谢性碱中毒。盐酸与氯化铵都是致酸剂。

药物动力学

大多数酸化药物的起效迅速。口服给予氯化铵在3~6小时后完全吸收。它在肝脏代谢形成尿素,从肾脏排出,形成的盐酸成为酸化药物。静脉内给予后,盐酸分解为氢离子和氯离子。氢离子用作酸化药物。口服给予盐酸通常吸收良好,在全身各组织广泛分布并在肝脏代谢。它与过量的盐酸一同随尿液排出,排出时无变化。

药效学

酸化药物有多种作用。氯化铵降低血液pH。盐酸通过与氢离子一起使血液酸化而直接降低血液pH。抗坏血酸直接使尿液酸化,产生氢离子并降低尿pH。

药物治疗学

代谢性碱中毒患者需要能产生氢离子的酸化药物予以治疗, 也可能还需要氯离子治疗。虽然患者能接受采用盐酸注入方式的这两种治疗,但制剂很难制备,并且过量时可导致严重的不良反应。大多数患者接受两种离子形式的口服给药或氯化铵的胃肠外给药,既安全又易于制备。

按摩的影响及其评估

酸化药物用于治疗碱中毒。这是一种严重的情况,在患者的状况稳定之前按摩为禁忌。有时盐酸可用作消化促进剂。在这些情况下,药物本身对于身体对按摩动作的反应无影响(见页边栏“酸化药物的不良反应”)。

酸化药物的不良反应

酸化药物的不良反应通常轻微,如胃肠不适。过量使用可导致酸中毒。

氯化铵

* 代谢性酸中毒和电解质丢失,尤其是失钾(大剂量使用时)

盐酸

* 代谢性酸中毒(过量时)

抗坏血酸

* 肠胃不适(高剂量时)
* 溶血性贫血 (6-磷酸葡萄糖脱氢酶缺乏患者)

快速问答题：

1. 一名老年女性顾客告诉你她正在服用氯化钾，但不知道原因。她还因高血压正在服用利尿剂。这对按摩有影响吗？

2. 一名顾客告诉你，她正在按医生的医嘱服用碳酸钙治疗骨质疏松症。你能否为她实施按摩？

第十五章 抗肿瘤药物

药物与肿瘤

20世纪40年代，当所有治疗方法都失败后，抗肿瘤药物（化学疗法）开始用于肿瘤的治疗。但通常大多数抗肿瘤药物都会产生严重的不良反应。现在，许多副作用已被控制到最低，因而降低了对患者的伤害。实际上，由于许多化疗药物的出现，许多儿童期肿瘤被认为是可治愈的，其中多种药物是当前不同类型肿瘤的选择用药。另外，诸如干扰素药物用于治疗肿瘤患者。对于服用这些药物的患者，按摩的作用有多种，并且无论服用哪种药物效果都相似。按摩的作用在详述各种肿瘤药物后的本章末尾一节中讲述。

烷化剂

烷化剂的单独给药或与其他药物联用，对各种恶性肿瘤的治疗有效。这些药物被分为六类：氮芥、烷基硫化物、亚硝基脲、三氮稀、乙烯亚胺和类烷化药物。

所有这些药物通过灭活脱氧核糖核酸（DNA）而产生抗肿瘤作用。它们阻止DNA的复制过程。

氮芥

常用药名

苯丁酸氮芥（*chloranbucil*）：瘤可宁（Leukeran）
环磷酰胺（*cyclophosphamide*）：癌得星（Cytoxan）
雌二醇氮芥（*estramustine*）：安姆西特（Emcyt）
异环磷酰胺（*ifosfamide*）：异法克斯（Ifex）
盐酸氮芥（*mechlorethamine hybrochloride*）：芥原（Mustargen）
左旋溶内瘤素（*melphalan*）：阿尔肯尔（Alkeran）
尿嘧啶芥（*uracil mustard*）

氮芥类代表烷化剂的最大一族。盐酸氮芥是最先采用的氮芥药物，并且仍旧是起效最快的药物。

药物动力学（药物和循环）

氮芥类的吸收和分布与大多数烷化剂一样，差别很大。氮芥类在肝脏代谢，由肾脏排出。盐酸氮芥类代谢快速，几分钟后活性即消失。大多数氮芥类比盐酸氮芥的半衰期长。

药效学

氮芥类药物在烷基化作用的化学反应中与DNA相结合。烷基化的DNA不能适当复制，从而导致细胞死亡。但不好的一方面是，细胞对氮芥类的细胞毒素作用可能产生抵抗(图15.1)。

药物动力学

由于氮芥类可导致白细胞减少(血液中的白细胞数下降)，因此对于肿瘤的治疗有

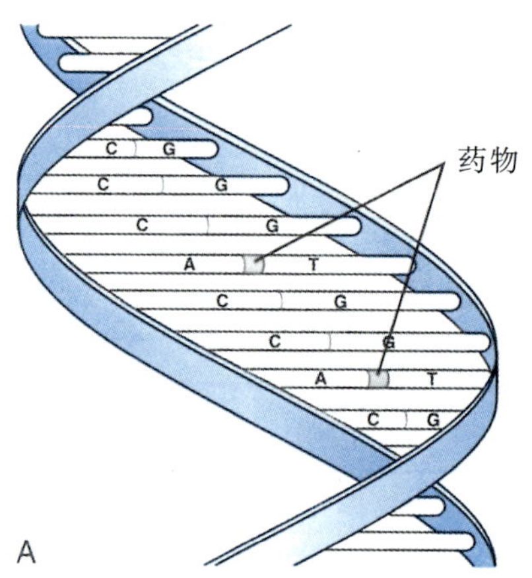

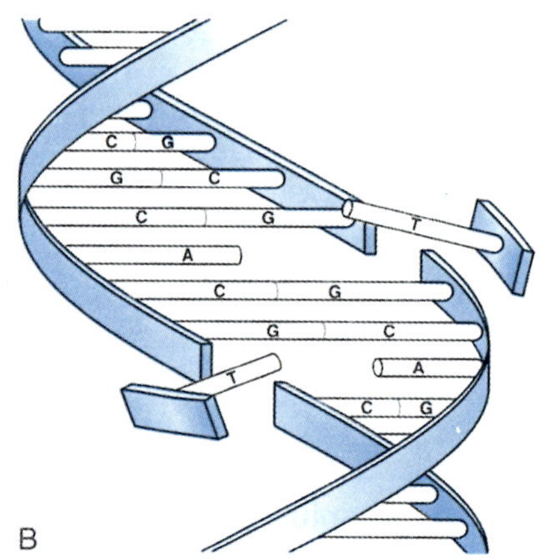

图15-1 烷化剂的作用机制

烷化剂从两个途径作用于脱氧核糖核酸(DNA)。(A)有些药物附着于DNA链中的两个碱基对之间，并形成一个不可逆的键。这个键被称为双功能烷化基作用，产生细胞毒素作用，可使细胞坏死或中毒。(B)其他只对碱基对中的其中一个起作用，将其与另一半分离，并最终使其连同附着其上的糖与DNA分子分离。这被称为单功能的烷基化作用，最终导致永久性细胞损害。

效,例如霍奇金病(Hodgkin′s disease,导致淋巴结节、脾和淋巴组织的无痛性增大的肿瘤)和白血病(造血组织肿瘤),都与白细胞数增多有关。

氮芥类对以下疾病的治疗也有效:恶性淋巴瘤(淋巴组织恶性肿瘤)、多发性骨髓瘤(骨髓浆细胞肿瘤),黑素瘤(黑素细胞生成的恶性肿瘤),以及乳腺、卵巢、子宫、肺、脑、睾丸、膀胱、前列腺和胃等处的恶性肿瘤(见页边栏"氮芥类的不良反应")。

> **氮芥类的不良反应**
>
> 在氮芥治疗期间许多患者出现疲劳现象。其他不良反应包括:
>
> * 骨髓抑制,导致严重的白细胞减少和血小板减少
> * 中枢神经系统刺激所致的恶心和呕吐
> * 口炎
> * 可逆性脱发
>
> 由于氮芥类为有力的局部起泡剂(起泡药物),直接接触这些药物或其气体可产生严重反应,尤其是皮肤、眼睛和呼吸道反应。

烷基硫化物

常用药名

白消安(*busulfan*):白消安片(Busulfex),马利兰(Myleran)

烷基硫化物白消安通常用于治疗慢性髓性白血病,不常用于治疗真性红细胞增多(红细胞数增加并且白细胞和血小板数增加)和其他骨髓组织增殖(与骨髓有关的)疾病。

药物动力学

白消安从胃肠道吸收快速而良好,而对其分布尚不明确。白消安在肝脏广泛代谢后随尿液排出。其半衰期为2~3小时。

药效学

作为一种烷基硫化物,白消安类在烷基化作用的过程中与DNA分子相结合,从而阻止细胞复制并导致细胞死亡。

药物治疗学

白消安主要影响粒细胞(白细胞的一种),对血小板也有一定影响。因其对粒细胞的作用而被作为治疗慢性髓细胞性白血病的药物选择。白消安对治疗真性红细胞增多(红细胞过量)也有效。但是通常采用其他药物治疗红细胞增多,因为白消安可导致严重的骨髓抑制(骨髓功能消失)(见页边栏"白消安的不良反应")。

> **白消安的不良反应**
>
> 白消安的主要不良反应为骨髓抑制,导致严重的白细胞减少、贫血和血小板减少(白细胞、红细胞和血小板分别减少),通常与剂量有关并且为可逆性。

亚硝基脲

常用药名

卡氮芥(*carmustine*):亚硝基脲氮芥(BiCNU),Gliadel
洛莫司汀(*lomustine*):环乙亚硝尿(CCNU),洛莫司汀(CeeNU)
链脲菌素(*streptozocin*):链佐星(Zanosar)

亚硝基脲是通过阻止肿瘤细胞复制而生效的烷基化药物。

药物动力学

卡氮芥用作局部给药时吸收良好。洛莫司汀在口服给药后充分吸收,但吸收不完全。链脲菌素静脉内给药时不能吸收。

亚硝基脲的不良反应

* 所有的亚硝基脲药物都可导致严重的恶心和呕吐
* 卡氮芥和洛莫司汀在治疗开始后4~6周出现骨髓抑制，并持续1~2周
* 服用亚硝基脲的患者还可出现肾毒性和肾衰竭
* 高剂量卡氮芥可导致可逆性肝毒性
* 卡氮芥可导致肺毒性，其特征为肺浸润或纤维化（瘢痕）

亚硝基脲为亲脂性（附着于脂肪），分布于脂肪组织和脑脊液（CSF），充分代谢后随尿液排出。

药效学

在称为双功能烷基化作用的过程中，亚硝基脲干扰肿瘤细胞分裂所需的氨基酸、嘌呤和DNA，从而阻止其繁殖。

药物治疗学

亚硝基脲为高度脂溶性药物，使药物本身或其代谢物较容易地越过血脑屏障。亚硝基脲因具有这一特性而被用于治疗脑肿瘤和脑脊膜白血病（脑脊膜瘤，脑脊膜是脑和脊髓的覆盖物）（见页边栏“亚硝基脲的不良反应”）。

三氮烯类

常用药名

氮烯米胺（*dacarbazine*）：氮烯咪胺（DIC，DTIC），甲氮咪胺（DTIC-Dome）

三氮烯米胺经肝脏激活后产生与烷基化药物相同的功效。

药物动力学

氮烯米胺静脉内注射后在全身分布并在肝脏代谢。6小时后，单次剂量的30%~46%由肾脏排出。对于肾或肝功能不良的患者，药物的半衰期可长达7小时。

药效学

氮烯米胺首先必须经肝脏代谢以成为烷基化药物。其作用可能是抑制核糖核酸（RNA）和蛋白质的合成，从而阻止细胞复制。

药物治疗学

氮烯米胺主要用于治疗恶性黑素瘤，但也与其他药物联用治疗霍奇金病患者（见页边栏“三氮烯的不良反应”）。

三氮烯类的不良反应

氮烯米胺可导致的不良反应如下：

* 白细胞减少
* 血小板减少
* 恶心和呕吐（大多数患者在给药后1~3小时后出现，并且可持续12小时）
* 光线敏感
* 流感样综合征
* 脱发

乙烯亚胺

常用药名

噻替派（*thiotepa*）：噻替派（TESPA），三胺硫磷（Thioplex），噻派（TSPA）

噻替派是一种乙烯亚胺衍生物，是多功能的烷基化药物。

药物动力学

噻替派静脉内给药后，其生物有效性为100%。当将噻替派给至胸膜（肺周围）或腹膜（腹部）空间，或滴注至膀胱内时，则全身吸收良好。

噻替派越过血脑屏障，并在肝脏充分代谢。噻替派及其代谢物随尿液排出。

药效学

噻替派通过阻碍细胞复制产生细胞毒素活性。它最终破坏核酸功能并导致细胞死亡。

药物治疗学

噻替派用于治疗膀胱肿瘤。这种烷基化药物还用于淋巴瘤和卵巢或乳腺癌的姑息治疗（症状的缓解）。

噻替派已被美国食品与药物管理局（FDA）批准用于腔内积液（体腔内体液的累积）的治疗，并且已证实对肺部肿瘤的治疗也有效（见页边栏“乙烯亚胺的不良反应”）。

> **乙烯亚胺的不良反应**
>
> 噻替派的主要不良反应与血液有关，其中包括：
> * 白细胞减少
> * 贫血
> * 血小板减少
> * 全血细胞减少（血液中所有细胞成分的缺乏），有可能为致命性
>
> 其他不良反应包括：
> * 恶心和呕吐（常见）
> * 口炎和小肠黏膜溃疡（尤其是使用骨髓移植剂量时）
> * 荨麻疹、皮疹和瘙痒（偶尔发生）

烷基化类似药物

常用药名

卡铂（*carboplatin*）：卡铂（CBDCA），派洛普莱停（Paraplatin），Paraplatin-AQ
顺铂（*cisplatin*）：顺铂（CDDP），普雷帝诺（Platinol），Platinol-AQ

卡铂和顺铂是含铂的重金属复合物。因其作用类似于烷基化药物而被称为烷基化类似药物。

药物动力学

卡铂的分布与代谢尚不完全确定。静脉内给药后，主要从肾脏清除。卡铂的清除分为两期。初期半衰期为1~2小时，终末期半衰期为2.5~6小时。

顺铂的胸腔内给药（至肺周围的胸膜腔）或经腹膜给药（至腹腔内）可使全身吸收良好。顺铂与蛋白高度结合，在肾、肝、肠和睾丸内达到高浓度，但对中枢神经系统的穿透力差。部分药物在肝脏代谢，从肾脏随排泄物排出。铂在给药后4个月仍能在身体组织中被发现。

药效学

卡铂和顺铂与烷基化药物的作用相同，都是抑制DNA的合成和细胞复制。

药物治疗学

烷基化药物用于数种肿瘤的治疗。卡铂主要用于治疗卵巢和肺部肿瘤。顺铂主要用于治疗膀胱和卵巢转移肿瘤。顺铂也是治疗睾丸转移肿瘤的选择药物，并且还可治疗头、颈和肺部恶心恶性肿瘤（见页边栏“烷基化类似药物的不良反应”）。

> **烷基化类似药物的不良反应**
>
> 卡铂和顺铂可导致许多与烷基化药物所致的相同不良反应。
> * 卡铂可导致骨髓抑制
> * 肾毒性可能随顺铂的使用而出现，通常出现于多个疗程之后；卡铂对肾脏的毒性较小
> * 神经毒性可随顺铂的长期使用而出现，而在卡铂的使用中不太常见
> * 耳鸣（耳中有声音）和听力丧失可随顺铂的使用而出现，并且通常为永久性，但较少随卡铂的使用出现
> * 顺铂也可导致严重的恶心和呕吐

抗代谢药物

由于抗代谢药物在结构上类似于天然代谢物（体内发生物理和化学变化后的代谢产物），因此可能参与到涉及天然代谢物的过程中，也就是说，参与到核酸和蛋白质的

合成过程。在干扰其合成方面，抗代谢物与天然代谢物有明显差异。抗代谢物对于主动合成DNA的细胞产生影响。主动复制的正常细胞以及肿瘤细胞也受抗代谢物的影响。

这些药物根据对于代谢的影响可再分为叶酸类似物、嘧啶类似物和嘌呤类似物。

叶酸类似物

常用药名

甲氨蝶呤(*methotrexate*)：甲氨蝶呤(MTX)，甲氨蝶呤LPT(methotrexate LPT)，罗马托马斯(Rheumatrex)

虽然研究者已开发出多种叶酸类似物，但早期开发的化合物氨甲蝶呤仍然最常用。

药物动力学

甲氨蝶呤吸收良好并在全身分布。以常用剂量给药时，不能完全进入中枢神经系统。虽然氨甲蝶呤为部分代谢，但大部分毫无变化地从尿液中排出。氨甲蝶呤低剂量半衰期为3~10小时，高剂量半衰期为8~15小时。

药效学

甲氨蝶呤可逆性抑制二氢叶酸还原酶的作用，从而阻断正常的生化反应并抑制DNA和RNA的合成。其结果为细胞死亡。

药物治疗学

甲氨蝶呤特别用于治疗儿童期急性淋巴母细胞性白血病(淋巴细胞前体，成淋巴细胞异常生长)、绒膜癌(产生于妊娠产物绒膜部分的肿瘤)、骨原性肉瘤(骨恶性肿瘤)、恶性淋巴瘤(淋巴结肿瘤)以及头、颈、膀胱、睾丸和乳腺等恶性肿瘤。此药也用于常规治疗无效时严重性牛皮癣的低剂量给药治疗(见页边栏“叶酸类似物的不良反应”)。

> **叶酸类似物的不良反应**
>
> 甲氨蝶呤的不良反应包括：
> * 骨髓抑制
> * 口炎
> * 肺毒性，表现为肺炎或肺纤维化
> * 皮肤反应，例如光敏感性和脱发
>
> 随氨甲蝶呤的大剂量使用可出现肾毒性。在高剂量治疗期间，可采用甲酰四氢叶酸(亚乙酸)来减少不良反应。
>
> 氨甲蝶呤鞘内给药(通过脊髓进入蛛网膜下腔)的不良反应可导致癫痫发作、麻痹和死亡。其他不太严重的不良反应也可能出现，例如头痛、发热、颈僵硬、意识模糊和易激惹。

嘧啶类似物

常用药名

阿糖胞苷(*cytarabine*)：阿糖胞苷(DepoCyt)
氟尿苷(*floxuridine*)：氟尿嘧啶脱氧核苷
氟尿嘧啶(*fluorouracil*)：氟尿嘧啶(Adrucil，Carac)，5-氟尿嘧啶(Efudex，5-FU，Fluoroplex)
吉西他滨(*gemcitabine*)：健择(Gemzar)

嘧啶类似物为抑制DNA合成所必需的嘧啶核苷酸产物有多种不同形式的药物。

药物动力学

由于嘧啶类似物在口服给予时吸收不好，因此通常以其他途径给药。除阿糖胞苷以外的所有嘧啶类似物在全身(包括脑脊液)的分布良好。此类药物在肝脏充分代谢并随尿液排出。

药效学

嘧啶类似物通过干扰DNA的合成杀死肿瘤细胞(见页边说明15-1)。

药物治疗学

嘧啶类似物可以用于治疗多种肿瘤,但主要用于治疗急性白血病、胃肠道腺癌(腺体和器官的恶性上皮细胞瘤)、乳腺和卵巢癌以及恶性淋巴细胞瘤(见页边栏"嘧啶类似物的不良反应")。

说明15-1

嘧啶的作用机制

了解嘧啶类似物是如何起作用的,有助于了解脱氧核糖核酸(DNA)的基础结构。

爬梯子式的了解

DNA类似于一个被旋转的梯子。梯级由成对的含氮碱基组成:腺嘌呤通常与胸腺嘧啶配对,鸟嘌呤通常与胞嘌呤配对。胞嘧啶与胸腺嘧啶组成嘧啶类;腺嘌呤与鸟嘌呤组成嘌呤类。

糖为其中一部分……

DNA的基础单元为核苷酸。一个核苷酸是核酸的构成单体。这个单体由一个糖、一个含氮碱基和一个磷酸基组成。嘧啶类似物是在这些复合体上发挥作用的。

嘧啶类似物被转化为核苷酸后,即与DNA结合,并且可能抑制DNA和核糖核酸的合成,还有可能抑制细胞生长所必需的代谢反应。

嘌呤类似物

常用药名

克拉屈滨(*cladribine*):2-氯脱氧腺苷(2-CdA),氯脱氧腺苷(Leustatin)

磷酸氟达拉滨(*fludarabine phosphate*):福达华(Fludara)

巯嘌呤(*mercaptopurine*):兰快舒(Lanvis),6-硫鸟嘌呤(6-TG),硫鸟嘌呤(TG)

嘌呤类似物与DNA和RNA结合,干扰核酸合成和细胞复制。

药物动力学

嘌呤类似物的药物动力学尚不完全明确。其大部分在肝脏代谢并随尿液排出。

药效学

与其他抗代谢类药相同,氟达拉滨、巯嘌呤和硫鸟嘌呤首先必须转化为核苷酸水平以产生活性。这样的核苷酸再与DNA相结合,从而可以抑制DNA和RNA合成,并抑制细胞生长所需的其他代谢反应。

药物治疗学

嘌呤类似物用于治疗急性和慢性白血病,也可用于治疗淋巴瘤(见页边栏"嘌呤类似物的不良反应")。

嘧啶类似物的不良反应

与大多数抗肿瘤药一样,嘧啶类似物也可导致:

* 疲乏无力
* 口、食管和喉部炎症,导致溃疡和组织溃烂
* 骨髓抑制
* 恶心和呕吐

氟尿嘧啶的给予可能会出现腹泻,脱发常见。

嘌呤类似物的不良反应

嘌呤类似物可导致:

* 骨髓抑制
* 恶心和呕吐
* 厌食
* 轻度腹泻
* 口炎
* 尿酸水平升高(嘌呤破坏的结果)

当以高剂量使用氟达拉滨时,可导致严重的神经系统反应,包括失明、昏迷和死亡。

抗肿瘤抗生素药物

常用药名

平阳霉素(*bleomycin*):博来霉素(Blenoxane),盐酸博来霉素(BLM)

放线菌素(*dactinomycin*):放线菌素D(Actinomycin D),更生霉素(Cosmegen)

柔红霉素(*daunorubicin*):柔红霉素(Cerubidine),柔毛霉素(daunomycin)

柔红霉素(Daunorubicin DNR),正定霉素(rubidomycin)

盐酸阿霉素(*doxorubicin hydrochloride*):阿霉素(ADR),阿霉素(Adriamycin),楷莱(Caelyx),脂质体阿霉素(Doxil),多柔比星(Doxorubicin),阿霉素(Rubex)
盐酸去甲基柔红霉素(*idarubicin hydrochloride*):4-去甲氧柔红霉素(4dmdr),伊达比星(Idamycin,美国已停用)
丝裂霉素(*mitomycin*):丝裂霉素(MTC,Mutamycin)
盐酸米托蒽醌(*mitoxantrone hydrochloride*):米托蒽醌(DHAD,Novantrone)
喷司他丁(*pentostatin*):DCF,喷司他丁(Nipent)
普卡霉素(*plicamycin*):光辉霉素(Mithracin),普卡霉素(mithramycin)

抗肿瘤抗生素药物是通过与DNA相结合产生破坏癌细胞作用的抗菌产品。这类药物抑制正常和恶性细胞的生成过程。

药物动力学

由于抗肿瘤抗生素药物通常经静脉给药,因此吸收迅速。有些药物也可直接给至体腔进行治疗。当给予平阳霉素、阿霉素和丝裂霉素而全身吸收不明显时,可采用膀胱滴注法给药。当因恶性渗出液而向胸膜间隙注射平阳霉素时,体内吸收可达剂量的一倍半。抗肿瘤抗生素药物在体内的分布、代谢和消除各不相同。

药效学

除丝裂霉素和喷司他丁以外的抗肿瘤抗生素药物都会插入到DNA分子的相邻碱基对之间,将其分离。总体作用是细胞死亡。

虽然喷司他丁抗肿瘤作用的确切机制尚不明确,但它可以抑制腺苷脱氨酶生成、阻滞DNA合成并抑制RNA合成。丝裂霉素导致DNA的单丝破裂。它还可以使DNA交键,从而导致细胞死亡。

药物治疗学

抗肿瘤抗生素药物具有对多种抗肿瘤作用,其中包括霍奇金病和恶性淋巴瘤;睾丸癌;头和颈项部位的鳞状细胞癌;维姆氏瘤(Wilm′s tumor,一种出现于幼儿中的肾恶性肿瘤);骨原性肉瘤(骨肿瘤)和横纹肌肉瘤(由横纹状肌肉细胞组成的恶性肿瘤);尤因氏肉瘤(Ewing′s sarcoma,一种源自骨髓,尤其是长骨或骨盆的恶性肿瘤)和其他软组织肉瘤;乳腺、卵巢、膀胱和支气管等恶性肿瘤;黑素瘤;胃肠道癌以及绒膜癌(胎儿植入部位的罕见肿瘤)。这些药物对于急性白血病和高钙血症的治疗也有效(见页边栏“抗肿瘤抗生素药物的不良反应”)。

抗肿瘤抗生素药物的不良反应

* 此类药物的主要不良反应为骨髓抑制
* 也可出现不可逆性心肌病和心电图变化以及恶心和呕吐
* 抗组胺药和退热药应在平阳霉素给药前给予,以避免发热和寒战的发生;在接受平阳霉素治疗淋巴瘤的患者中可能出现过敏反应,因此应先做试验。
* 普卡霉素可导致低血压、肾毒性和出血,如鼻出血、呕吐或咳嗽时出血、青肿以及凝血和出血时间延长
* 阿霉素可使尿液发红;米托蒽醌可使尿液变为蓝绿色

抗肿瘤激素药物

抗肿瘤激素药物用于改变恶性肿瘤的生长或控制并治疗其生理作用。激素疗法对于治疗激素依赖性肿瘤有效,例如前列腺、乳腺和子宫肿瘤。包括皮质类固醇在内的激素治疗因具有对淋巴细胞的潜在作用也常被用于治疗淋巴瘤和白血病。

抗雌激素类

常用药名

阿那曲唑(*anastrozole*):瑞宁得(Arimidex)
依西美坦(*exemestane*):阿诺新(Aromasin)
来曲唑(*letrozole*):弗隆(Femara)
枸橼酸它莫西芬(*tamoxifen citrate*):Apo-Tamox,Gen-Tamoxifen,Nolvadex,特莱芬(Tamofen),它莫西芬(tamoxifen)

抗雌激素药物枸橼酸它莫西芬曾经是绝经后妇女中已患有乳腺肿瘤并且雌激素受体阳性患者的选择药物,目前仍广泛应用。此药也用于乳腺肿瘤的附加治疗,并且可减少乳腺肿瘤高危女性的发病率。近期也有更为新型的药物被批准用于此病的治疗。

药物动力学

抗雌激素药物经口服给予后吸收良好并在肝脏广泛代谢,而后随粪便排出。

药效学

患乳腺肿瘤的1/2绝经前妇女和3/4绝经后妇女,其肿瘤细胞中所发现的雌激素受体,对于诱发肿瘤生长的雌激素有反应。抗雌激素药物它莫西芬与雌激素受体相结合并抑制雌激素介导的肿瘤生长。新型药物来曲唑、阿那曲唑和依西美坦为芳香酶反应抑制剂。这些药物阻断雄激素(为雌激素前体的雄性激素)向雌激素的转化,并使体内的雌激素水平下降85%~95%,从而制止了促使肿瘤生长的雌激素的刺激作用。

药物治疗学

抗雌激素药物用于雌激素受体阳性乳腺转移瘤的姑息治疗。它莫西芬也用于存在含肿瘤细胞腋下淋巴结和雌激素受体阳性肿瘤的绝经后妇女的手术补充治疗(见页边栏“抗雌激素药物的不良反应”)。

抗雌激素药物的不良反应

它莫西芬是一种相对无毒性的药物。最常见的不良反应包括:
* 潮热
* 恶心
* 腹泻
* 体液潴留
* 呕吐

也可能出现白细胞减少或血小板减少(白细胞和血小板分别降低)。在骨转移患者中,还可能出现高钙血症(血清钙水平升高)。

雄激素类

常用药名

氟甲睾酮(*fluoxymesterone*):氟甲睾酮(Halotestin)
睾内酯酮(*testolactone*):瘤可宁(Teslac)
睾酮(*testosterone*):Andronaq,Histerone,Testamone,Testaqua,Testoject
环戊丙酸睾酮(*testosterone cypionate*):丙酸睾丸酮(Andronate),睾酮(Cypionate),depAndro注射剂(美国已停用),Depotest注射剂(美国已停用),能普-得特龙(Depo-Testosterone),Duratest,环戊烷丙酸盐睾酮(T-Cypionate),Testred,Virilon
庚酸睾酮(*testosterone enanthate*):Andro-LA,Andropository(美国已停用),Andryl,Delatest,Delatestryl,Durathate,Everone

治疗用雄激素为自然生成睾酮的合成衍化物。

药物动力学

治疗用雄激素药物的药物动力学特征类似于天然生成的睾酮。口服雄激素药物、氟甲睾酮和睾内酯酮吸收良好。当特别需要缓慢吸收时,可肠胃外给予睾酮、庚酸睾酮和丙酸睾酮。

雄激素药物在体内分布良好,在肝脏广泛代谢,并随尿液排出。肠胃外剂型因油性悬液吸收缓慢而需要较长时间在体内分布。肠胃外雄激素药物每周给予1~3次。

药效学

雄激素药物可抑制雌激素的合成,或者竞争与雌激素受体结合。这些作用阻止雌激素侵袭雌激素敏感性肿瘤。

药物治疗学

雄激素药物用于已患有乳腺肿瘤,特别是有骨转移的绝经后妇女的姑息治疗(见页边栏"雄激素药物的不良反应")。

雄激素药物的不良反应

恶心和呕吐是雄激素药物所致的最常见的不良反应。因钠潴留所致的体液潴留也常见。服用雄激素药物的妇女可出现:

* 痤疮
* 阴蒂肥大
* 声音变粗
* 毛发增多
* 性欲增强
* 月经不调

服用雄激素药物的男性可能出现以下反应,这是类固醇转化为女性激素代谢物的结果:

* 男子女性型乳房
* 前列腺肥大
* 睾丸萎缩

服用雄激素药物的儿童可产生:

* 早熟性骨骺闭合
* 第二性征发育(尤其是男孩)

抗雄激素类

常用药名

必卡他胺(*bicalutamide*):康士得(Casodex)
氟他胺(*flutamide*):Apo-Flutamide,缓退瘤(Euflex),氯硝丁酰胺(Eulexin),Novo- Flutamide
尼鲁他胺(*nilutamide*):尼鲁米特(Nilandron)

抗雄激素药物用于已患有的前列腺肿瘤治疗中促性腺激素释放激素类似物(GRHA,见下面)的补充治疗。

药物动力学

抗雄激素药物经口服给予后吸收快速而完全。其代谢快速而广泛,主要随尿液排出。

药效学

氟他胺、尼鲁卡特和必卡他胺通过抑制雄激素摄取或阻止雄激素在靶组织中细胞核的结合而发挥其抗雄激素的作用,以降低雄激素在肿瘤生长中的刺激作用。

药物治疗学

抗雄激素药物与一种GRHA并用,例如与亮丙瑞林并用治疗转移性前列腺肿瘤。抗雄激素药物与GRHA的联合给药可有助于避免GRHA单独使用时出现的疾病突发(见页边栏"抗雄激素药物的不良反应")。

抗雄激素药物的不良反应

当抗雄激素药物与GRHA并用时,最常见的不良反应为:

* 潮热
* 性欲减退
* 阳痿
* 腹泻
* 恶心
* 呕吐
* 乳房增大

孕激素类

常用药名

己酸孕酮(*hydroxyprogesterone caproate*):Hylutin,Prodox
醋酸甲羟孕酮(*medroxyprogesterone acetate*):Alti-MPA,狄波-普维拉(Depo-Provera),Gen-Medroxy,Novo-Medrone,普维拉(Provera)
醋酸甲地孕酮(*megestrol acetate*):Apo-Megestrol,美可治(Megace,美国已停用),Nu-Megestrol

孕激素类药物是用于治疗各种形式肿瘤的激素。

药物动力学

醋酸甲地孕酮经口服给予后吸收良好。己酸孕酮和醋酸甲羟孕酮的水性或油性悬液经肌肉注射后缓慢地从沉积部位吸收。这些药物在全身分布良好并可储备于脂肪组织。孕激素类药在肝脏代谢并作为代谢物随尿液排出。

药效学

对于孕激素在治疗肿瘤方面的作用机制尚不完全了解。但研究人员确信药物与一种特殊受体相结合作用于激素敏感性细胞。

由于孕激素不具有细胞毒素活性(使细胞坏死或中毒),因此被称为细胞生长繁殖抑制剂(阻止细胞增多)。

药物治疗学

孕激素用于已患有晚期子宫、乳腺和肾肿瘤的姑息治疗。甲地孕酮是此类药物中最常用的一种(见页边栏“孕激素类的不良反应”)。

促性腺激素释放激素类似物

常用药名

醋酸戈舍瑞林(*goserelin acetate*):诺雷德(Zoladex)
醋酸亮丙瑞林(*leuprolide acetate*):亮丙瑞林(Eligard),醋酸亮丙瑞林(Lupron),亮丙瑞林微球(Lupron Depot),亮丙瑞林(Viadur)
曲普瑞林(*triptorelin*):曲普瑞林(Trelstar)

GRHA用于已患有前列腺肿瘤的治疗。

药物动力学

戈舍瑞林在治疗开始后的最初8小时吸收缓慢,然后吸收快速并持续。亮丙瑞林和曲普瑞林皮下注射后吸收良好。对这类药物的分布、代谢与排泄不清楚。

孕激素类的不良反应

轻度体液潴留可能是孕激素类的最常见反应。其他反应包括:

* 血栓栓塞
* 经期大出血、淤血和出血改变
* 乳腺疼痛
* 肝功能异常

对从事制油业(通常是香油和蓖麻油)的人很敏感,可能有局部或全身性过敏反应

GRAH的不良反应

潮热、阳痿和性欲下降是两种GRHA药物，即戈舍瑞林和亮丙瑞林的已报道的常见反应。其他不良反应包括：

* 外周水肿
* 恶心和呕吐
* 便秘
* 厌食

在戈舍瑞林或亮丙瑞林治疗的最初2周期间，疾病症状和疼痛可能恶化或突发。在椎骨转移的患者中，这种突发可能为致命性的。

药效学

GRHA作用于男性垂体以增加促黄体激素(LH)的分泌，促黄体激素刺激睾酮的生成。每日给药后睾酮的峰值水平大约达到72小时。但长期给药可抑制促黄体激素从垂体的释放，并最终抑制睾丸释放睾酮。由于睾酮对前列腺肿瘤细胞具有刺激作用，因此睾酮水平的降低可抑制肿瘤的生长。

药物治疗学

戈舍瑞林和亮丙瑞林用于转移性前列腺肿瘤的姑息治疗。药物可降低睾酮水平，但不会产生丧失精力的生理性副反应。也不会导致己烯雌酚的心血管副作用(见页边栏“GRAH的不良反应”)。

天然抗肿瘤药物

已知的抗肿瘤药物天然制品的亚型，包括长春碱类和鬼臼毒素类。

长春碱类

常用药名

长春花碱(*vinblastine*)：长春花碱(VLB)，长春碱(Velban)
长春新碱(*vincristine*)：昂可文(Oncovin)，长春新碱(VCR，Vincasar)
长春瑞宾(*vinorelbine*)：诺维本(Navebine)

长春碱类是从长春花植物中提取的以氮为主要成分的制剂。

长春碱类的不良反应

* 恶心、呕吐、便秘和口炎(口部炎症)可出现于服用长春碱类的患者中
* 长春花碱和长春瑞宾的毒性主要以骨髓抑制的形式出现
* 神经肌肉异常常随长春瑞宾的使用而出现，偶尔在长春质碱的治疗中出现
* 长春花碱可导致肿瘤疼痛，被患者描述为肿瘤床强烈的刺痛或烧灼感，在给药后1至3分钟突然发作；疼痛通常持续20分钟至3小时
* 在接受长春碱类治疗的患者中高达半数可出现可逆性脱发；长春新碱的使用比长春质碱的使用更易出现

药物动力学

长春碱类在静脉给药后在全身分布良好。药物经肝脏部分代谢后，分不同阶段排出，主要随粪便排出，一小部分随尿液排出。

药效学

长春碱类可破坏正常功能，并且细胞不能完全进行有丝分裂。细胞分裂受到抑制，导致细胞死亡。

药物治疗学

长春碱类用于以下几种情况的治疗。长春花碱用于治疗转移性睾丸癌、淋巴瘤、卡波济氏肉瘤(Kaposi′s sarcoma，一种血管肿瘤，是最常见的获得性免疫缺陷综合征相关肿瘤)、乳腺癌和绒膜癌。

长春新碱用于霍奇金病、恶性淋巴瘤(淋巴结肿瘤)、维姆氏瘤(Wilm′s tumor，一种肾脏肿瘤)、横纹肌肉瘤(骨骼肌肉肿瘤)和急性淋巴细胞性白血病治疗中的联合疗法。

长春瑞宾用于治疗非小细胞肺部肿瘤。它还用于治疗转移性乳腺癌、顺铂抵抗性

卵巢癌和霍奇金病(见上页边栏“长春碱类的不良反应”)。

鬼臼毒素类

常用药名

足叶乙苷(*etoposide*):依托泊苷(EPEG),磷酸依托泊苷(Etopophos),Toposar,维哌赛特(VePesid),鬼臼乙叉苷(VP-16)

替尼泊苷(*teniposide*):EPT,鬼臼毒素(VM-26),威猛(Vumor)

鬼臼毒素类为半合成葡萄糖苷类。已证实替尼泊苷在治疗霍奇金病、淋巴瘤和脑肿瘤方面具有一定活性。

药物动力学

鬼臼毒素经口服给药后仅有部分吸收。虽然药物在体内分布广泛,但所达到的脑脊液水平很低。此类药物经肝脏代谢并主要随尿液排出。

药效学

虽然对鬼臼毒素的作用机制尚不完全了解,但此类药物能在肿瘤细胞中产生数种生化反应以阻止细胞复制并导致细胞死亡。

药物治疗学

依托泊苷用于治疗睾丸肿瘤和小细胞肺癌。它也可用于治疗各种淋巴瘤和白血病,但其指征尚未经美国食品与药物管理局认可。替尼泊苷用于治疗淋巴细胞性白血病(见页边栏“鬼臼毒素的不良反应”)。

鬼臼毒素的不良反应

接受鬼臼毒素药物的大多数患者都出现脱发。其他不良反应包括:

* 恶心和呕吐
* 厌食
* 口炎
* 骨髓抑制,导致白细胞减少,血小板减少不太常见
* 急性低血压(当鬼臼毒素药物静脉输注过快时出现)

未分类的抗肿瘤药物

有许多其他抗肿瘤药物不被包括在已有类别中。这些药物包括天门冬酰胺酶、甲基苄肼、羟基脲、干扰素、亚磺白细胞素(白介素2的重组产品)、六甲嘧啶、紫杉醇和多烯紫杉。

天门冬酰胺酶类

常用药名

天门冬酰胺酶(*asparaginase*):左旋门冬酰胺醇(colaspase),爱斯巴(Elspar),门冬酰胺酶(Kidrolase)

培门冬酶(*pegasparagase*):培门冬酶(Oncaspar),门冬酰胺酶(PEG-L-asparaginase)

天门冬酰胺酶类为细胞周期特异性药,并在G_1期内起效。

药物动力学

天门冬酰胺酶经胃肠外给予。给药后保留在血管中,几乎不在体内分布。其代谢尚不明,仅有微量出现于尿液中。

药效学

天门冬酰胺酶和培门冬酶对正常细胞和肿瘤细胞的作用具有生化差异。大多数正常细胞可合成天门冬酰胺,但部分肿瘤细胞依赖于天门冬酰胺才能生存。天门冬酰胺酶和培门冬酶有助于使天门冬酰胺降解为天门冬氨酸和氨。丧失了天门冬酰胺供应的肿瘤细胞就会死亡。

药物治疗学

天门冬酰胺酶主要用于急性淋巴细胞性白血病患者的症状缓解。它也用于对天门冬酰胺酶天然剂型过敏患者的急性淋巴细胞性白血病的治疗(见页边栏“天门冬酰胺酶药物的不良反应”)。

天门冬酰胺酶药物的不良反应

* 接受天门冬酰胺酶和培门冬酶的许多患者可出现恶心和呕吐;发热、头痛、腹部疼痛和肝毒性也可能出现
* 天门冬酰胺酶和培门冬酶可导致过敏反应,并且间断性静脉给药比每日静脉给药或肌肉注射更易出现;每次的连续治疗都会使过敏反应的危险性升高
* 超敏反应也可能出现

甲基苄肼

常用药名

甲基苄肼(*procarbazine*):麦杜雷(Matulane),MIH,丙卡巴肼(Natulan)

盐酸甲基苄肼用于治疗霍奇金病以及原发性和转移性脑肿瘤。

药物动力学

甲基苄肼经口服给予后吸收良好。它能完全跨越血脑屏障并在脑脊液中分布良好。甲基苄肼在肝脏快速代谢,主要作为代谢物随尿液排出。药物的呼吸排泄表现为甲烷和二氧化碳气体的排出。

药效学

甲基苄肼是一种惰性药物,必须先在肝脏经代谢被激活,然后可产生各种细胞变化。此药可导致染色体损害,抑制有丝分裂,抑制DNA、RNA和蛋白质合成。肿瘤细胞可快速地产生对甲基苄肼的抵抗作用。

药物治疗学

甲基苄肼与其他抗肿瘤药物联用时,在治疗霍奇金病的MOPP治疗方案中最有效。MOPP治疗方案包括氮芥(mechlorethamine)、昂可文(oncovin,长春新碱[vincristine])、甲基苄肼(procarbazine)和强的松(prednisone)。

甲基苄肼用于治疗原发性和转移性脑肿瘤。此药也用于治疗小细胞肺癌、恶性淋巴瘤、骨髓瘤、黑素瘤和中枢神经系统肿瘤(见页边栏“甲基苄肼的不良反应”)。

甲基苄肼的不良反应

* 晚发性骨髓抑制是与甲基苄肼有关的最常见剂量限定性毒性反应;间质性肺炎 (肺部炎症)和肺纤维化也可能出现
* 早期甲基苄肼治疗可诱发流感样症状,包括发热、畏寒、出汗、嗜睡和肌肉疼痛
* 胃肠反应包括恶心、呕吐、口炎和腹泻

羟基脲

常用药名

羟基脲(*Hydroxyurea*):羟基脲(Droxia),海地尔(Hydrea),Mylocel

羟基脲最常用于慢性髓细胞性白血病患者的治疗,也用于实体肿瘤以及头和颈部癌症的治疗。

药物动力学

羟基脲经口服给予后吸收完全,并且在脑脊液中分布良好。给药后2小时达到峰值血清水平。大约半剂量药物在肝脏代谢为二氧化碳,由肺排出,或代谢为尿,由肾排出。余下的一半毫无变化地从尿液排出。

药效学

羟基脲通过抑制核苷酸还原酶而发挥作用,核苷酸还原酶对DNA合成必不可少。羟基脲可杀死肿瘤细胞,并使对放射线敏感。

药物治疗学

羟基脲用于治疗部分骨髓组织增殖(骨髓恶性肿瘤)疾病。它对转移性恶性黑素瘤患者也具有暂时缓解症状的作用。羟基脲也与放射治疗一起作为联合疗法治疗头、颈和肺等恶性肿瘤(见页边栏“羟基脲的不良反应”)。

羟基脲的不良反应

采用羟基脲进行治疗几乎不会导致不良反应。可能发生的不良反应包括:

* 骨髓抑制
* 头晕
* 头痛
* 恶心和呕吐
* 厌食
* 尿酸水平升高,部分患者需要服用吡唑嘧啶醇以预防肾损害

干扰素类

常用药名

干扰素α-2a(*interferon alfa-2a*):重组人干扰素α-2a(IFLrA),基因重组干扰素α-(rIF-NA),罗扰素(Roferon-A)

干扰素α-2b(*interferon alfa-2b*):聚乙二醇干扰素(INF-alpha2),因特龙(Intron)

干扰素α-2b与利巴韦林(interferon alfa-2b and ribavirin):联合病毒唑(Rebetron)

干扰素α-n3(*interferon alfa-n3*):Alferon

干扰素β-1a(*interferon beta-1a*):干扰素β-1a(Avonex),利比(Rebif)

干扰素β-1b(*interferon beta-1b*):干扰素β-1b(Betaseron)

干扰素γ-1b(*interferon gamma-1b*):阿克体每(Actimmune)

这是一族天然产生糖蛋白的药物,命名为干扰素的原因是因其具有干扰病毒复制的能力。

药物动力学

干扰素经肌肉或皮下给药后通常吸收良好。对其分布尚不明。干扰素经肾脏过滤后分解。

> **干扰素类的不良反应**
>
> * 服用干扰素的患者高达半数可能出现血液毒性，并可能导致白细胞减少、中性白细胞减少、血小板减少和贫血
> * 胃肠不良反应包括恶心、呕吐和腹泻
> * 干扰素类的最常见不良反应为流感样症状，可导致发热、疲乏、肌痛、头痛、畏寒和关节痛
> * 与干扰素治疗有关的不良反应还有咳嗽、呼吸困难、低血压、水肿、胸痛和心力衰竭

药效学

虽然干扰素的确切作用机制尚不明，但它似乎可以在细胞表面与特殊的膜受体相结合。一旦结合，干扰素即可引发包括特定酶诱导在内的一系列细胞内活动。这一过程是使干扰素具有以下功能的原因，即抑制病毒复制、阻止细胞繁殖、促进巨噬细胞活性（吞噬和破坏微生物及其碎屑）并增加淋巴细胞的细胞毒性使其能更好地破坏靶细胞。

药物治疗学

干扰素在治疗血液恶性疾病，尤其是毛细胞性白血病方面具有最可靠的作用。已证实其当前指征包括毛细胞性白血病和AIDS相关性卡波济氏肉瘤。还证实干扰素对慢性髓性白血病、恶性淋巴瘤、多发性骨髓瘤、黑素瘤和肾细胞癌也有一定疗效（见页边栏“干扰素类的不良反应”）。

亚磺白细胞素素（白介素2的重组产品）

常用药名

亚磺白细胞素（*Aldesleukin*，白介素2的重组产品）：白介素-2（interleukin-2），普留净注射剂（Proleukin）

亚磺白细胞素是一种重组人白介素2衍生物（由人DNA制成），用于治疗转移性肾细胞癌。

药物动力学

亚磺白细胞素静脉给药后，大约30%吸收到血浆中，约70%快速由肝、肾和肺吸收。药物主要由肾脏排出。

> **亚磺白细胞素的不良反应**
>
> 在临床试验期间，超过15%的患者对亚磺白细胞素产生了不良反应，其中包括：
>
> * 肺充血和呼吸困难
> * 贫血、血小板减少和白细胞减少
> * 胆红素、转氨酶和碱性磷酸盐水平升高
> * 高镁血症和酸中毒
> * 排尿减少或没有
> * 血清肌酐水平升高
> * 口炎
> * 恶心和呕吐

药效学

亚磺白细胞素的确切抗肿瘤作用机制尚不明。药物可能通过刺激免疫反应来抵抗肿瘤。

药物治疗学

亚磺白细胞素用于治疗转移性肾细胞癌，也可用于卡波济氏肉瘤和转移性黑素瘤（见页边栏“亚磺白细胞素的不良反应”）。

六甲嘧啶

常用药名

六甲嘧啶（*altretamine*）：海基林（Hexalen）

六甲嘧啶是一种合成细胞毒素的抗肿瘤药物，用于卵巢癌患者的姑息治疗。

药物动力学

六甲嘧啶要经口服给予后吸收良好。它在肝脏广泛代谢，由肝和肾排出。

药效学

六甲嘧啶的确切作用机制尚不明了。

药物治疗学

六甲嘧啶用于持久性或复发性卵巢癌的姑息治疗（见页边栏“六甲嘧啶的不良反应”）。

六甲嘧啶的不良反应

临床试验中使用六甲嘧啶超过10%的患者出现以下不良反应：

* 恶心和呕吐
* 神经毒性
* 外周神经病
* 贫血

骨髓抑制也常见。

紫杉碱类

常用药名

多西紫杉醇（*docetaxel*）：泰素帝（Taxotere）
泰素（*paclitaxel*）：紫杉醇（Onxol），他克唑（Taxol）

泰素抗肿瘤药用于化疗失败后治疗转移性卵巢和乳腺癌。

药物动力学

泰素主要在肝脏代谢，一小部分毫无变化地随尿液排出。多西紫杉醇主要随粪便排出。

药效学

泰素和多西紫杉醇通过分解细胞中的微管网而发挥其化疗作用，而微管网是有丝分裂以及其他所有维持细胞生命功能所必需的。

药物治疗学

当转移性卵巢癌和转移性乳腺癌经一线或后期化疗失败时，则使用泰素。紫杉碱类也可用于头和颈部肿瘤、前列腺肿瘤以及非小细胞肺癌的治疗（见页边栏“紫杉碱类的不良反应”）。

紫杉碱类的不良反应

泰素

在临床试验期间，超过25%或更多的患者因使用泰素而产生如下不良反应：

* 骨髓抑制
* 过敏反应
* 心电图记录异常
* 外周神经病
* 肌肉痛和关节痛
* 恶心、呕吐和腹泻
* 黏膜炎症
* 脱发

多烯紫杉

多烯紫杉的不良反应包括：

* 过敏反应
* 体液潴留
* 白细胞减少、中性白细胞减少或血小板减少
* 脱发
* 口炎
* 麻木和麻刺感
* 疲乏无力

新型和实验性抗肿瘤药物

目前，更多新型肿瘤细胞特异性药物正在层出不穷地用于肿瘤患者。

常用药名

多西紫杉醇（*docetaxel*）：泰素帝（Taxotere）
吉非替尼（*gefitinib*）：易瑞沙（Iressa）
伊马替尼（*imatinib*）：格列卫（Gleevee）
因福利美（*infliximab*）：单克隆抗体（monoclonal antibodies），英利昔单抗（Remicade）

奥沙利铂(*oxaliplatin*):奥沙利铂(Eloxatin)

利妥昔单抗(*rituximab*):抗CD20单克隆抗体(anti-CD20 monoclonal antibodies),C2B8单克隆抗体(C2B8 monoclonal antibody),全B抗体(Pan-B antibodies),罗美华(Rituxan)

因福利美和利妥昔单抗用于治疗B细胞和非霍奇金淋巴瘤。伊马替尼用于治疗慢性髓性白血病。奥沙利铂用于治疗结肠直肠肿瘤,吉非替尼用于治疗非小细胞肺癌。对于许多经其他治疗无效的肿瘤,可考虑将多烯紫杉的使用作为最终的治疗选择。

接受化疗和肿瘤治疗患者的按摩作用与评估

按摩师为接受肿瘤治疗的患者提供按摩的作用既多样又复杂。毕竟化疗药物确有毒性,无论对于癌细胞还是对于其他细胞都具有毒性。为了确定按摩对化疗和肿瘤患者的作用,已进行了多项研究,还有许多研究正在进行中。研究结果大都显示按摩能够提高化疗的有效性并减少其副作用。但是也产生了不同意见,认为按摩将肿瘤扩散到血液和淋巴,并将毒性传播全身。每一名按摩师、患者和医生在化疗期间实施按摩时都需要放下包袱。

由于肿瘤患者药物治疗方案的复杂性,需要按摩师与医生建立密切的工作关系。关于药物的相互作用、排出体内的速度、排出体内的方式、给药的频率、使用哪种药物预防副作用以及患者病情的当前变化,都需与医师探讨。按摩对于每个患者的作用是不尽相同的。

任何手术部位在切口完全愈合前按摩为禁忌,现已完全能够做到。如果患者正在接受放射治疗,放射部位对于按摩完全禁忌,并且在此部位上面或周围不能沾染油或洗剂,这样可以增进放射治疗的烧灼效果。如果患者曾经接受放射性治疗或放射性植入物,按摩师需了解放射治疗记录。在放射性植入物产生影响前,是否有时间限定,即最短需多长时间可接受按摩?这些药物的作用是杀死细胞。这种作用不仅影响肿瘤部位,也会影响整个身体。更加侵入型的按摩,如深部组织按摩,甚至强有力的肌筋膜按摩,都为禁忌。

有助于放松和使患者达到身体平衡状态的按摩是最佳目标。使内啡肽和脑啡肽增加并使神经内分泌达到平衡的全身性反射按摩,包括肌腱关节的摇动、晃动、轻柔的摩擦法和轻抚法。如果患者经常接受化疗,可能需要限定轻抚法,使毒素在血液系统的移动不会快于身体所能控制的程度。医生会告知你化学制剂排出身体所需的时间。按摩通常最好在化疗前实施,但要因患者情况而异。对绷紧部位可采用局部用力法,如揉捏法进行按摩。能量疗法也很有益。

副作用

化疗和放疗的副作用和不良反应有多种。通常给予多种药物与化疗相结合以减少这些反应。所有不良反应都与按摩师有关。疲劳是最常见的副作用,可能需要按摩时间缩短。头晕、低血压和无力可能出现,并且当使患者从按摩床下来时,按摩师需小心谨慎。脱发常见。即使患者和按摩师对按摩时发生的脱发不介意,头皮按摩也必须轻柔。外周神经病可能是改变按摩深度和所有压力的较重要因素。对于白细胞数和/或红细胞数降低的患者,需格外注意避免接触以预防感染。患者不应外出上班,并且要格外注意洗手。按摩可能是患者治疗中的重要辅助环节,但须多了解相关知识并注意护理。

快速问答题：

读者可参考附录A中的案例1和案例2。

第十六章　草药、补充剂药物

本书主要介绍用作传统西药的药物制剂的准确信息。但是，如果一本药物学书籍对于当今如此广为使用的替代药物未加阐述甚至未加涉及，则不能算作一本完整的药物学书籍。虽然不可能在一个章节内进行深入探讨，但却可以讲述一下最常见的替代药物和草药。

重要的是记住药物的定义，即任何可以改变身体化学作用的物质。所有替代药物都符合这个定义，因此也应小心使用。在健康食品店、药店和杂货店购买的所有补充剂都与西药制剂一样，不受美国食品与药物管理局的控制。这些补充剂无需通过任何严格的试验和研究，甚至连出售的药名的活性成分是标准化的。它们都被列入饮食补充健康教育条例。条例对其不做药物相关要求，并且清楚地声明美国食品与药物管理局未对补充剂的效果进行评估，条例还要求在标签上注明适当的警告语。

饮食补充剂的定义按法律上讲为"一种用于饮食补充或可以产生或含有以下一种及其以上成分的产品（不包括烟草）：维生素、矿物质、草药或其他植物性药材、氨基酸、人们通过增加饮食摄入总量而用于补充饮食的补充剂，对于上述成分的浓度、代谢、组成、吸收或结合。"这是一个广义的概念，并且所有不包括在美国食品与药物管理局药物制剂之内的药物制品都被囊括在这一类中。部分草药和替代物经过了广泛的研究，其余的从未经过实践。尤其是许多草药与其他药物（无论是处方药还是非处方药）都具有相互作用。这样会产生副作用，而且自行治疗还会使顾客即使在病情严重时也不去就医。对于这些药品较严格的规定是否出台还需等待。任何剂型的所有药物都需认真考虑，谨慎使用。

许多草药和补充剂的使用都已历时多年。也有信誉很好的公司生产并销售其产品，都有始终如一的标准，并且许多人通过使用这些产品使健康状况得到改善（见页边栏"草药和补充剂的信息来源"）。

顺势疗法

常用顺势疗法药物

砷酸（*arsenicum albums*）：荨麻疹伴寒战、夜间频繁觉醒
蜂胶（*apis mellifica*）：发热、咽喉痛、荨麻疹、炎症
山金车（*arnica montana*）：肌肉痛
Calm fotre：焦虑、失眠
斑蝥黄素（*cantharis*）：晒斑、烧伤
春黄菊（*chamomilla*）：牙痛
Cololus indicus：运动疾病

草药和补充剂的信息来源

* 美国食品与药物管理局：www.FDA.gov
* 美国药材委员会：www.herbalgram.org
* James A.Duke创建的植物化学数据库：http://arsgrin.gov/duke/
* 草药研究中心：www.herbs.org
* 华盛顿大学草药园：www.nnim.nlm.nih.gov/pnr/uwmhg
* 国家卫生研究所替代药物办公室：http://altmed.od.nih.gov/

Engystol-N：抗病毒
金丝桃(*hypericum*)：牙痛
Magphos：磨牙症、颞下颌关节功能不良
马钱子(*nux vomica*)：孕妇晨吐、早醒
Oscillocoxum：流感
磷(*phosphorus*)：腹泻
白头翁(*pulsatilla*)：孕妇晨吐
Rhus toxicodendum：足跟痛、足底筋膜炎、荨麻疹、带状疱疹
Sepia：恶心和呕吐
翠雀子(*staphisagria*)：尿道感染
欧荨麻(*urtica urens*)：蜇伤、灼热性荨麻疹或皮疹
藜芦(*veratrum*)：腹泻

这只是数以百计的顺势疗法药物中的一小部分。

西药所遵循的大多是对抗疗法原则。给予患者的目的是控制患者所出现的症状。这对处方药物的剂量要求很高，通常伴随副作用的产生。顺势疗法则遵循顺势疗法的原则，即"怎样治愈就怎样做"。顺势疗法药物是从植物、动物和矿物质等天然资源提取后的最大稀释量。顺势疗法的医术认为症状是患者自身康复努力的结果。这些症状需要支持和加强，而并非抑制。患者自身的康复能力足以战胜疾病。

给予患者的顺势疗法是一种物质的稀释量，如果将其给予健康个体，实际上也会导致患者所出现的相同症状。例如，山金车是一种顺势疗法药物。将其给予无症状的健康个体时，会导致青肿和创伤以及肌肉疼痛。曾跌倒并出现青肿和创伤的患者服用稀释剂型的药物时，症状迅速缓解。

植物、动物或矿物质的稀释剂是用奶糖或酒精以1:100(C)或1:10(D或X)的浓度配制而成。这意味着1%的药物对99%或9%的稀释溶液。然后经干燥处理，并且反复稀释直至勉强可以能检测到这一物质。例如，标签注明"30C"时，表明天然物质按照1:100的比例稀释30次。

顺势疗法医生经过严格培训，对所有症状和疾病情况进行完全的整体性了解，以选择正确的治疗方案。对于严重性或综合性疾病或病例，都应进行商讨。但许多顺势疗法的治疗方案对于消费者既可行又安全，可不与顺势疗法医生协商。

药物动力学、药效学和药物治疗学

大多数顺势疗法药物都为片剂，采取口服或舌下含服方式，但也可以以液体、喷雾剂、软膏、栓剂或注射剂给予。大多数顺势疗法的作用机制尚不明确。顺势医疗者认为他们能够加强患者自身的康复能力。其中部分人认为药物中含有一种能量成分，可以在一个细胞平面上改变身体的振动。顺势疗法药物可用于急性和慢性疾病、精神和情绪问题、感染以及每天都发生的暂时性健康问题，例如失眠和肌肉疼痛。由于这些药物经大幅度稀释，因此被认为绝对安全无毒。

按摩的影响及其评估

顺势疗法药物无任何注意事项或禁忌证。完全可以通过按摩加以补充治疗，这样会增强躯体的康复和平衡能力。但重要的一点是，对于严重性或综合性疾病的患者，按摩师应极力建议其咨询顺势疗法医生，而不要自行用药。

副作用

一般来说，采用顺势疗法治疗方案时未发现副作用产生。

花卉精粹疗法

常用花卉精粹治疗药物

龙芽草(*agrimony*)：忧虑
芦荟(*aloe vera*)："全完了"的感觉
紫藤花蔓(*angelica*)：精神危机感
山金车(*arnica*)：外伤
洋甘菊(*chamomile*)：情绪失控、过分敏感
蒲公英(*dandelion*)：压力所致皮肤紧张
草本急救药(*rescue remedy*)：急救、平复焦虑
核桃(*walnut*)：人生转折期

此类药物有许多，但仅有几种较为常用。

这种治疗方式是从花草植物中提取精炼物质，对患者的躯体和心理两方面产生作用。虽然与顺势疗法相似，但花卉精粹疗法是当植物正在开花时采用已收获的但刚好新鲜的花草植物。独特的太阳提取法是在制作这些药物的溶液时保留植物的"精华"或能量。

药物动力学、药效学和药物治疗学

花卉精粹疗法为液体剂型的口服或局部用药。与顺势疗法相同，也是从花中提取少量的物质后稀释。可单独使用，也可联合使用以产生增效作用。

花卉精粹药物的作用类似催化剂，并非用于控制症状，而更像是以一定的能量标准使意识产生新的思维、意念和表达方式。药物接触到情绪点，而医生认为这些点正是所有疾病和复合症状的源头。疾病的情绪点和生理点恢复意识后，身体可从躯体和情绪等各个层面恢复自身功能。

花卉精粹药物用于从解决学习障碍、家庭纠纷、过敏、应激和失败导致的各种问题到治疗急性和慢性疾病。与顺势疗法相同，花卉精粹医疗者要接受对所有症状和病情的全面整体性评估训练以选择最适宜的药物。自行用药的消费者在健康食品商店完全可以买到花卉精粹药物。

按摩的影响及其评估

花卉精粹药物是浓度很小的稀释剂且很柔和。使用此类药物的患者接受按摩治疗时无任何注意事项和禁忌证。由于按摩使患者达到平衡状态且有助于康复,因此可与这些药物共同使用以使患者受益。

副作用

使用花卉精粹药物几乎不会,甚至完全不会产生副作用。偶尔可能发生情绪敏感性增加。患者可以自己安全使用这些药物。如果问题或病情严重或复杂,按摩师应极力建议患者向训练有素的花卉精粹医疗者进行咨询。

维生素补充剂

常用维生素补充剂:脂溶性维生素

维生素*A*(*Vitamin A*)
维生素*D*(*Vitamin D*)
维生素*E*(*Vitamin E*)
维生素*K*(*Vitamin K*)

常用维生素补充剂:水溶性维生素

*B*族维生素(*all B-complex vitamins*)
维生素*C*(*Vitamin C*)

维生素是人体健康功能的要素,从自然界发现,随食物摄取。维生素是身体活动所需的,是有生命化学物质的前体或成分。既可以起到酶的作用也可以作为酶的一部分,而酶是体内特定化学反应的催化剂。

维生素的日推荐量(RDA)是数年前根据维生素缺乏疾病预防所需服用量而确定的。许多人认为保持适度的健康状况所需要的维生素量要比日推荐量多得多。关于保持最适度的健康状况所需的维生素水平尚无明确的一致性意见。

有些维生素为水溶性的,即因为在体内不能储备而必须定时摄入。身体消耗所需部分,然后剩余物通常大部分随尿液排出。这类维生素为维生素C和所有的维生素B。维生素A、D、E和K都是脂溶性的,能够在脂肪组织和肝脏储备较长时间。正因为体内组织能够储备脂溶性维生素,因此如果高剂量或长期服用可产生毒副作用。

药物动力学、药效学和药物治疗学

维生素主要通过胃肠道吸收。有些维生素如维生素K在体内合成。维生素D通过阳光照射到皮肤上紫外线的作用而在体内合成。维生素在肝脏代谢,大部分随尿液和粪便排出。维生素用于营养缺乏的治疗,还广泛用于膳食补充剂以保持健康。

维生素A

维生素A为脂溶性维生素,对眼、皮肤和胃肠道很重要,是组织再生和蛋白质代谢所必需的,也是具有抗肿瘤作用和免疫系统支持的抗氧化剂。妊娠妇女大量服用(超过25 000IU)可导致致命性异常的发生。

B族维生素

维生素B为水溶性,必须随饮食按时摄入,对神经健康具有一组作用。维生素B是神经递质和酶的前体,并且本身可作为产生细胞能量的辅酶。维生素B对眼、皮肤、肝、肌肉和血液健康都很重要,其种类如下:

* B_1:硫胺(thiamine)
* B_2:核黄素(riboflavin)
* B_3:烟酸(niacin)
* B_5:泛酸(pantothenic acid)
* B_6:吡哆醇(pyridoxine)
* B_{12}:氰钴酸(cyanocobalamin)
* 生物素(biotin)
* 胆碱(choline)
* 叶酸(folic acid)
* 肌醇(inositol)

维生素C

维生素C是组织生长和修复、肾功能以及血液凝集所必需的水溶性维生素。它也是具有免疫增强和抗肿瘤特性的抗氧化剂。大量摄入可导致粪便潜血试验假阳性的结果。

维生素D

维生素D是骨骼中钙和磷的代谢、牙齿保护以及生长所必需的脂溶性维生素。维生素D可从食物中摄取,但须经肝脏激活。身体可通过阳光紫外线照射到皮肤表面以其自身的活性形式而自行产生维生素D。

维生素E

维生素E是另一种脂溶性维生素,并且是强抗氧化剂和免疫支持剂,对于心血管健康和血液凝集必不可少。

维生素K

维生素K是血液凝集、骨形成以及身体储备和消耗葡萄糖所必需的脂溶性维生素。妊娠妇女尤其在妊娠末期大剂量摄入可对胎儿产生毒性。

按摩的影响及其评估

对于服用维生素补充剂者，按摩的实施无注意事项或禁忌证。

副作用

维生素治疗的副作用很少见。维生素E、C或K的大剂量使用可使皮肤青肿的出现增加，必须将其上报主治医师并停止按摩。维生素B、烟酸和维生素K的大剂量使用可导致潮红，但按摩仍可继续。

草本补充剂

常用草药

芦荟(*aloe*)：皮肤发炎和伤口愈合
黑升麻(*black cohob*)：绝经期症状、体液潴留
辣椒或辣椒素(*capsicum or capsaicin*)：肌肉疼痛和关节炎
鼠李皮(*cascara sagrada*)：便秘
洋甘菊(*chamomile*)：镇静、胃部疾病、头痛、痛性痉挛
蔓荆(*chaste tree*)：经前期综合征、经期出血过多
蔓越橘提取物(*cranberry extract*)：尿道感染
蒲公英(*dandelion*)：肝解毒、肾功能、利尿
当归(*dang quai*)：经前期综合征、绝经期症状
紫锥菊(*echinacea*)：免疫支持
桉(*eucalyptus*)：鼻充血
月见草油(*evening primrose oil*)：经前期综合征、乳腺纤维囊性病、皮肤病、经前期症状、皮肤干燥、女性脱发、一般抗炎
大蒜(*garlic*)：气喘、抗菌、降低胆固醇
姜(*ginger*)：助消化
银杏(*ginkgo*)：循环、利尿、记忆力和脑功能
人参(*ginseng*)：增强记忆力、增强体力和精力
绿茶(*green tea*)：精力、抗肿瘤、血管健康、治疗动脉粥样硬化
卡瓦根提取物(*kava kava*)：焦虑、失眠、肌肉痉挛
薰衣草(*lavender*)：失眠、头痛、肌肉痉挛、焦虑和痛性痉挛
甘草(*licorice*)：胃部疾病
保哥果提取物(*pau d´arco*)：抗菌、过敏、免疫支持、头痛、咽喉痛或作为一般补药
薄荷(*peppermint*)：消化
锯棕榈(*saw palmetto*)：前列腺健康、前列腺良性肥大
番泻叶(*senna*)：便秘
贯叶连翘(*St.John´s wort*)：抑郁、失眠
刺荨麻(*stinging nettles*)：过敏、皮肤疾病
茶树(*tea tree*)：痤疮、真菌感染和抗菌

缬草(valerian): 失眠、焦虑、紧张、肌肉痉挛、痛性痉挛

草本植物作为药材使用已有数千年历史,并且是当今西药制剂的基础。真正的传统草药是用整个植物制成的。这些草药通常是在白天或夜晚的特定时间采集以符合月亮或太阳的某个特定时相。这个传统延续了几个世纪,在现代被认为是"迷信"或"巫术"。而最近的研究显示这些精确的采集时间是有一定科学依据的。植物中的生物碱活动随月亮的圆缺和(或)24小时周期而波动。因此,在某个特定的时间,即当其生物碱活动处于高峰时采集某种植物,有助于确保植物特性的发挥,而这正是草药医生所希望的。草药与西药一样,都是遵循对抗疗法的原则,其目的是控制症状。

药物动力学、药效学和药物治疗学

许多已沿用了数个世纪的草药已经过彻底的调查研究。例如,毛地黄是用于治疗心脏疾病的,现在是以洋地黄(通常在实验室合成而并非从植物中采集)为基础的心脏处方药的主料。对于其他草药则对其如何产生作用以及是否按传统方法使用而进行研究。还有许多草药未经研究。对于其疗效,除了一些传说故事并无其他验证。

草药可被制成片剂、胶囊、软膏、酊剂或茶。使用方法可采取敷裹、洗浴或者用作吸入剂。通常认为一般消费者使用草药是安全的,并且广泛用于自行用药。但是,这些草药的确是药物,并且有副作用。但使用不当或与其他药物并用时可能出现危险。必须严格按使用说明服药,将所有服用药物以及副作用告知为自己提供医疗服务的医务人员。出现任何严重或复杂问题时应向专业的草药医生咨询(见草药的潜在危险)。

草药一直以来仅用于治疗各种形式的躯体障碍或症状以及精神和情绪障碍,但现在已成为应用最普遍的替代药物和补药。每年草药的消费金额在数十亿美元。

按摩的影响及其评估

按摩的作用因所用草药的种类、使用原因及其作用而不同。一般来说,对于服用草药的患者,按摩的实施无注意事项或禁忌证。查阅介绍各种草药的使用方法及其作用的参考书对于确定按摩是否有效可能有帮助。但许多情况下对于草药的作用并不了解。

副作用

每种草药都有其副作用。按摩师应将各种不常见的反应上报医生,并查阅参考书以确定为患者实施按摩时是否需要给予特殊护理。对于使用多种草药或者病情严重或复杂的患者,应建议其向草药医生咨询。

草药的潜在危险

* 血红根(Bloodroot):一种祛痰和通便药;可因大量呕吐致死
* 蟾酥(Chan su):一种局部催欲药,也称为宝石、爱石和岩石;若内服可致死
* 小槲树茶(Chaparral tea):用于缓解疼痛;可致肝衰竭
* 款冬(Coltsfoot):用于呼吸障碍;可致肝衰竭
* 聚合草(Comfrey):用于伤口愈合和胃溃疡,可致肝衰竭
* 金不换(Jin bu huan):镇静;可导致成瘾和肝炎
* 功夫茶(Kombucha tea):一种普通的万应灵药;可导致酸中毒和死亡
* 半边莲 (Lobelia): 用于呼吸障碍;可导致呼吸麻痹和死亡
* 麻黄(Ma huang,ephedra):用于减轻体重;可导致精神性行为、癫痫发作、心律不齐、心脏病、中风和死亡
* 胡薄荷(Pennyroyal):促使月经来潮,治疗流感;可导致肝或肾衰竭
* 檫木(Sassafras):一种利尿剂;可导致肝损害和流产
* 育亨宾树皮(Yohimbe bark):一种引起性欲亢进的药物;可导致精神性行为
* 洋甘菊(Chamomile):大多用于放松和胃部疾病;可增强抗凝药物的作用并导致出血
* 卡瓦根提取物: 用于放松和焦虑;可导致肝毒性和成瘾
* 保哥果提取物:用于免疫系统支持;可与抗凝相互作用并导致出血

这些草药连同其他草药的使用都较安全,但如果使用不当或一次服用过多可产生严重的副作用。应经常向自己的药剂师验证药物相互作用。

非草药替代补充剂

常用非草药

乳酸菌(*acidophilus*):腹泻(尤其与抗生素并用时)、真菌感染
蜂花粉(*bee pollen*):过敏、气喘、补充能量、循环系统病
软骨素(*chondroitin*):关节炎、关节疼痛
辅酶*Q*(*coenzyme Q*):心脏健康
葡萄糖胺(*glucosamine*):关节炎、软骨损伤
褪黑素(*melatonin*):失眠、生理节奏破坏

非草药补充剂是从动物或植物中提取的对健康有益的特殊物质,并非传统的植物型草本药物,可用于治疗各种疾病。

按摩的影响及其评估

使用这类补充剂时实施按摩无特殊作用,也无任何注意事项或禁忌证,通常是安全的。

副作用

几乎无副作用。如果出现不常见的副作用,应提醒医生并停止按摩。

快速问答题:

1.一位64岁的客人正在服用香豆定(Coumadin)治疗心房纤维性颤动。当她来按摩时,告诉你她已开始服用银杏以改善记忆并服用维生素E以保护心脏。你注意到她皮肤上有许多青肿,并且本人不知道是怎么出现的。你将怎么做?

附录A 案例

案例1

你的客人患有三期非霍何杰淋巴瘤。每三周他接受环磷酰胺、长春新碱、强的松和美罗华药物的治疗。环磷酰胺属于烷化类药物，其半衰期为4~6.5小时。长春新碱为长春花生物碱，其初始期的半衰期为4分钟，然后是2.5小时，再其后是8.5小时。强的松为皮质类固醇药物，你的客人在每次化疗后，持续服用5天。其半衰期为18~36小时。美罗华为单体克隆抗体，其半衰期未知。很显然，在按摩前，应征询医生的意见，并获得医生的许可。前两种药物通过摧毁快速生长的癌细胞来发挥作用。美罗华是专用于摧毁淋巴组织的抗体，特别是快速生长的癌细胞。强的松是用于缓解发炎症状的肾上腺激素。所有这些药物都随尿液和大便排出。

在接受化疗的一周里，应在化疗前进行按摩。下一次的按摩应在化疗8天后进行。这样，药物可以在那段时间内排出体外。由于会出现感觉改变的副作用，不可实施深度组织按摩。按摩的目的应该是放松、缓解压力和疼痛。最佳的按摩方法是使用全身反射技法，如滚动法、在肌腱处进行柔和的摩擦法按摩，及局部的机械按摩法，如揉捏法。应限制使用轻抚法，特别是在化疗后的第一周。因为，长春新碱和美罗华仍存留在体内，你一定不希望让药物的毒性在全身散播。对于身体僵硬和酸痛的部位，可以使用肌筋膜按摩或局部的反射性震颤法。要了解：疲劳、眩晕和血压低这样的副作用会给客人造成问题，因此客人上下按摩床时，按摩师要给予帮助。也可以使用能量型疗法，如灵气疗法、愈合性抚摩和颅骶骨疗法。

案例2

你的客人患乳腺癌。她接受了左侧改良型根治性乳房切除术，目前正在接受化疗。她每三周接受米托蒽醌、5-FU和亚叶酸钠药物治疗。化疗制剂米托蒽醌是通过尿液排泄的抗肿瘤抗生素，其半衰期为5.8天。5-FU为抗代谢药物，可终止癌细胞的复制。这种药物代谢为二氧化碳，通过肺部排出，其半衰期未知。亚叶酸钙是会危及生命并影响癌细胞复制的叶酸衍生物。此药随尿液排出，半衰期为6.2小时。

手术的部位在完全愈合和获得医生许可前不能按摩。在化疗期间进行按摩也需获得医生的许可。由于药物的半衰期较长，在化疗后2周内，不可接受轻抚法按摩。在第三周，如果是在化疗前进行按摩，可以进行较轻程度的轻抚法按摩。对于其他的按摩方法没有任何限制。轻抚法之所以受到限制，是因为轻抚法会使体液在全身移动，这样会使肝脏和肾脏的负担过重。肝脏和肝脏担负将化疗制剂排泄出体外的责任。在乳房被切除的一侧不可使用深度组织按摩。在这一侧进行按摩时，要从远端向近端进行。如果发现任何淋巴水肿，需要接受过专业的手工淋巴引流训练的人员可按摩同侧的胳膊和肩。在僵硬和有疤痕组织的部位使用肌筋膜按摩法会有帮助。这些药物的副作用包括疲劳、脱发、恶心、眩晕和血压低。如果有必要,按摩时间要短。除有特殊情况,要避免让客人翻身(客人在较长的一段时间内无法腹卧在按摩床上),同时,在客人上下按摩床时,要注意客人的安全。

案例3

你的客人是处于临终关怀期的患者(仅接受舒适性治疗措施,生命仅有6个月左右)。她患有胰腺和肝癌,并出现脑转移。她目前在使用胃复安、苯妥英钠、苯巴比妥和安定药物进行治疗。她出现恶心和疲劳的副作用,并同时出现黄疸(眼睛和皮肤发黄)和和腹水(腹腔液体激增)。胃复安会增加胃肠道动力,直接作用于胃部肌肉。其他的都是中枢神经系统抑制剂类药物,对大脑也有各种可能的影响。客人没感觉到任何程度的疼痛。这些药物的副作用包括:困倦、眩晕和血压低。

按摩的目的是使客人舒适,并让客人有身体康复的感觉。由于客人的自身状况,每次仅可进行15~20分钟的按摩。不可使用深度组织按摩。也不可使用滚动法或摇动法,因为这样会使客人更容易感觉恶心。客人不要采用腹卧的姿势,由于腹水,也不能侧卧。可在如肌肉和肌腱连接部位使用摩擦法,以增加内啡肽的生成。为达到这样的效果而进行按摩的最佳部位为手和足。否则,可使用机械性按摩技法,如:轻柔的揉捏法和轻抚法。在腹部进行非常轻的轻抚法会给客人带来某种程度的舒适感。

也可以使用能量型按摩。随着客人病情的恶化,要将按摩时间缩短到5分钟,或甚至要停止按摩。

案例4

你的客人是70多岁的男性。他患有脊椎关节炎,冠状动脉疾病、高血压和高胆固醇。他在服用治疗胃反流的兰索拉唑;由于心脏疾病服用络活喜和美托洛尔,并使用炎痛喜康治疗关节炎。客人来按摩的目的是缓解肌肉紧张和颈部及后背的疼痛。

兰索拉唑作用于胃细胞,以降低胃酸的产生。络活喜是抑制钠在心脏和平滑肌细胞中传输的药物。这样会扩张动脉血管,并减少心肌的负担。其副作用为眩晕、面色潮红、疲劳和困倦。β抑制剂美托洛尔可抑制交感神经系统的刺激。这样会使心跳减慢、降低心脏的收缩能力和心脏的需氧量,并使血压下降。其副作用为眩晕、血压低和疲劳。炎病喜康是非甾族消炎药,可能会起到减少前列腺素生成的作用。这样一来可以缓解疼痛和发炎的症状。副作用为眩晕、周围水肿和困倦。

由于β抑制剂的作用,兴奋性的按摩技法对此客人的效果稍差,客人会更快速地进入放松状态。几种药物的副作用会增加这一效果。由于按摩的目的是止痛和放松,最好使用可增加内啡肽,同时又不会导致客人过度放松的全身反射技法。这样的技法包括摩擦法和比一般情况下速度稍快的轻抚法。对于肌肉的刺激,使用机械性技法,如揉捏法可取得良好的效果。如果肌肉非常紧张,可以施以肌筋膜法进行按摩。不可以使用深度组织按摩,或不得不使用时,要格外谨慎。因为,使用炎痛喜康会造成关节发炎(特别是在背部),并使对疼痛的感应降低。由于客人使用多种药物,并患有心脏疾病,按摩前要获得医生的许可。

案例5

你的客人是一位40岁的女性,患有焦虑症、抑郁症、食管反流和甲状腺机能减退。她全职工作,并育有两个10几岁的孩子。她前来按摩的目的是希望帮助缓解生活的压力。她在服用帕罗西汀(Paxil)、三唑酮(Trazodone)、雷贝拉唑(质子泵抑制剂)、和Synthroid(甲状腺药物)。帕罗西汀是选择性复合胺(含于血液中)再吸收抑制剂。它的作用是提高大脑中复合胺(一种神经递质)水平。这样便可缓解抑郁和焦虑的症状。其副作用包括:血压低、震颤及感觉异常。氯哌三唑酮的作用未知。但是,此药被认为可以提高大脑中复合胺水平并缓解抑郁。氯哌三唑酮的副作用是嗜睡、眩晕、血压低及多汗。Aciphex作用于胃细胞,从而减少胃酸的产生。此药几乎没有什么副作用。左旋甲状腺素钠(Synthroid)是一种替代性药物,为身体提供甲状腺激素。甲状腺激素是在人体内自然生成,并刺激细胞代谢。如果剂量的控制得当,左旋甲状腺素钠(Synthroid)也几乎没有什么副作用。

所有这些药物均对按摩的效果没有影响。如果客人出现嗜睡或眩晕的症状,则应谨慎对待。在按摩结束之前使用令客人兴奋的技法可以预防客人出现问题。

由于按摩的目的是缓解压力,因此在按摩过程中应以全身反射性技法为主,如轻抚法、摩擦法、滚动法和扣抚法。这些技法有助于客人进入副交感神经系统放松的状态,并增加内啡肽(即“感觉良好”的激素)。

附录B　按摩前药物评估表

按摩前药物评估表

客人姓名：________________　日期：________________

药物名称：________________

药物在人体内的作用：________________

____

药物的副作用：________________

____

药物是否有任何禁忌规定或需要在按摩前获得医生(MD)的准许？

___否　　___是

___禁忌按摩

___已获得医生准许：日期：________________

医生姓名：________________

药物的作用对按摩所采用的技法是否有任何影响？

___否　　___是

___需禁忌的按摩技法或按摩的类型

____

___受影响的按摩技法

___局部机械技法：__效果加强__效果降低

___局部反射技法：__效果加强__效果降低

___全身反射技法：__效果加强__效果降低

___全身机械技法：__效果加强__效果降低

本次按摩目的：________________

客人是否出现药物副作用？

___否　　___是：________________

____

最适合此客人的按摩技法：________________

____

有助于缓解副作用的技法：________________

按摩方案综述：________________

____

____

____

各种按摩技法效果综述

局部机械性技法：轻抚法、揉捏法、摩擦法、肌筋膜法、瑞典式按摩（瑞典式按摩通过机械作用将血液和淋巴液带到局部部位，可软化组织，增加被按摩部位的废物和营养物质的细胞交换）

局部反射性技法：触摸/按压法、震颤/摇动法、摩擦法、拉伸/牵引法、深度组织按摩法、运动法、泰式按摩（通过来自被按摩的肌肉或肌腱的神经学反馈来改变或调节被按摩部位的强制性痉挛症状。强制性痉挛是指肌肉纤维收缩或放松的程度）

全身反射技法：轻抚法、滚动法、摩擦法、叩抚法、瑞典式按摩、运动按摩法（运动按摩法刺激周身的化学或激素变化。中枢神经递质和激素是引起这一变化的介质。可以影响到身体的放松和兴奋状态）

全身机械性技法：轻抚法、叩抚法（通过机械作用对全身系统进行影响；轻抚法可以使心血管系统的血流增加，使血压升高，心跳加快；叩抚法可提高神经系统的总体兴奋状态）。

附录C 快速问答题答案

第一章

1.你先检查她的胰岛素水平,发现此种胰岛素是通过药物在组织中结晶,在10-24小时之间缓慢吸收,同时药物的起效时间和高峰值时间不清楚。对此部位的按摩会影响药物的吸收率,因此在左侧股部禁忌按摩。由于药物吸收的时间达24小时,因此,按摩禁忌的时间为24小时。同时,由于胰岛素在注射部位的组织内发生结晶的特性,对此部位更要禁忌按摩。客人注射的部位不能实施按摩。建议客人下一次在另一侧注射,这样,她再来就诊时,便可以在左侧大腿部进行按摩,从而避开另一侧(如:右侧)。

2.使用推理程序来确定如何为客人进行按摩。(1)按摩的目的是放松。(2)可以使用的按摩技法为轻抚法(以获得机械及反射效果)、揉捏法(以获得躯体机械及反射效果)、及滚动法(以获得反射效果),在肌肉僵硬和紧缩的部位也可以使用少量摩擦法和深部组织按压法(以获得局部及全身的反射效果)。(3)按摩不会影响客人在服用的任何药物的吸收效果,并没有立刻出现任何明显的、引起安全方面的症状。(4)左旋甲状腺素是一种替代性药物,对代谢的效果有影响。药物的副作用或药效不会提高或降低预期的按摩效果,按摩技法也不会干扰效果。(5)避孕药是抑制排卵的激素药物。避孕药的药效不会影响按摩的效果,而按摩也不会对药效产生影响。需引起注意的副作用是增加血栓形成的可能及血压升高。如果客人没有出现任何上述副作用,则按摩的放松效果不会增加或减少。如果有副作用出现,则需要与医生进行讨论。(6)多种维生素是营养替代品,不会影响按摩的效果或对按摩技法的使用。总之,需按照上述的步骤进行按摩。

第二章

1.A.药物动力学研究的是药物在体内的运动方式并涉及药物的吸收、分布、代谢及排泄方式。

2.C.维持治疗法的目的是使患慢性疾病的患者的健康状况保持在某个水平。

3.C.药效学研究的是药效的作用机制,目的是了解药物在人体内产生效果的方式。

第三章

1.首先要考虑胆碱能的药效。胆碱能的药效是拟副交感神经系统的作用。然而,由于这个药的剂型为滴眼药,全身性的吸收不多。副作用也是如此。这就意味着对所使用的按摩技法及按摩的操作程序无需作出变化。

2.多萘哌齐(Aricept)是抗胆碱酯酶类药物,可以刺激副交感神经系统的作用。客人可能会嗜睡，或在按摩过程中很容易获得放松的感觉。此外，其它需要关注的副作用有直立性低血压和肌肉痉挛。使用直接的机械技法和局部反射技法（如：按压法和摩擦法）有助于缓解僵硬的肌肉。但是全身的反射技法（如：滚动法和慢节奏的揉捏法）会导致血压下降。在按摩过程中使用更快速的揉捏法和扣抚法有助于客人获得放松的感觉，但同时又不会过于镇静。在客人从按摩床上坐起来时，要守候在床侧，以保证客人不会由于变换姿势而感觉眩晕。

3.东莨菪碱贴膏(Transderm Scop)是一种胆碱能拮抗剂。这种药物通过在特别的毒蕈碱感受器抑制胆碱能来阻止副交感神经系统的作用。在此案例中，靶器官是胃肠道。降低副交感神经的作用可以减缓其活力并减少胃和肠的分泌。因此禁忌按摩胃肠道，不希望机械地刺激胃肠道。对于这些药物的全身性效果很难分类。要询问客人有何副作用。多数人都会在中枢神经系统出现抑制反应，并出现镇静的症状。建议使用更具刺激性的技法。其他人会感觉烦噪不安、精神紧张。在这种情况下，要使用更具放松效果的技法。在任何情况下，在客人从按摩床上起来时，都要保证客人的安全。

4.肾上腺素(Primatene)喷雾剂是一种肾上腺素吸入剂。其作用是扩张细支气管，以停止急性哮喘的发作。由于其给要途径是吸入，仅有少量药物会被全身吸收。此药会刺激交感神经系统（抗击或逃跑）。按摩不会影响药物的吸收率或影响药物的效果。要询问客人所出现的副作用。最常见的副作用有神经紧张、烦躁不安及心跳加快。如果客人出现了上述的副作用，在开始按摩时，先使用滚动法和有节奏的轻抚法，以使全身放松。避免使用太过刺激的技法（如：扣抚法、深部组织按摩、或长时间的摩擦法），以免使副作用加重。

5.贝他乐克(Lopressor)是 β-抑制剂。它可以抑制交感神经系统的作用。在此案例中，此药是选择性作用于心脏，并降血压。由于按摩可以降血压，要引起注意。在按摩结束前，使用稍快速的轻抚法和扣抚法。此药的全身性作用和其副作用会加强镇静和放松的效果。可以使用上面介绍的方法来处理。很重要的是，按摩结束时，当客人变换姿势时要注意客人的安全。

第四章

1.由于客人的年龄及其病情的不稳定性，在了解更多的情况并获得医生的同意前，不能为客人实施按摩。任何对中枢神经系统的刺激，如：在按摩开始时所进行的程序，都会引发癫痫的发作。尽管放松性的按摩对客人有帮助，如：柔和的轻抚法、揉捏法，及帮助恢复神经系统功能的滚动法，但是在按摩前必须获得医生的准许。

2.由于 α 丙基戊酸钠又名抗癫灵(Depakene)通过减慢运动原皮层神经冲动的传输，使用局部和全身性的反射技法时见效慢，对某些患者可能效果不大。当然，对于长期服用此药的患者，出现此问题的可能性不大。以放松为目的时，可使用反射性全身技法。对于她肩膀上的结块，使用肌筋膜技法更有效。在确定她对按摩的反应之后，才可以谨慎地使用深部组织按摩技法。

3.嗜睡和便泌是最常见的副作用。在腹部使用轻抚法按摩会有效，同时建议在按摩结束时使用扣抚法。

第五章

1.为减轻疼痛并扩大活动范围,全身和局部的反射技法会有帮助。在肌肉的附件部位以增加内啡肽的全身性反射技法可以选择轻抚法和摩擦法。局部反射技法可以选择在颈部和肩部肌肉处使用按压法、拉伸法和深部组织技法。此药的作用是降低前列腺素的合成,从而降低对疼痛的反应和发炎。这样也不会影响轻抚法、摩擦法和拉伸法的全身或局部反射效果。然而,由于降低了客人对疼痛的反应,应禁忌深部组织的按摩。仍可以使用按压法,但是要注意按压的深度。可以使用另一种放松肌肉组织的技法来代替深部组织按压,而无需考虑按压的深度。使用局部揉捏法合肌筋膜拉伸法是更好的选择。

2.此节按摩的目的专为放松某组肌肉。通常,应使用轻抚法和揉捏法来机械地温热局部肌肉,同时在肌腹和肌肉接触点处使用深部组织按压法来获得局部反射弧效果。泰诺 #3(Tynol)是混合性止痛药,其成分为醋氨酚和可待因。醋氨酚的作用是通过未知的机制减轻痛感,而可待因则抑制周围鸦片受体以降低感觉的传输,包括痛感。在此案例中,深部组织按摩法不是正确的选择,因为,疼痛和感觉会同时消失。向深处按摩时,要谨慎。此外,局部反射弧的作用会慢些,这样的技法也不太有效。选择其它局部作用于有问题的肌肉组织的技法更适宜。使用轻抚法和揉捏法可以局部并机械地温热这些部位,并将血流输送到这些部位。然后,使用更轻缓的肌筋膜法可以使组织柔软,并使健康的液体输送到这些部位。这些都是很好的选择。在实施了以上的按摩程序后,再使用一些深部组织按摩法可以增加按摩的效果。但是,对于按摩的深度要谨慎。此药的副作用包括嗜睡、眩晕和低血压。在按摩结束前,使用轻柔而速度较快的轻抚法,会获得全身性的刺激。这样会使副作用逆转。

第六章

1.由于硝酸异山梨酯(Isordil)有舒张血管的作用,其常见的副作用为面色潮红。如果客人没有出现其它的副作用(如:眩晕或低血压),可以继续进行按摩,并建议客人与她的医生就药物的副作用进行讨论。避免使用轻抚法,因为这样会机械地加重血管舒张。

2.同时使用这两种具有低血压和抑制交感神经系统反应的药物会提高按摩的放松效果。你在为客人实施按摩时,速度可稍快,多数情况下使用揉捏法,在按摩结束前可使用扣抚法,以防止副作用的出现。如果有可能,可以让客人侧躺,或将腿抬起。对于客人的手和脚做快速的摩擦按摩,如果有条件,给客人喝些果汁。让客人在床上侧卧一会儿,帮助他坐起来,两腿下垂,再坐一会儿,直到眩晕及恶心的感觉消失再下地。

第七章

1.出现血栓时,禁忌按摩。既使客人说血栓已溶解,在和医生取得联系前,也不要为客人进行按摩。只有医生才可以决定何时可以再实施按摩。可能在客人确诊有血栓后数月内(10 个月内)都不可以按摩。如果你不确定医生清楚地了解按摩的影响,按摩时一直要谨慎。如果不确定,则不实施按摩。

2.在你未和医生取得联系,并确定客人的病情是否稳定之前,应该延迟实施按摩。如果可以实施按摩，则在使用深部组织按摩时要多加谨慎。限制使用循环性按摩。

第八章

1.由于肾上腺素(Primatene)是局部减轻充血的药物，此类交感神经系统兴奋剂只有很少的全身性效果。然而，愈创木酚甘油醚具有镇静和眩晕的副作用，因此对实施按摩有影响。在按摩结束时，需要提高对客人的刺激，从而使客人不会在按摩结束后仍处在镇静的状态并感觉疲劳。

2.客人所使用的两种吸入剂都是交感神经系统拮抗剂。吸入剂型通常意味着主要是起到局部效果，而没有太多的全身性吸收或药效。然而，由于你的客人定时(询问客人她使用Combivent(一种异丙托溴胺和舒喘灵的合剂)吸入剂治疗急性哮喘发作的频率)使用这些吸入剂，她可能会全身性吸收药物，并会有某些交感神经刺激。应尝试使用滚动法来开始放松的程序，或在按摩的整个过程中自始至终使用慢速的轻抚法。

第九章

1.乳果糖具有高渗透压性的放松效果。它可以将液体引入大肠，从而使粪便可以容易排泄。此药需要约24–48小时起效。因此，你可以按计划实施按摩。并可以沿大肠的方向进行柔和的腹部按摩，以辅助药物起到效果。

2.地芬诺酯和阿托平的合剂(Lomotil)是与鸦片相关的止泻药，对大肠平滑肌有强烈的作用。如果出现疼痛或便秘则说明有可能出现了大肠急症。你应该建议客人立即与医生取得联系。在排除了严重的不良反应之前，不可以进行按摩。

第十章

1.由于客人有轻度的症状或根本没有症状，药物并不影响按摩的实施。你可以按常规进行按摩。鼓励客人在按摩结束后多饮水。

2.为活动期结核患者实施按摩前应获得医生的准许。在治疗后10–14天后，结核菌没有散播的危险，药物对按摩的效果没有影响。如果医生准许，可以实施按摩，重点使用全身性反射技法可以帮助对免疫功能的提高。如果客人出现周围神经病变的副作用，则不要使用深部组织按摩。

3.你可以为客人进行按摩，但是要完全避免按摩感染的部位。要记得在按摩后调换床单并认真洗手。

第十一章

1.你的客人仍有一些过敏反应的症状。揉搓感染的部位会增加血液向感染部位的流动，从而使症状加重。在所有的症状减轻前，不可以进行按摩。可以为客人使用能量型疗法，或使用滚动法及摇动法使其放松。如果头皮、面部、手和脚没有感染的话，可以选择按摩这些部位。

2.在获得医生的准许前,不可以为这位客人进行按摩。

第十二章

1.你的客人患有可控性精神疾病。你应该征询客人的许可和他的医生取得联系,在按摩前要征得医生的同意。记得,这两种要都会助长按摩的放松效果。因此,在按摩结束前,要为客人使用刺激性技法。氟哌啶醇(Haldol)会使局部反射技法的效果减缓。因此,要使用机械性技法和具有刺激作用的全身反射技法。

2.客人正处于药物的长效作用期。其使用的药物会加强按摩的放松效果。尝试将客人的按摩时间订在晚间,并在按摩的过程中使用更具刺激作用的技法。在按摩结束后,要守候在客人身边。在你和客人均确定已坐稳后再离开。

第十三章

1.在为所有患糖尿病患者按摩前,都要获得医生的准许。对于此类客人的情况,对任何按摩技法均无需禁忌。在获得医生的准许后,要确定客人在按摩前 1 小时内吃些点心,并避免按摩上一次注射胰岛素的部位。手边要备些糖,以防客人出现低血糖反应。

2.你必须征得医生的许可才可以为客人进行按摩,并和医生讨论是否有任何与此疾病相关的注意事宜和并发症。在完成上述工作后,可以实施按摩,并无需出于对客人使用的药物的考虑而对按摩技法作出变化。要注意的是,客人可能会需要更频繁地去洗手间。如有可能,则限制使用轻抚法,从而避免液体在全身的流动。在按摩区域不要放置有可能造成客人更频繁地去洗手间的装置,如:喷泉。询问客人是否在定量饮水,因为,有时此类患者需要饮用定量的水。如果此情况存在,要告诉客人应该遵医嘱饮水。

第十四章

1.由于服用利尿剂会流失钾,她在服用氯化钾(Slow-K),做为补充性药物。在此案例中,她的血压正常(你可能需要联系她的医生,以确认),也没有禁忌按摩的反应。药物对按摩没有任何影响。

2.尽管钙本身不需要你对按摩技法作出任何的变化,而由于她患有骨质疏松症,则会有此需要。联系医生,以了解她的病情属轻度、中度、还是重度,并以此决定如何调整按摩方案。中度和重度骨质疏松症禁忌深部组织按摩,按摩的压力(特别是在肋骨和被部)要轻。

第十六章

1.你知道华法林(苄丙酮香豆素钠)是抗凝血剂,用于防止血栓的出现。如果你查看维生素 E 的药性,会发现它也有抗凝血的作用,是可以在体内储存的脂溶性维生素。你会发现银杏会和抗凝血剂产生反应,增加药物在体内的作用。你不可以实施按摩。告诉客人给医生打电话,告知医生所出现的情况和瘀血的症状。客人有出血的危险,建议她对药物作出调整。